Kohlhammer

Psychotherapie in Psychiatrie und Psychosomatik

Herausgegeben von
Gerhard Dammann
Isa Sammet
Bernhard Grimmer

Bernhard Grimmer
Isa Sammet
Gerhard Dammann (Hrsg.)

Psychotherapie
in der Spätadoleszenz

Entwicklungsaufgaben, Störungen,
Behandlungsformen

Verlag W. Kohlhammer

1. Auflage 2012

Alle Rechte vorbehalten
© 2012 W. Kohlhammer GmbH Stuttgart
Umschlag: Gestaltungskonzept Peter Horlacher
Gesamtherstellung:
W. Kohlhammer Druckerei GmbH + Co. KG, Stuttgart
Printed in Germany

ISBN 978-3-17-022169-7

Die Reihe
»Psychotherapie in Psychiatrie und Psychosomatik«

Der psychotherapeutische Ansatz gewinnt gegenwärtig in der Psychiatrie, neben dem dominierenden neurobiologischen und psychopharmakologischen Modell (»Biologische Psychiatrie«), wieder zunehmend an Bedeutung. Trotz dieser Renaissance gibt es jedoch noch vergleichsweise wenig aktuelle Literatur, die psychiatrische Störungsbilder unter vorwiegend psychotherapeutischem Fokus beleuchtet.

Die Bände dieser neuen Reihe dokumentieren aktuelle Entwicklungen in der Psychotherapie und greifen folgende Aspekte auf:

* störungsspezifische Ansätze
* Evidenzbasierung in der Psychotherapie
* integrative Therapieansätze, die Aspekte von kognitiv-behavioralen und psychodynamischen Verfahren umfassen
* die Tendenz, pharmakotherapeutische und psychotherapeutische Strategien weniger getrennt zu sehen
* besondere theoretische Ansätze (etwa die Epigenetik oder die Bindungstheorie), aktuelle Möglichkeiten, mit biologischen Verfahren psychotherapeutische Veränderungen messbar zu machen
* die Entwicklung einer individuelleren, subgruppen- und altersorientierten Perspektive (»personalisierte Psychiatrie«)
* neu entstehende Brücken zwischen den bisher stärker getrennten Fachdisziplinen »Psychiatrie und Psychotherapie«, »Psychosomatische Medizin und Psychotherapie« und »Klinische Psychologie«
* die Wiederentdeckung wichtiger psychoanalytischer Perspektiven (Beziehung, Übertragung, Beachtung der konflikthaften Biografie etc.) auch in anderen Psychotherapie-Schulen

Die Bände dieser Reihe sind eng verbunden mit einer Tagungsreihe, die wir in Münsterlingen am Bodensee durchführen. Die 1839 gegründete Psychiatrische Klinik Münsterlingen – heute akademisches Lehrkrankenhaus – hat, in der schweizerischen psychiatrischen Tradition stehend, eine starke psychotherapeutische Ausrichtung und in den letzten Jahren auch eine störungsspezifische Akzentuierung erfahren. Hier entwickelte und entdeckte der Psychoanalytiker Hermann Rorschach um 1913 den Formdeuteversuch und der phänomenologische Psychiater Roland Kuhn im Jahr 1956 mit Imipramin das erste Antidepressivum.

Die Bände der Reihe »Psychotherapie in Psychiatrie und Psychosomatik« sollen jedoch mehr als reine Tagungsbände sein. Es werden aktuelle Felder aus dem Gebiet der gesamten Psychiatrie und Psychosomatik praxisnah dargestellt. Eine theoretische Vollständigkeit wie bei Lehrbüchern wird nicht angestrebt. Der Schwerpunkt liegt weniger auf der Ätiologie oder Diagnostik als auf den psychotherapeutischen Zugängen in schulenübergreifender und störungsspezifischer Sicht.

Gerhard Dammann, Bernhard Grimmer und Isa Sammet

Vorwort

In den westlichen Gesellschaften verändern sich die Vorstellungen von den Entwicklungsaufgaben, die typischerweise im Lebensabschnitt der Jugend und des jungen Erwachsenenalters zu bewältigen sind. Insbesondere der Übergang vom Jugendlichen zum Erwachsenen scheint heute mehr denn je auf individuell verschiedene Art und in unterschiedlichem Tempo vor sich zu gehen. Dabei wird es immer unklarer, was denn Erwachsen-sein in einer einerseits zunehmend überalterten und andererseits der Hoffnung auf ewiger Jugendlichkeit verfallenen Gesellschaft eigentlich impliziert.

Noch nie scheint es so viele Möglichkeiten für die berufliche und persönliche Identitätsfindung gegeben zu haben wie heute. Dies stellt ein hohes Maß an potenzieller Wahlfreiheit dar, aber auch große Anforderungen an die Flexibilität und Kompetenz des Einzelnen, den eigenen, viel weniger als früher vorgezeichneten Lebensweg zu gestalten. Durch die partielle Auflösung traditioneller Strukturen und Bindungen in Familie und Gesellschaft wächst zugleich die Gefahr, haltloser zu werden und sich im Explorationsprozess von Lebenswegen zu verlieren. Die Lebensphase des Erwachsenwerdens, die Adoleszenz, hat sich in diesem Kontext deutlich verlängert. Das seit einigen Jahren diskutierte Konzept des »Emerging Adulthood« beschreibt diese Ausdehnung der Spätadoleszenz als eine eigenständige Entwicklungsphase bis zum Alter von Mitte bis Ende 20.

Auch wenn der große Teil der Jugendlichen und jungen Erwachsenen in diesem Alter bereits einen sehr hohen Entwicklungsstand aufweist und deshalb nicht verallgemeinernd von einer *pathologisch prolongierten Adoleszenz* gesprochen werden kann, gibt es gleichzeitig eine Vielzahl von Spätadoleszenten, die schwere Identitäts- und Selbstwertkrisen erleben oder in diesem Alter ernsthaft psychisch erkranken und behandlungsbedürftig sind.

Das psychiatrische und psychotherapeutische Versorgungssystem war lange Zeit nicht optimal auf diese Gruppe der Spätadoleszenten zugeschnitten. Für die Kinder- und Jugendpsychiatrie und -psychotherapie waren Adoleszente oft in ihrer Entwicklung schon zu fortgeschritten. Die gemeinsame Behandlung mit deutlich Jüngeren konnte dann einen regressiven Sog auslösen und weitere altersgemäße Entwicklungsschritte verhindern. Auf Psychotherapiestationen für Erwachsene hingegen gerieten sie häufig entweder in die Rolle der von den älteren Mitpatienten behüteten und versorgten *Kinder* oder aufgrund ihres oppositionellen und provokativen Verhaltens sowie dem altersgemäßen Kommunizieren über (Probe-)Handlungen in Konflikte mit den Behandlern, was nicht selten zu disziplinarischen Entlassungen oder im ambulanten Bereich zu Therapieabbrüchen führte.

Ihre hohe Ambivalenz gegenüber intensiven und stabilen therapeutischen Beziehungen, die raschen Stimmungswechsel, Abbrüche und Neubeginne im Rahmen der Identitätssuche stellen hohe Anforderungen an die Flexibilität der Therapeuten und machen die Arbeit mit Spätadoleszenten oft wenig planbar.

Mit dem zweiten Band unserer Reihe *Psychotherapie in Psychiatrie und Psychosomatik* widmen wir uns dieser Patientengruppe der Spätadoleszenten. Renommierte Experten, Forscher und Kliniker beleuchten praxisorientiert verschiedene Entwicklungsaspekte, psychische Störungen sowie deren Behandlung und geben einen Einblick in die spezifische stationäre und ambulante Psychotherapie Adoleszenter.

Bernhard Grimmer   Münsterlingen, im Juli 2012
Gerhard Dammann
Isa Sammet

Inhalt

Entwicklungsaufgaben

1 Entwicklungspsychologie der Adoleszenz: Erwachsen werden im 21. Jahrhundert

Inge Seiffge-Krenke

Die Entwicklungspfade zum Erwachsenwerden haben sich in allen westlichen Industrienationen, so auch in Deutschland und der Schweiz, auf bemerkenswerte Weise verändert. Schon seit mehreren Dekaden ist zu bemerken, dass sich die Adoleszenz durch den zeitlich früheren Beginn der Pubertät auf Kosten der Kindheit ausgedehnt hat. Die in den letzten zehn Jahren neu entstandene Entwicklungsphase, die zwischen Jugendalter und Erwachsenenalter liegt, das sogenannte »Emerging Adulthood«, ist dadurch gekennzeichnet, dass typische Marker für das Erwachsenenalter (Auszug aus dem Elternhaus, der Start in das Berufsleben, das Eingehen fester Partnerbeziehungen bzw. Heirat und Familiengründung) nicht länger einer Standardsequenz folgen und zeitlich hinausgeschoben werden. Es handelt sich keineswegs um eine »pathologisch prolongierte Adoleszenz«, sondern für die meisten jungen Leute um eine normative Entwicklung, die zudem Konsequenzen für die Elternschaft und die therapeutische Arbeit hat. Auch die Eltern gehen mit ihren Kindern anders um als noch vor einigen Jahrzehnten und sie sehen sich einer längeren Elternschaft gegenüber. Dieser Beitrag verdeutlicht, dass das Erwachsenwerden nicht nur von harten Fakten wie Geschlecht, sozialem Status, wirtschaftlicher Situation und kulturellem Hintergrund beeinflusst wird, sondern zahlreiche psychologische Faktoren Einfluss nehmen. Dazu muss man sich vergegenwärtigen, dass Kinder und Eltern heute mit Individuation und Verbundenheit anders umgehen als noch vor einigen Dekaden, eine Veränderung, die auch für die therapeutische Arbeit wichtig ist und diese – nicht selten! – schwierig macht.

1.1 Noch lange nicht erwachsen: Was sind die Indikatoren?

Damit Therapeuten sinnvoll arbeiten können, etwa mit Jugendlichen und jungen Erwachsenen, aber auch in der Elternarbeit, wären klare Strukturen und Altersmarkierungen für die kindliche Entwicklung hilfreich. Die Einschätzbarkeit des Verlaufs der kindlichen Entwicklung, der Anfang und das Ende bestimmter Entwicklungsphasen, die für frühere Generationen so vertraut waren, sind inzwischen jedoch alles andere als klar. Mehr noch, die gesamten Lebensphasen haben sich ineinander verschoben und die Generationsgrenzen sind stark verwischt. Diese Entwicklung betrifft alle Altersphasen, besonders aber die jüngeren Altersgruppen. Die Einflüsse gesellschaftlicher Veränderungen waren schon immer bei Kindern, Jugendlichen und jungen Erwachsenen am ehesten zu beobachten bzw. wurden von ihnen auch verstärkt aufgegriffen und zum Anstoß für weitere gesellschaftliche Umwälzungen. Das sieht die Psychoanalyse positiv (»Unreife ist eine Kostbarkeit des Jugendalters. Sie bringt die aufregendsten Formen geistiger Kreativität, neue unverbrauchte Gefühle und Lebenspläne mit sich. Die Gesellschaft muss bei den Wünschen und Hoffnungen der Nichtverantwortlichen aufgerüttelt werden«, Winnicott 1971, S. 165), es bleibt allerdings die Frage, ab wann das Erwachsenenalter mit Selbstverantwortlichkeit zeitlich zu verorten ist.

1.1.1 Entdecken einer neuen Lebensphase

Vor einigen Jahren wurde eine neue Entwicklungsphase entdeckt, die zwischen Jugendalter und Erwachsenenalter steht, das so genannte »Emerging Adulthood«, die Periode zwischen 18 und 25 Jahren (Arnett 2004). Charakteristisch ist, dass es zum einen Verschiebungen in objektiven Markern des Erwachsenenalters gibt wie Heirat, Berufseintritt und Familiengründung. Die psychologischen Kriterien des Übergangs zeigen aber auch, dass sich junge Leute heute oftmals noch nicht wirklich erwachsen fühlen. Besonders deutlich ist innerhalb der letzten zehn Jahre zu sehen, dass junge Leute länger zuhause wohnen, seltener und später heiraten und oftmals noch keinen festen Vollzeitjob vor dem Alter von 30 Jahren haben. Für diese Entwicklungsphase ist eine große Lernfähigkeit charakteristisch und ein sehr großer Selbstbezug. Zugleich kann man eine große Diversität bemerken: Ein sehr breites Spektrum gilt als »normal« – von der berufstätigen Mutter zweier Kinder bis zum »ewigen Studenten«. Diese Diversität und das Ausprobieren neuer Identitätsentwürfe in Bezug auf Beruf und Partnerschaft werden auch gesellschaftlich anerkannt.

Auffällig ist, dass nur etwa 25 % der jungen Leute zwischen 18 und Ende 20 sich als erwachsen betrachten (McNamarra et al. 2009). Das sehen ihre Eltern übrigens genauso (Seiffge-Krenke 2010a). Côté und Schwartz (2002) haben herausgefunden, dass die Identitätskrise, die für Erikson noch zentral für die Adoleszenz war, sich in den letzten Jahren nach hinten verlagert hat und in der neuen Entwicklungsphase des Emerging Adulthood stattfindet. Vielen jungen Leuten ist also noch sehr unklar, wer sie sind, und wer sie sein wollen, und das empfinden ihre Eltern genauso.

1.1.2 Generation vielleicht: Lieber Kind bleiben als Kinder kriegen

Vor einigen Jahrzehnten wurden für das junge Erwachsenenalter drei wichtige Entwicklungsaufgaben von Havighurst (1953) als relevant erachtet, nämlich die Etablierung eines eigenen Haushalts, die Entwicklung fester Partnerschaften und der Einstieg in den Beruf. Dies streben junge Leute auch heute noch an (Seiffge-Krenke und Gelhaar 2006), aber die Zeiten bis zur Erreichung dieser Ziele haben sich stark ausgedehnt. In unserer eigenen Längsschnittstudie, in der wir Familien jährlich untersuchten, und zwar vom 14. Lebensjahr der Kinder an bis zu deren 30. Lebensjahr, wird sehr deutlich, dass der Auszug aus dem Elternhaus in den Altersstufen 21 bis 25 stark ansteigt (von 54 % auf 81 %), dass aber im Alter von 25 Jahren noch rund 16 % Nesthocker vorhanden sind. Während des gleichen Zeitraums waren die jungen Leute sehr engagiert in Partnerschaften, so waren etwa im Alter von 20 bis 25 Jahren zwischen 54 und 62 % in einer Partnerschaft. Im Alter von 25 Jahren haben erst 17 % gearbeitet, 40 % waren noch in der Lehre und 43 % studierten.

Diese Ergebnisse entsprechen recht gut dem Mikrozensus, demzufolge noch jeder dritte Deutsche nach dem 25. Lebensjahr bei den Eltern wohnt. Im Alter zwischen 21 und 27 Jahren sind auf der Basis von Mikrozensusdaten jeweils etwa nur 40 % der Alterskohorte berufstätig. Auch das Heiratsalter hat sich deutlich nach oben verlagert. Während in der Kohorte von 1950 noch 50 % mit 24 Jahren verheiratet waren, so waren dies 2009 nur noch 8 %. Die Elternschaft findet, wenn überhaupt, in den meisten europäischen Ländern um das 30. Lebensjahr statt. Chisholm und Hurrelmann (1995) sprechen, was die Heirat und den Übergang zur Elternschaft angeht, von einer sozialen Retardierung. Einige Familiensoziologen setzen die Geburt des ersten Kindes generell mit dem Beginn des Erwachsenenlebens gleich. Auch aus der Sicht der jungen Leute gilt Elternschaft als *der* Marker für das Erwachsensein. In unserer Längsschnittstudie waren im Alter von 27 Jahren nur 5 % verheiratet und 4 % hatten Kinder. Fast alle in dieser Gruppe waren schon länger berufstätig. Insgesamt finden wir eine Verlagerung des Heiratsalters ins 3. Lebensjahrzehnt generell in Europa sowie eine Zunahme von nicht ehelichen Lebensformen.

Für die heutige Generation ist charakteristisch, dass sie viel stärker als frühere Generationen eine extensive Explorationsphase erlebt, in der sich ein Berufsbild herauskristallisiert, das dann später spezialisiert bzw. durch weitere berufliche Aktivitäten verändert und ergänzt wird. Immerhin fast 60 % der jungen Leute beurteilten die Situation der eigenen Generation deutlich schwieriger als jene früherer Jahrgänge (Seiffge-Krenke und Gelhaar 2006). Als typische Schwierigkeiten wurden die hohen Arbeitslosenzahlen, zu viele Wahlmöglichkeiten und eine daraus resultierende Orientierungslosigkeit sowie höhere berufliche Ansprüche von den jungen Leuten genannt. Partnerschaften sind häufig vorhanden, wenn auch mit deutlich geringerem Verpflichtungsgrad als bei früheren Generationen.

1.2 Verfrühung in den adoleszenzspezifischen Aufgaben und Retardierung in den erwachsenenspezifischen Aufgaben

In diesem Kontext ist es sinnvoll, sich die Entwicklung in der Adoleszenz kurz zu vergegenwärtigen, denn sie stellt das Fundament dar, auf dem sich die Entwicklung in der neuen Phase des »Emerging Adulthood« vollzieht. Von besonderer Relevanz sind dabei die Diversität in der körperlichen Entwicklung und die immer stärker relational bezogene Identitätsentwicklung. Auf dem Boden von gesamtgesellschaftlichen Veränderungen – und begünstigt durch ein bestimmtes Erziehungsverhalten – findet dann die eigentliche Identitätsentwicklung, die von Erikson (1968) als typisch für das Jugendalter angesehen wurde, heute zunehmend im jungen Erwachsenalter statt.

1.2.1 Identitätsentwicklung: Immer stärkere Bezogenheit

In seiner Arbeit »Insight and Responsibility« beschreibt Erikson (1964), dass Identität nicht einfach die Summe der Kindheitsidentifikation ist, sondern eine neue Kombination von alten sowie neuen Identifikationen und Fragmenten (»but rather a new combination of old and new identification fragments«, Erikson 1964, S. 90). Dieser Prozess ist reich an Krisen und gefährlich. Schon zu allen Zeiten und in allen Gesellschaften gab es deshalb institutionalisierte psychosoziale Schonzeiten oder Aufschübe, in denen junge Menschen die Möglichkeit der Selbstfindung ausprobieren konnten. Wie wir beschrieben haben, ist diese »Schonfrist« inzwischen besonders ausgedehnt worden.

Ab der Adoleszenz wird die Identitätsentwicklung immer stärker durch den Einfluss anderer bestimmt und verändert. Jugendliche haben nicht nur die Fähigkeit, differenziert über sich nachzudenken (McLean und Breen 2009), wir finden zugleich kognitive Veränderungen bei der Verarbeitung von Beziehungsinformationen, die einen entscheidenden Einfluss auf die Entwicklung der Identität im Jugendalter haben. Jugendliche können hoch komplexe soziale Vergleichsprozesse und Antizipationen des Denkens und Verhaltens von Interaktionspartnern nachvollziehen (Seiffge-Krenke 2010b). Auf diese Weise können sie sich selbst und andere sehr differenziert in Beziehung setzen. Zugleich können sie sich in Vergangenheit und Zukunft sehen (»self in time«). Die weitere Identitätsentwicklung im Jugendalter beinhaltet die Neuorientierung durch den veränderten Körper, nun müssen sich die Jugendlichen auch stärker im Verhältnis zu anderen definieren (Bedeutung der Peergruppe). Immer stärker greifen sie auf psychologische Charakterisierungen für sich selbst zurück und sind in der Lage, negative und positive Selbstaspekte zu integrieren. Diese Integrationsleistung ist häufig noch unsicher, man kann dies an der Spaltung in einen handelnden und einen beobachtenden Teil erkennen. Zur Identitätsexploration dienen Tagebücher, Homepages, Blogs und Videospiele.

1.2.2 Beängstigende körperliche Entwicklungen in der Adoleszenz

Von Laufer und Laufer (1989) wurde in Anlehnung an die Grundidee Freuds die Zentralität der Integration der physisch reifen Genitalien ins Körperkonzept für die weitere Entwicklung herausgearbeitet bzw. der Entwicklungszusammenbruch, wenn dies nicht gelingt. Entscheidend ist, dass bisherige Fantasien (schwängern, empfangen) jetzt Realität werden können, zugleich müssen endgültige Identifikationen und Gegenidentifikationen mit den Eltern erfolgen, ein männlicher oder weiblicher Körper angenommen werden.

Was ist daran so beängstigend? Zunächst ist es die Dramatik und die unterschiedliche Geschwindigkeit, die die körperliche Reife für den einzelnen Jugendlichen hat. Während Jungen und Mädchen vor der Pubertät ungefähr gleich aussehen, ändert sich dies jetzt dramatisch. Wir finden einen starken Wachstumsschub mit 12 Jahren bei Mädchen bzw. 14 Jahren bei Jungen und massive hormonelle Veränderungen, die schon ab dem Alter von 9 Jahren nachts einsetzen können. Insbesondere der asymmetrische Wachstumsschub, d. h. das ungleichmäßige Wachstum der Körperteile (mit den relativ früh wachsenden Beinen, Händen und Füßen, auch der Nase), gibt Anlass zu viel Irritation. Es ist für männliche wie weibliche Jugendliche sehr besorgniserregend, dass sie diesem Geschehen hilflos ausgeliefert sind (sie sind also nicht Agent ihrer Entwicklung) und dass sie unterschiedlich viel Zeit für die Verarbeitung und Integration haben aufgrund der unterschiedlichen Entwicklungsgeschwindigkeit. Unterschiede in der körperlichen Reife sind nämlich viel charakteristischer als Uniformität. So kann bei weiblichen Jugendlichen die Zeit von den ersten Anzeichen pubertärer Reife bis zur vollständigen Entwicklung zwischen 1,6 und 6 Jahren (!) schwanken. Entsprechend haben früh- und spätreife Jugendliche unterschiedlich viel Zeit für die Integration dieser physisch reifen Genitalien in ihr Körperselbstbild.

1.2.3 Fortschritte in der Beziehungsentwicklung

Mädchen entwickeln schon früh in ihren gleichgeschlechtlichen Freundschaften Intimität, und zwar parallel zu der Phase, in der sie beginnen, ihre Identität neu zu konstruieren (Montgomery 2005). Obwohl auch in Jungenfreundschaften in der Adoleszenz Intimität z. B. durch den Austausch persönlicher, privater Informationen wichtig wird (Seiffge-Krenke und Seiffge 2005), befinden sich diese in einem gewissen Defizit, weil gemeinsame, geteilte Handlungen wichtiger bleiben und sie entsprechend ein in etwa gleich hohes Niveau der Intimität rund zwei Jahre später erreichen, zu Ende der Adoleszenz.

Es sind aber nicht nur die Freunde, die hier »Entwicklungshelfer« (Seiffge-Krenke 2010b) sind, auch die Eltern fördern durch unterschiedliche Sozialisationsmuster diese Entwicklung. Beispielsweise fördern sie die Identität ihrer Kinder nachhaltig, indem sie zunehmend Autonomie zulassen und den Ablösungsbestrebungen ihrer Kinder wohlwollend gegenüberstehen (Steinberg 2001) – dies tun sie für Töchter und Söhne auf unterschiedliche Weise (Seiffge-Krenke 1997). Die Aufnahme romantischer Beziehungen markiert zusätzlich den Objektverlust, der nach Blos (1973) vor allem ein innerer Objektverlust ist. Im Zuge der stärkeren finanziellen und emotionalen Abhängigkeit kommt dem romantischen Partner heute oft eine wichtige Markerfunktion für Autonomie zu.

Bei den frühen Beziehungen spielen das Selbst, der eigene Körper und der Status in der Gruppe eine große Rolle. Die Beziehungen sind obsessiv, häufig sexuell getönt, von einer echten Reziprozität aber weit entfernt, und dauern in der Regel nur kurz an. Beim Knüpfen von Kontakten und der Verarbeitung der vielen Trennungen assistieren die besten Freunde. Nach unseren eigenen Studien entstehen dyadische Beziehungen von hoher Affektivität und Nähe erst in der mittleren bis späten Adoleszenz (etwa 17 bis 19 Jahre). Jetzt definieren sich beide Partner auch als Paar und gehen gemeinsam aus; die Beziehungen dauern länger, haben aber durchaus etwas Idealistisches (Seiffge-Krenke 2003). Erst etwa mit Anfang/Mitte 20 lässt die Idealisierung nach, die Beziehung zu einem (möglicherweise neuen) Partner enthält mehr Tiefe und das Paar handelt zunehmend mehr Verbundenheit, aber auch Individualität in der Beziehung aus, entwickelt sich also in Richtung auf eine intime Partnerbeziehung.

1.2.4 Verfrühung in den adoleszenzspezifischen Aufgaben und Retardierung in den erwachsenenspezifischen Aufgaben

Wir fanden in unserer eigenen Studie, dass die meisten jugendspezifischen Entwicklungsaufgaben nach Havighurst (wie Entwicklung eines reifen Körperkonzepts, Aufbau von engen Freundschaftsbeziehungen, Aufbau von romantischen Beziehungen, Autonomie von den Eltern) bereits im Alter von 14 Jahren bewältigt sind. Signifikante Anstiege sind bis zum Alter von 17 Jahren weiterhin zu verzeichnen, allerdings ist das Ausgangsniveau schon im Alter von 14 Jahren sehr hoch. Demgegenüber zeigt die weitere Entwicklung einen rasanten Bruch insofern, als Entwicklungsaufgaben des jungen Erwachsenenalters (wie Etablierung eines eigenen Haushalts, die Entwicklung fester Partnerschaften und der Einstieg in den Beruf) auf einem sehr niedrigen Niveau beginnen, d. h. praktisch noch nicht realisiert sind, und erst allmählich über die Zeit bis zu den Mittzwanziger Jahren ansteigt (Skaletz und Seiffge-Krenke 2010). Es ist offenkundig so, dass jugendspezifische Entwicklungsaufgaben sehr viel früher bearbeitet werden als etwa noch zu Havighursts (1953) Zeiten, erwachsenenspezifische aber noch lange nicht.

1.3 »Identitätskrise« im jungen Erwachsenenalter und Entpathologisierung des verlängerten Übergangs

Durch die vorangegangenen Ausführungen ist deutlich geworden, dass Jugendliche in nicht klinischen Stichproben eine beeindruckende Entwicklung vollziehen und die Aufgaben ihrer Entwicklungsphase energisch und aktiv angehen. Ihr hoher Entwicklungsstand ist beeindruckend, und auch ihr Niveau der Stressbewältigung ist im internationalen Vergleich sehr gut (Seiffge-Krenke 2006a). Zugleich wurde aber auch die große Diversität von Entwicklungsverläufen deutlich. Dieses Phänomen wird nun noch deutlicher in der Phase des »Emerging Adulthood«, wo gesamtgesellschaftliche Rahmenbedingungen, häufig auch in Form von Barrieren, die eigene Entwicklung beeinträchtigen und dem einzelnen Individuum unterschiedlich viel Entwicklungszeit bleibt.

1.3.1 Verschiebung der Identitätskrise ins junge Erwachsenenalter

Für die Psychoanalyse ist das Identitätskonzept von Erikson seit Jahrzehnten unvermindert bedeutsam (Conzen 2010), und es ist auch für die in diesem Artikel vertretene These der Verlängerung des Jugendalters unmittelbar relevant. Für Erikson (1968) erfolgte zwar die Identitätsentwicklung das ganze Leben lang, schwerpunktmäßig hat er sie aber in der Adoleszenz verankert. In seiner Konzeption muss der Jugendliche (13. bis 18. Lebensjahr) auf der Stufe 5 (»Identität vs. Rollendiffusion«), für verschiedene Bereiche ein Gefühl der Identität für sich erarbeiten, sowohl in Bezug auf das, wer er oder sie ist, als auch in Bezug auf das, was er oder sie in der Zukunft sein wird. Neben der Frage »Wer bin ich?«, wird zusätzlich die Frage bedeutsam: »Wer werde und wer will ich sein?« In Stufe 6 (19. bis 25. Lebensjahr; »Intimität vs. Isolierung«) kann der junge Erwachsene auf der Basis einer entwickelten Identität beginnen, intime Beziehungen aufzubauen. Wenn dies nicht gelingt, besteht die Gefahr einer relativen Isolation. Stufe 6 »Intimität vs. Isolation« baut also auf dem zuvor entwickelten Gefühl der Ich-Identität des jungen Erwachsenen unmittelbar auf.

Gegenwärtig arbeiten – von Eriksons Ideen ausgehend – in Europa und Nordamerika verschiedene Forschergruppen an der Erforschung der Identität. Sie haben eindrucksvolle Forschungsbefunde zusammengestellt, die teilweise die Theorie von Erikson bestätigen, die aber auch zu einer Erweiterung und Adaptierung an die gegenwärtigen Lebensumstände geführt haben. Auffällig ist, dass alle heutigen Identitätskonzeptionen zwischen den beiden Dimensionen Exploration und Commitment unterscheiden: Auf eine Phase der Exploration und Erkundung muss letztlich auch eine Verpflichtung für einen bestimmten Identitätsentwurf, ein Commitment, erfolgen. Beide Dimensionen, die Exploration und das Commitment, stehen für den beruflichen und den partnerschaftlichen Bereich der Identität. Ein weiteres wichtiges Ergebnis dieser zahlreichen Forschungsaktivitäten ist die Entpathologisierung des zeitlich verlängerten Übergangs zum Erwachsenenalter.

James Marcia (1966, 1993) setzte Eriksons Idee als Erster empirisch um. Seine Statusdiagnostik unterscheidet vier verschiedene Identitätsstatus, die sich aus verschiedenen Mischungsverhältnissen von Exploration und Commitment ergeben. Jungen Leuten, die eine Phase des Ausprobierens durchlaufen und sich dann hinterher beispielsweise zum beruflichen Engagement in einem bestimmten Bereich entschließen, schrieb er eine Achieved Identity (erarbeitete Identität) zu. Eine andere Gruppe, die sehr stark exploriert, sich aber nicht festlegen möchte, befand sich seiner Meinung nach im Moratorium. Eine dritte Gruppe exploriert kaum, sondern legt sich relativ schnell und ohne nach Alternativen zu suchen, häufig auf einen Beruf fest, der schon im Elternhaus vertreten war (Foreclosure). Eine vierte Gruppe schließlich, der eine diffuse Identität zugesprochen wurde, exploriert nicht und kann sich auch auf nichts festlegen.

Das Fehlen einer gewissen Krise oder Exploration deutet möglicherweise darauf hin, dass relativ schnell eine vorgefundene Weltsicht übernommen wird, ohne sie zu hinterfragen. Dies könnte sich langfristig als maladaptiv herausstellen – insbesondere unter heutigen Bedingungen. Es stellt sich also die Frage, ob unter heutigen Bedingungen eine übernommene Identität (Foreclosure) noch angemessen ist und ob nicht in jedem Fall eine längere Phase der Exploration wichtig und sinnvoll ist. Marcia fand in seinen späteren Forschungsarbeiten (Marcia et al. 1993) eine Zunahme an diffuser Identität von 10 auf 26 % seit den 1970er Jahren. Dies könnte bereits zu diesem Zeitpunkt ein Hinweis auf veränderte Lebensbedingungen in den 1990er Jahren sein, die insgesamt zu einer Verunsicherung beigetragen haben.

Noch deutlicher wird der Einfluss der veränderten Lebensbedingungen auf die Identitätsentwicklung in einer Metaanalyse, die Jane Kroger 2010 publizierte. Diese schloss 124 Studien zum Identitätsstatus nach Marcia ein, die in den Folgejahrzehnten durchgeführt wurden. Bemerkenswert ist zunächst, dass sich das Stadium des Moratoriums über alle Studien hinweg noch bei 42 % aller untersuchten jungen Leute mit einem Alter von 20 Jahren findet. Der Vergleich der Altersgruppen um die 20 und Mitte 30 Jahre zeigt dann aber eine deutliche Weiterentwicklung, und zwar in Richtung auf eine Zunahme an Achieved Identity und eine Abnahme an Foreclosure und Diffusion. In Bezug auf die erarbeitete Identität (Achieved Identity) finden wir eine Zunahme von 34 % im Alter von 22 Jahren auf 47 % im Alter von 36 Jahren. Dies bedeutet zwar, dass bis zum Alter von 36 Jahren erst knapp die Hälfte einen Achieved Identitätsstatus hatte. Dazu muss man sich jedoch vergegenwärtigen, dass die erarbeitete Identität ein sehr anspruchsvolles Kriterium ist, das beispielsweise von Jugendlichen deutlich seltener erreicht wird (14 % im Alter von 17 Jahren), und dass über alle Studien hinweg Progression mehr als zweimal so wahrscheinlich war wie Regression. Die meisten jungen Leute veränderten sich vom Moratoriumsstadium um die 20 zu einer reifen, erarbeiteten Identität mit Mitte 30. Diese Befunde trugen wesentlich zu einer Entpathologisierung des verlängerten Überganges zum Erwachsenenalter bei und verdeutlichen insgesamt eine sehr positive Entwicklung.

1.3.2 Exploration in die Tiefe und Breite, fehlendes Commitment und ruminative Exploration

In weiteren Forschungen wurde offenkundig, dass die Konstrukte der Exploration und des Commitments weiter zu differenzieren sind, wenn man die Identitätsentwicklung der heute lebenden jungen Leute angemessen beschreiben will, und dass diese Differenzierungen auch therapeutisch relevant sind. Luyckx et al. (2008) haben hingewiesen auf den Unterschied zwischen der Exploration in die Tiefe und der Exploration in die Breite. Während früher berufliche Spezialisierungen (Explorationen in die Tiefe) eher charakteristisch waren, versuchen die jungen Leute heute möglichst breit und universell einsetzbar zu sein.

Auch die für eine reife Identität so wichtige Verpflichtung, das Commitment, ist ein Prozess mit mehreren Komponenten. Nach einer Entscheidung und der Identifikation mit ihr sucht man Bestätigung durch signifikante Andere und modifiziert seine Identität auch in Abhängigkeit von den Urteilen anderer. Ist die Entscheidung nicht »passend«, setzt nochmals eine Exploration in die Breite ein, um nach Alternativen zu suchen – es ist also ein sehr komplexer Prozess.

Diese Differenzierungen sind wichtig, wenn wir als Therapeuten Patienten begleiten, die sich mit Identitätsfragen beschäftigen bzw. regelrecht damit quälen. Das Prozesshafte, die Suchbewegungen, sind, wie deutlich geworden ist, ein Stück weit Teil einer gesunden und adaptiven Identitätsentwicklung. Problematisch sind nach diesen Forschungen nicht adaptive Explorationen, sondern die ruminative Exploration, bei der Patienten beispielsweise Schwierigkeiten haben, zufriedenstellende Antworten auf die Identitätsfrage zu finden: sie fragen sich immer dasselbe, ohne mit der Antwort zufrieden zu sein, treten, ähnlich wie man dies von depressiven Krankheitsbildern kennt, auf der Stelle. Dies führt zu psychischen und psychosomatischen Symptomen. Schon in frühen Studien wurden gesundheitliche Folgen deutlich (Marcia et al. 1993). Alle Identitätstypen mit mehr Commitment verfügten über eine bessere Gesundheit, während junge Leute, die dem Moratorium oder dem diffusen Stadium zuzuordnen waren, viel Depressivität, Ängstlichkeit und psychosomatische Beschwerden zeigten (Cramer 2000). Diese Befunde sind auch aus therapeutischer Sicht unmittelbar relevant.

1.4 Ursachen für die verlängerte Adoleszenz

Man mag die Frage aufwerfen, ob die Entstehung der Phase »Emerging Adulthood«, die sich zwischen die Phase des Jugend- und des Erwachsenenalters geschoben hat und inzwischen als ein Phänomen in vielen westlichen Industrieländern gefunden wurde, tatsächlich etwas Neues ist, oder ob sie nicht eigentlich schon immer existierte, und zwar für die privilegierte Oberschicht. Es ist zu reflektieren, was sich gesamtgesellschaftlich geändert hat, damit eine solche verlängerte Adoleszenz möglich wurde. Insbesondere aber wollen wir auf familienpsychologische Faktoren eingehen, die möglicherweise als »Identitätsbremse« wirken, d. h. zu einem unangemessen langen Verbleiben in der kindlichen Entwicklung (vgl. Seiffge-Krenke 2012).

1.4.1 Gesamtgesellschaftliche Veränderungen: Von den Privilegien für wenige zu Exploration für viele

Von Erikson stammt das Zitat »Identität, das ist der Schnittpunkt zwischen dem, was eine Person sein will, und dem, was die Umwelt ihr gestattet«. Sein eigenes Leben verdeutlicht übrigens ebenfalls den starken Einfluss des Entwicklungskontexts auf die Identitätsbildung (Rattner 1995). Erikson kam nämlich nach einer Zeit der Wanderung und des persönlichen Suchens zur Psychoanalyse und zu seiner Theorie der Identität. Von herausragender Bedeutung war seine Feldforschung in verschiedenen Kulturen, die ihm dazu verhalf, über die zum damaligen Zeitpunkt noch sehr stark vertretene Ein-Personen-Psychologie hinaus zu treten und seine Sicht der gesellschaftlichen Determiniertheit von Entwicklung vorzulegen.

Es gab zwar schon immer historische Belege für eine verlängerte Identitätsexploration (vgl. Aby Warburg und Marcel Proust, in Seiffge-Krenke 2012). Es ist natürlich kein Zufall, dass sich die Biografien der beiden fast gleich alten Männer – Warburg und Proust – auch in den äußeren Rahmenbedingungen für den jeweiligen Identitätsentwurf sehr gleichen, nämlich einem reichen Elternhaus und dem Privileg, die eigenen Interessen zu verfolgen. Aby Warburg hat, wie auch Proust, selber nie Geld verdient. Es ist auch vielleicht kein Zufall, dass ein solches Schicksal für Männer der gehobenen Bürgerschicht typischer war. Zwar zeigt das Beispiel von Jane Austen, dass dies auch für Frauen in seltenen Fällen möglich war, oft jedoch mit dem Verzicht auf Kinder und Familie und teilweise auch mit gesellschaftlicher Ächtung verbunden.

Heute sind im jungen Erwachsenenalter ein Ausprobieren und ein Durchspielen verschiedener Alternativen im beruflichen und partnerschaftlichen Bereich möglich und wird auch gesellschaftlich akzeptiert. Menschen in der Lebensphase des jungen Erwachsenenalters stehen, so Arnett, mehr Freiheiten und Möglichkeiten offen als zu jedem anderen Zeitpunkt im Leben. Diese Lebensphase sei gekennzeichnet durch »fun and flexibility«.

Aber ist dies wirklich der Fall? Natürlich ist es ein Zugewinn an Freiheit, wenn man die Möglichkeit hat, für eine längere Schulausbildung, eine entsprechende Berufsausbildung, ein Studium, ein Aufbaustudium usw. möglichst unterschiedliche Aspekte zu explorieren. Aber es ist auch nicht ganz freiwillig, sondern u. a. geboren aus der Sorge, sich möglichst hoch und breit zu qualifizieren, um auf jeden Fall vor Arbeitslosigkeit geschützt zu sein – eine Sorge, die insbesondere von jungen Leuten in Ländern Südeuropas mit hoher Arbeitslosigkeit geteilt wird. Die Proteste der jungen Erwachsenen in Spanien, Griechenland und England, wo die Arbeitslosenquote bei 30 bis 40 % liegt, gingen mehrfach im Sommer 2011 durch die Presse.

1.4.2 Präkarisierung als Einschränkung von Exploration

Es sollte allerdings nicht vergessen werden, dass dieser gesamtgesellschaftliche Trend in unterschiedlichem Maße auf Angehörige verschiedener Bildungsschichten zutrifft. Auch heute noch müssen junge Leute mit niedrigem Bildungsabschluss die Transitionen in einem kürzeren Zeitraum vornehmen, müssen früher Verantwortung übernehmen und haben weniger Zeit für die Exploration verschiedener Identitätsentwürfe. Das ist zweifellos richtig und muss auch beim therapeutischen Umgang mit den Patienten bedacht werden. Dennoch trifft es zu, dass heute in der Gänze mehr junge Leute die Möglichkeiten für Exploration und Fun haben, aufgrund von höherer wirtschaftlicher Stabilität sowie finanzieller Unterstützung durch Eltern oder Staat. Die Shell-Studie (2006) zeigt eindeutig an einer sehr großen Gruppe von 15- bis 24-Jährigen, die in Deutschland befragt wurden, dass ihnen Spaß sehr wichtig ist, auf der anderen Seite aber viel getan wird zur Abwendung der potenziell drohenden Arbeitslosigkeit und dass die beruflichen wie auch partnerschaftlichen Ziele mit gleicher Ernsthaftigkeit und Wertigkeit angestrebt werden.

In diesem Zusammenhang ist auf einen weitgehenden Funktions- und Strukturwandel in der wichtigsten Sozialisationsinstanz, der Familie, hinzuweisen. Klassische Zwei-Eltern-Familien sind zwar immer noch die dominante Familienform, hinzu kommt allerdings eine zunehmende Anzahl alleinerziehender Eltern sowie Familien mit strukturellen Veränderungen, wie Stiefeltern- bzw. Stiefgeschwisterfamilien (Schneewind und von Rosenstiel 1998). Trotz zunehmender Qualifikation der Jugendlichen sind ihre Chancen, den gewünschten Ausbildungs- und Arbeitsplatz zu bekommen, deutlich geringer als für frühere Generationen. Berichtet wird von einem massiven Leistungsdruck sowie Lehrstellen- bzw. Arbeitsplatzkonkurrenz (Ihle et al. 2003).

1.4.3 »Flucht vor der Freiheit«: Individuelle Motive für das Hinausschieben

Welche Motive sind nun für das Aufschieben und Hinauszögern verantwortlich? Wir haben bereits darauf hingewiesen, dass verlängerte Ausbildungszeiten und eine höhere Qualifikation in diversen beruflichen Feldern ein guter Schutz vor Arbeitslosigkeit sind, und insofern die Exploration in die Breite eine gewisse gesellschaftliche Erfordernis darstellt. Allerdings hat schon Karl Jaspers in seiner Aussage von der »Flucht vor der Freiheit« angedeutet, dass es Motive dafür gibt, das endgültige Commitment aufzuschieben und hinauszuzögern. Bei der Entscheidung für ein Lebenskonzept heißt es nämlich immer auch, sich von vielen anderen möglichen zu verabschieden. In ihren Zeichnungen drücken Jugendlichen die Furcht vor dem Erwachsenwerden deutlich aus, indem beispielsweise die Einengung auf dem Weg ins Erwachsenenalter in Form eines Weges gezeichnet wird, der sich nach hinten in der Ferne verliert und immer gerader und enger auf ein Ziel fortschreitet (Bachmann 2009). Es ist also durchaus möglich, dass es neben den gesellschaftlichen Bedingungen, die eine solche erweiterte Exploration und erhöhtes Commitment notwendig machen, auch individuelle Bedingungen gibt, die zu einer zögerlichen Übernahme von Erwachsenenrollen führen können.

1.4.4 Unzureichende Trennung zwischen den Generationen: Werden Kinder nie erwachsen und bleiben Erwachsene »ewig jung«?

Das Auftauchen einer neuen Lebensphase bzw. die Verlängerung der Adoleszenz ist auch deshalb besonders, weil sie uns dazu veranlasst, über den Lebenszyklus generell nachzudenken, denn alle Lebensphasen haben sich leicht verschoben und die Generationen sind stärker vermischt und weniger abgegrenzt. Aus der Familientherapie aber wissen wir, dass die Grenzziehung wichtig ist. Was also ist passiert?

In jeder Kultur, zu allen Zeiten, gab es den Versuch, den Ablauf des menschlichen Lebens in verschiedene Etappen zu gliedern, deren Dauer, Grenzen und Charakteristika klar definiert waren. Schon in der Antike gab es bestimmte Annahmen darüber, wobei man sich an der Zahl als einem ordnenden Prinzip klammerte. Besonders häufig finden wir Siebener-Einteilungen. Eine der ersten bekannten Siebener-Einteilungen stammt von Solon, geboren etwa um 640 vor Christus in Athen. Bis in die 1970er Jahre hat man sich an einer Siebener-Gliederung (Babyzeit, frühe Kindheit, mittlere Kindheit, Jugend, junges Erwachsenenalter, mittleres Erwachsenenalter, Senium) mit deutlich abgesetzten Aufgaben orientiert, so z. B. in einem berühmten entwicklungspsychologischen Standardwerk von Sears und Feldman (1973): »The seven ages of man«.

Es gab also offenkundig zu allen Zeiten ein starkes Bedürfnis, den Lebenslauf zu gliedern. Wir sehen aber inzwischen, dass kulturelle Normen, die früher galten und eine klare Gliederung in Altersphasen mit jeweils verschiedenen qualitativen Charakteristiken enthielten, inzwischen außer Kraft gesetzt sind (Côté und Schwartz 2002). Aus dem therapeutischen Kontext ist uns klar, dass Zeitbegrenzungen wichtig sind und Generationenunterschiede klar sein müssen, wie auch die einzelnen Lebensphasen klarer voneinander abgegrenzt und in ihrem Bezug gesehen werden müssen.

In den letzten Jahren ist deutlich geworden, dass Exploration in allen Phasen des menschlichen Lebenslaufs erfolgt und, neben einer zeitlichen Verschiebung, auch zu einer deutlichen inhaltlichen Veränderung geführt hat, in der die ältere Generation zunehmend Probleme bekommt, sich entsprechend einzuordnen. Durch die verlängerte Lebenserwartung hat sich auch das Erwachsenenalter stark ausgedehnt, und die Merkmale von Instabilität, neuen Optionen, Exploration und einem verringerten Commitment finden sich auch bei dem bislang als stabil angesehenen höheren Erwachsenenalter. Es gibt zahlreiche Indikatoren dafür, dass es im mittleren und späten Erwachsenenalter sowohl beruflich als auch bezogen auf die Partnerschaften weniger Stabilität gibt. Auffällig ist beispielsweise die Zunahme von Scheidungen nach langer Ehe (Bundesminister für Familie, Senioren, Frauen und Jugend, 1995). Seit etwa 15 Jahren trennen sich immer mehr Paare nach 20 bis 25 Jahren Ehe, grob gesagt, nach dem Auszug der Kinder. Es gibt weiterhin eine beträchtliche Anzahl von neuen Partnerschaften, u. a. auch mit Kindern. Diese Alternative wird vor allem von Männern gewählt, während die Entwicklungsfristen für Veränderungen bei Frauen enger sind.

Beruflicher Neubeginn nach Kündigung und Konkurs ist für nicht wenige ältere Erwachsene eine Erfahrung dieses Lebensabschnitts. Berufliche und partnerschaftliche Umbrüche können eine Neuorientierung und Bereicherung darstellen, bergen aber auch die Gefahr gesundheitlicher Probleme und Dekompensation in sich. Die biografische Selbstverortung fällt zunehmend schwer, und eine erhebliche Anzahl von Erwachsenen ordnet sich noch der Gruppe der Jugendlichen zu. Die Studie von Davis (2006) belegt, dass »Staying Punk« für nicht wenige eine Identitätsform ist, bei der die eigene Altersgruppe nicht akzeptiert wird und es einer zunehmenden Zahl von Erwachsenen schwerfällt, sich der eigenen Altersgruppe zuzuordnen. Wir haben also Verschiebungen in den folgenden Lebensphasen – das ist besonders bemerkenswert und wichtig, nicht nur in der Behandlung erwachsener Patienten, sondern auch in der Elternarbeit bei der Behandlung von Kindern und Jugendlichen.

1.4.5 Längere Beelterung: Ursache oder Folge des verlängerten Übergangs?

Diese Veränderungen sind auf der Folie von gesellschaftlichen Veränderungen wie verlängerten Schul- und Ausbildungszeiten, höherer Arbeitslosigkeit zu sehen, es gibt jedoch auch Hinweise darauf, dass unsichere Bindungsmuster und eine zu lange Unterstützung durch die Eltern Kinder zu Nesthockern oder Spätausziehern machen (von Irmer und Seiffge-Krenke 2008).

Wir hatten anhand der Daten unserer eigenen Längsschnittstudie bereits erläutert (Seiffge-Krenke 2006b), dass im Alter von 21 Jahren erst die Hälfte der jungen Leute ausgezogen ist, viele deutlich später ausziehen und einige permanent bei den Eltern wohnen, und dass diese Nesthocker oft alle Annehmlichkeiten des »Hotel Mama« genießen. Wenn wir zudem berücksichtigen, was weiterhin ausgeführt wurde, dass nämlich eine Verlängerung der Lebensdauer und damit eine »Überalterung der Gesellschaft« eingetreten ist, so mag es schon berechtigt sein zu fragen: Wenn Aeneas länger tragen muss, warum sollten wir nicht ein wenig länger Eltern sein?

Wichtig ist aus therapeutischer Sicht ein Verständnis für die Belastungen der Eltern durch die längere Beelterung. Wir müssen unsere Aufmerksamkeit aber auch auf Faktoren richten, die möglicherweise zu einer unangemessenen Behinderung der Individuation der Kinder führen können. Dies wird beispielsweise offenkundig, wenn man die psychologischen Faktoren analysiert, die an dem verzögerten Auszug beteiligt sind, denn nur etwa jedes zweite Kind zieht zeitgerecht aus. In unserer Studie (Seiffge-Krenke 2006b, 2010a) wurde das Auszugsverhalten junger Erwachsener im Hinblick auf deren prädiktive Kraft für verschiedene Entwicklungsparameter näher untersucht. Es fanden sich drei empirisch nachweisbare Entwicklungspfade, die eng mit dem Bindungsverhalten, aber auch mit der Autonomiesuche und Inangriffnahme wesentlicher alterstypischer Entwicklungsaufgaben und dem elterlichen Unterstützungsverhalten zusammenhingen.

Auf der Grundlage unserer Längsschnittstudie, die bis ins Jugendalter zurückreicht, ließ sich zeigen, dass junge Leute, die zeitgerecht auszogen, d. h. Frauen im Alter von 20 Jahren und Männer im Alter von 21 Jahren (54 % der Stichprobe), überwiegend sicher gebunden waren. Hier bestätigte sich, was die Bindungsforschung behauptet, dass man nämlich von einer sicheren Basis aus die Exploration wagt und vor den neuen Anforderungen nicht zurückschreckt. Diese Gruppen berichteten in ihrer Jugendzeit über mehr Konflikte in ihren Familien, ein energisches Aushandeln von mehr Autonomie. Zugleich reduzierten beide Eltern die Unterstützung und ließen ihre Jugendlichen viel allein gestalten. Ein Vergleich über die Zeit zeigte auf, dass sie alle Entwicklungsaufgaben der Adoleszenz gut bewältigt hatten und relativ schnelle Fortschritte bei der Bewältigung der Entwicklungsaufgaben des jungen Erwachsenenalters machten. Partnerschaften mit unterschiedlichen Partnern waren in der Adoleszenz und im jungen Erwachsenenalter häufig.

Bei der Gruppe derer, die noch im Alter von 25 Jahren mit ihren Eltern zusammenlebten (Nesthocker, 16 %), war das Familienklima eher konfliktarm, sodass eine Fortentwicklung oder ein Aushandeln von Autonomie eher unterblieb. Auffällig aber war die lange und unangemessene Unterstützung, die Vater wie Mutter über die gesamte Jugendzeit zeigten, und die erst im Alter von 21 Jahren des Kindes abrupt abfiel. Diese unangemessen hohe Unterstützung während der gesamten Jugendzeit war, neben dem Fehlen von Partnerschaften, ein Hauptfaktor zur Vorhersage des Nesthocker-Phänomens.

Ein dritter Entwicklungspfad, der 30 % der jungen Leute umfasste, setzte sich aus Spätausziehern und Rückkehrern zusammen. Die jungen Leute zogen bis zum Alter von 25 Jahren irgendwann aus (20 %), weitere 10 % kehrten nach einschneidenden Lebensereignissen (Trennung vom Partner, Schwangerschaft oder Geburt von Kindern, Arbeitslosigkeit) wieder in das Elternhaus zurück, was auf den enormen Einfluss von Kontextbedingungen für die Entwicklungsprogression hinweist. Von ihren Müttern wurde diese Gruppe als verhaltensauffällig und psychisch labil eingeschätzt und hatte auch einen relativ niedrigen Entwicklungsstand während ihrer Adoleszenz. Dies könnte darauf hinweisen, dass diese Gruppe eine längere Beelterung braucht, und selbstständige Exploration für sie noch nicht möglich war.

Die Faktoren, die zu dem verzögerten Auszug führen, sind demnach eindeutig und geben wichtige Hinweise für die therapeutische Arbeit. Im therapeutischen Kontext sehen wir natürlich häufiger Nesthocker, Spätauszieher und Rückkehrer als in nicht klinischen Stichproben.

1.5   Überlegungen für Beratung und Therapie

In den letzten Jahren hat sich die Exploration im Bereich der beruflichen und partnerschaftlichen Identität, teilweise bedingt durch gesellschaftliche Veränderungen, in fast allen Altersgruppen ergeben und ist besonders aufgeprägt im jungen Erwachsenenalter. Hier werden zahlreiche Entwicklungsaufgaben gelöst, die zu früheren Zeiten (vgl. Havighurst 1953) eher für die Adoleszenz charakteristisch waren, so beispielsweise der Identitätskonflikt im Sinne Eriksons (1968).

Wir haben eine historische Veränderung insofern, als sich ein früheres männliches Privileg verwandelt hat in eine Chance für viele. Aus therapeutischer Sicht müssen wir aber vor allem die Diversität beachten: Das Moratorium ist nicht für alle möglich, weil die finanzielle Unterstützung für eine sorglose Exploration fehlt. Gerade Patienten aus niedrigeren Bildungsschichten haben oft besonders viele schwere Belastungen zu verarbeiten und verfügen zugleich über weniger Ressourcen, die ihnen dabei behilflich sein können. Eine übernommene Identität ohne allzu lange Exploration (Foreclosure) kann für einige angemessen sein. Dies gilt beispielsweise für Patienten, die chronisch körperlich oder schwer psychisch krank sind und nur eingeschränkte berufliche Möglichkeiten haben. Wir müssen uns also die Lebensbedingungen unserer Patienten immer genau ansehen, um zu verstehen, welche Identitätsentwürfe ihnen überhaupt möglich sind.

Allerdings ist auch darauf hinzuweisen, dass zu breite Exploration im Sinne von diffuser Identität und ruminativer Exploration problematisch ist, und dass selbst Commitment ein Prozess ist, der für die Unterstützung durch bedeutsame Andere, möglicherweise auch den Therapeuten, sinnvoll ist. Da klare Grenzen zur Elterngeneration entfallen, kommt es häufig vor, dass Patienten ein Stück Identität von uns erwarten. Gerade Jugendliche und junge Erwachsene wollen oftmals, dass Therapeuten Stellung beziehen. Wie man mit analytischer Neutralität und Abstinenz in einem solchen Fall umgeht, hat Reinmar du Bois (2002, S. 29) beschrieben: »All dies ist möglich, ohne die eigene Biografie abzuliefern. Man kann sehr persönlich sein, ohne mit vielen persönlichen Fakten umzugehen.«

Deutlich wurde auch in dem bislang Dargestellten, dass trotz des verlängerten Übergangs zwischen Jugend- und Erwachsenenalter aus Sicht der jungen Erwachsenen die Zielsetzungen und gesellschaftlichen Erwartungen internalisiert sind und einen gewissen Entwicklungsdruck ausüben (Seiffge-Krenke und Gelhaar 2006), auch wenn der reale Entwicklungsstand noch sehr gering ist und es noch lange dauert, bis der Übergang zum Erwachsenenalter realisiert werden kann. Die Diskrepanz zwischen dem hohen Entwicklungsstand in der Adoleszenz und dem sehr niedrigen Niveau im jungen Erwachsenenalter war auffällig. Gerade die Wahrnehmung und Internalisierung gesellschaftlicher Erwartungen, die man noch nicht erfüllen kann, führt zu Gesundheitsproblemen. Es sind also die besonders sensiblen Patienten, die auf diese Diskrepanzen mit Symptomen reagieren.

In Beratung und Therapie ist es wichtig, sich die unklaren Zeitbegrenzungen der Lebensphasen und das Fehlen von Markierungen zu verdeutlichen. Alle Lebensphasen haben sich – mit veränderten Aufgaben – leicht verschoben, und es hat eine Vermischung der Generationen stattgefunden. Dabei muss man differenzieren: Für die gesamte Alterskohorte ist die Zunahme an Exploration sinnvoll und wünschenswert, für einzelne Patienten kann es nicht sinnvoll sein.

Dass die Realisierung eines Identitätsentwurfs nicht nur ein individuelles Problem ist, sondern der Entwicklungskontext hier Möglichkeiten oder Risiken bereithält, wurde ebenfalls deutlich. In der Therapie muss daher immer auf eine Balance zwischen innerem Konflikt und äußeren Bedingungen geachtet werden. Diese Balance ist typisch für die neueren Ansätze in der analytischen und tiefenpsychologisch fundierten Therapie (Seiffge-Krenke 2010c; Rudolf 2004).

Klinisch bedeutsam ist die ruminative Exploration (Luyckx et al. 2009). Hier muss der Therapeut dem Patienten dabei behilflich sein, aus dem Kreis der negativen Gedanken, des Auf-der-Stelle-Tretens, herauszufinden. Hilfreich ist es dabei, von der ich-zentrierten Sicht zu einer gemeinsamen Sicht zu kommen, wie wenig der Einzelne an manchen Entwicklungen »schuld« ist. Von Freud stammt in diesem Zusammenhang das nachdenkenswerte Zitat, dass es in der Therapie gelingen muss, »hysterisches Elend in gemeines Elend zu verwandeln«.

Im therapeutischen Prozess muss des Weiteren beachtet werden, über welche Ressourcen der Patient verfügt (z. B. Internet- und Freundschaftsbeziehungen, wenn Eltern als Identifikationsmöglichkeit ausfallen,oder die Exploration in die Tiefe und Breite erfolgt). Das Internet kann eine Ressource sein, aber auch eine Verführung, was die zunehmende Zahl von internetabhängigen, computerspielsüchtigen Jugendlichen und jungen Erwachsenen deutlich macht.

Durch die Verschiebung in den Lebensphasen, die wir beschrieben haben, müssen wir in der Elternarbeit ein Verständnis dafür entwickeln – gemeinsam mit den Eltern der Patienten –, dass Acncas länger tragen muss. Allerdings müssen wir auch auf unangemessene, zu lange Unterstützung achten, die dem Autonomieprozess nicht förderlich ist (von Irmer und Seiffge-Krenke 2008). Dies kann nicht nur im Jugendalter, sondern auch noch im Erwachsenenalter der Kinder sein, denn die Eltern sind sehr viel stärker an ihren Kindern interessiert als diese an ihren Eltern (Papastefanou und Buhl 2002). Aus therapeutischer Sicht ist es des Nachdenkens wert, dass Exploration deshalb Angst und Schuldgefühle macht, da es mit der Infragestellung der internalisierten elterlichen Werte verbunden ist (Luyckx et al. 2011). Die Zunahme an Depressivität bei dem Prozess der Exploration verweist des Weiteren darauf, dass hier eine Ablösung von den Eltern – der innere Objektverlust nach Blos (1973) – erfolgt. Es ist aber vor allem zu betonen, dass die für die Identitätsentwicklung notwendige Exploration in die Breite mit Depressivität assoziiert war (Luyckx et al. 2007) – es ist also eine belastende Identitätsarbeit und erinnert an die Identitätskrise.

In Beratung und Therapie ist die Vermittlung von Kenntnissen wichtig, um den Referenzrahmen für eine möglicherweise vorliegende krankheitswertige Störung bereitzustellen, zugleich sind aber immer die Barrieren mit zu bedenken. Wir haben herausgearbeitet, dass zwar viel vom familiären Kontext abhängt, dass aber auch enorme gesellschaftliche Barrieren da sind, deren Beseitigung nicht in der Macht des Einzelnen und seiner Familie steht.

1.6 Zusammenfassung

Insgesamt ist das Lebensspannenkonzept in Bewegung gekommen, die Kindheit hat sich verkürzt, die Jugendzeit hat sich durch die säkulare Akzeleration und die verlängerten Ausbildungszeiten verlängert, und es ist eine neue Phase zwischen Adoleszenz und Erwachsenenalter getreten (»Emerging Adulthood«). Für die gesamte Alterskohorte finden wir eher mehr Exploration (»nic erwachsen« und »forever punk«). Dennoch erfolgt eine Orientierung an altersnormierten Phasen und Aufgaben, was insbesondere bei sensiblen Patienten zu erhöhter Symptombelastung führen kann. Auffällig ist, dass die Entwicklungsverläufe insgesamt viel diverser geworden sind und dass der jeweilige Entwicklungskontext sehr stark determiniert, welchen Identitätsentwurf man realisieren kann. Das Moratorium enthält nicht nur einen Entwicklungsraum für den Einzelnen, sondern bringt auch gesellschaftliche Neuerungen hervor. Insbesondere die teilweise notwendige Exploration in die Breite ist mit psychischen Symptomen verbunden.

Literatur

Arnett JJ (2004) Emerging adulthood: The winding road from the late teens through the twenties (Chap. 1). New York: Oxford Press.

Bachmann HI (2009) Malen als Lebensspur. 8. Auflage. Stuttgart: Klett-Cotta.

Blos P (1973/2001) Adoleszenz. Eine psychoanalytische Interpretation. Stuttgart: Klett-Cotta.

Bundesminister für Familie, Senioren, Frauen und Jugend (1995) Scheidung nach langjähriger Ehe im mittleren und höheren Erwachsenenalter (Band 113). [Divorce after long-term marriage in middle and late adulthood (Vol. 113)]. Stuttgart: Kohlhammer.

Chisholm L, Hurrelmann K (1995) Adolescence in modern Europe. Pluralized transition patterns and their implications for personal and social risks. Journal of Adolescence 18:129–158.

Conzen P (2010) Erik H. Erikson: Der Pionier der psychoanalytischen Identitätstheorie. Forum Psychoanalyse 26:389–411.

Côté, JE, Schwartz SJ (2002) Comparing psychological and sociological approaches to identity: Identity status, identity capital, and the individualization process. Journal of Adolescence 25:571–586.

Cramer P (2000) Development of identity: Gender makes a difference. Journal of Research in Personality 34: 42–72.

Davis JR (2006) Growing up punk. Negotiating aging identity in a local music scene. Symbol Interaction 29:63–69.

Du Bois R (2002) Was Therapeuten von jugendlichen Patienten lernen können. In: bjk (Hrsg) Viele Seelen wohnen doch in meiner Brust. Münster: Verlag für Psychotherapie.

Erikson EH (1968) Identity, youth and crisis. New York: WW. Norton Inc.

Erikson EH (1964) Insight and Responsibility. New York: Norton.

Havighurst R J (1953) Develomental task and education. New York: McKay.

Huang YR (2006) Identity and intimacy crises and their relationship to internet dependence among college students. CyberPsychology & Behavior 9:571–576.

Ihle W, Esser G, Schmidt MH (2003) Rechtsextreme Einstellungen und Gewaltbereitschaft im frühen Erwachsenenalter: Prävalenz, Korrelate, soziale, umwelt- und personenbezogene Risikofaktoren. In: Lehmkuhl U (Hrsg.) Aggressives Verhalten bei Kindern und Jugendlichen. Ursachen, Prävention, Behandlung. Göttingen: Vandenhoeck & Ruprecht. S. 131–149.

Kroger J, Martinussen M, Marcia JE (2010) Identity status change during adolescence and young adulthood: A meta-analysis. Journal of Adolescence 33:683–698.

Laufer M,Laufer E (1989) Adoleszenz und Entwicklungskrise. Stuttgart: Klett-Cotta.

Luyckx K, Schwartz SJ, Goossens L, Soenens B, Beyers W (2008) Developmental typologies of identity, formation, and adjustment in female emerging adults: A latent class growth analysis approach. Journal of Research on Adolescence 18:595–619.

Luyckx K, Schwartz SJ, Goossens L, Beyers W, Missotten L (2011) Processes of personal identity formation and evaluation. In: Schwartz SJ, Luyckx K, Vignoles VL (Hrsg.) Handbook of identity theory and research. New York: Springer. S. 77–98.

Luyckx K, Soenens B, Vansteenkiste M, Goossens L, Berzonsky MD (2007) Parental psychological control and dimensions of identity formation in emerging adulthood. Journal of Family Psychology 21:546–550.

Luyckx K, Vansteenkiste M, Goossens L, Duriez B (2009) Basic need satisfaction and identity formation: Bridging self-determination theory and process-oriented identity research. Journal of Counseling Psychology 56:276–288.

Marcia JE (1966). Development and validation of ego identity status. Journal of Personality and Social Psychology 3:551–558.

Marcia JE, Waterman AS, Matteson DR, Archer SL, Orlofsky JL (Hrsg.) (1993) Ego identity: A handbook for psychosocial research. New York: Springer.

McLean KC, Breen AV (2009) Processes and content of narrative identity development in adolescence: Gender and well-being. Developmental Psychology 3:702–710.

McNamara Barry C, Madsen SD, Nelson LJ, Carroll JS, Badger S (2009) Friendship and romantic relationship qualities in emerging adulthood: Differential associations with identity development and achieved adulthood criteria. Journal of Adult Development 16:209–222.

Montgomery M J (2005) Psychosocial intimacy and identity: From early adolescence to emerging adulthood. Journal of Adolescent Research 20:346–374.

Papastefanou C, Buhl HM (2002) Familien mit Kindern im frühen Erwachsenenalter. In: Hofer M, Wild E, Noack P (Hrsg.) Lehrbuch Familienbeziehungen. Eltern und Kinder in der Entwicklung. Göttingen: Hogrefe. S. 271–289.

Rattner J (1995) Klassiker der Psychoanalyse. Mannheim: Beltz-Verlagsunion.

Rudolf G, Horn H (2004) Strukturbezogene Psychotherapie. Leitfaden zur psychodynamischen Therapie struktureller Störungen. Stuttgart: Schattauer.

Schneewind KA, von Rosenstiel L (1998) Wandel der Familie. Göttingen: Hogrefe.

Sears RR, Feldman SS (1973) The seven ages of man. Los Altos, Calif.: W. Kaufman.

Seiffge-Krenke I (2012) Therapieziel Identität: Identitäten im Wandel, veränderte Erziehungsmuster, therapeutische Konsequenzen. Stuttgart: Klett-Cotta.

Seiffge-Krenke I, Gelhaar T (2006) Entwicklungsregulation im jungen Erwachsenenalter: Zwischen Partnerschaft, Berufseinstieg und der Gründung eines eigenen Haushalts. Zeitschrift für Entwicklungspsychologie und Pädagogische Psychologie 38:18–31.

Seiffge-Krenke I, Seiffge JM (2005) »Boys play sport …?« Die Bedeutung von Freundschaftsbeziehungen für männliche Jugendliche. In: King V, Flaake K (Hrsg.) Männliche Adoleszenz. Frankfurt/New York: Campus Verlag. S. 267–285.

Seiffge-Krenke I (1997) Wie verändern sich die familiären Beziehungen im Jugendalter? Diskrepanzen in der Einschätzung von Jugendlichen und ihren Eltern. Zeitschrift für Entwicklungspsychologie und Pädagogische Psychologie 29:133–150.

Seiffge-Krenke I (2003) Testing theories of romantic development from adolescence to young adulthood: Evidence of a developmental sequence. International Journal of Behavioral Development 27:519–531.

Seiffge-Krenke I (2006a) Nach Pisa. Stress in der Schule und mit den Eltern. Bewältigungskompetenz deutscher Jugendlicher im internationalen Vergleich. Göttingen: Vandenhoeck & Ruprecht.

Seiffge-Krenke I (2006b) Leaving home or still in the nest? Parent-child relationships and psychological health as predictors of different leaving home patterns. Developmental Psychology 42:864–876.

Seiffge-Krenke I (2010a) Predicting the timing of leaving home and related developmental tasks: Parents' and children's perspectives. Journal of Social and Personal Relationships 27:495–518.

Seiffge-Krenke I (2010b) Psychotherapie und Entwicklungspsychologie: Beziehungen, Herausforderungen, Ressourcen, Risiken. Berlin: Springer.

Seiffge-Krenke I (2010c) Psychoanalytische und tiefenpsychologisch fundierte Therapie mit Jugendlichen. Stuttgart: Klett-Cotta.

Shell-Studie (Hrsg.) (2006) Jugend 2006. Bonn: Bundeszentrale für politische Bildung.

Skaletz C, Seiffge-Krenke I (2010) Models of developmental regulation in emerging adulthood and links to symptomatology. New Directions for Child and Adolescent Development 130:71–82.

Steinberg L (2001) We know some things: Parent-adolescent relationships in retrospect and prospect. Journal of Research on Adolescence 11:1–19.

Von Irmer J, Seiffge-Krenke I (2008) Der Einfluss des Familienklimas und der Bindungs-repräsentation auf den Auszug aus dem Elternhaus. Zeitschrift für Entwicklungs-psychologie und Pädagogische Psychologie 40: 69–78.

Winnicott DW (1971) Playing and reality. London: Tavistock. [Dt. (1997): Vom Spiel zur Kreativität. Stuttgart: Klett.]

2 Adoleszente Identitätssuche und Ablösung – Entwicklungsanforderungen und Krisenpotenziale in Generationenbeziehungen

Vera King

Wer bin ich?, Woher komme ich?, Wohin gehe ich?, lauten die drei klassischen existenziellen Fragen im Kontext menschlicher Selbstvergewisserung, und zugleich handelt es sich um die zentralen Themen adoleszenter Identitätssuche. Als »Identität« kann die Kontinuität des Selbsterlebens einer Person bezeichnet werden, wie sie sich aus der biografischen Aufschichtung von Erfahrungen in der Zeit und ihrer reflexiven Verarbeitung ergibt. Identitäts*suche* findet lebensgeschichtlich folgenreich insbesondere statt in der Phase zwischen Kindheit und Erwachsenheit, wie Entwicklungsforschungen und -theorien unterschiedlicher Ausrichtung betonen. Erikson (1968) hatte in diesem Sinne herausgestellt, dass Identitätsbildung aus der adoleszenten Verarbeitung kindlicher Erfahrungen resultiere. Erdheim (1982) verwies – mit Bezug etwa auf Blos (1962) – auf die »zweite Chance«, die insofern mit Ablösung und psychischen Umgestaltungen in der Adoleszenz (Flaake und King 1992) verbunden ist. Die aus dieser Sicht Weichen stellende Bedeutung der Adoleszenz, die adoleszenten Potenziale für die »Entstehung des Neuen« (King 2004), werden auch in verschiedenen entwicklungstheoretischen Ansätzen betont, die den spezifischen Qualitätssprung der mentalen oder kognitiven, der emotionalen und psychophysischen, sozialen, bindungsbezogenen und moralischen Kompetenz in der Adoleszenz akzentuieren und »Identität« mit zunehmender Fähigkeit zur »Reflexivität«[1] verknüpfen. Identität gründet demnach zentral in der Fähigkeit, sich selbst aus der Sicht von anderen zu sehen (im Sinne der in der Adoleszenz auf qualitativ neue Weise bedeutsam werdenden Fähigkeit zu Perspektivenübernahme und sog. »Dezentrierung«, vgl. Piaget und Inhelder 1980; Kohlberg 1986; Selman 1980) sowie in der Fähigkeit, über die eigenen Gefühle und Gedanken und die anderer differenziert nachzudenken und sie zu integrieren (im Sinne des Konzepts der Mentalisierung, vgl. Fonagy et al. 2002).

---

1 Mit Reflexivität ist damit nicht eine rein kognitive Haltung oder Bewegung gemeint, sondern, weiter gefasst, ein »Reflexiv-werden« emotionaler Entwicklung, insofern sich im günstigen Fall neue Modi psychischer emotionaler Verarbeitung herausbilden. Vgl. auch die neuesten Befunde der Hirnforschung zur »tiefgreifenden Reorganisation« des Gehirns in der adoleszenten Entwicklung (Uhlhaas und Konrad 2011a, S. 261 sowie die entsprechenden Kapitel in Uhlhaas und Konrad 2011b), die die Annahme der »Entstehung des Neuen in der Adoleszenz« (King ebd.) in verschiedenen Hinsichten »auf die kognitiven Neurowissenschaften (zu) übertragen« nahelegen (Uhlhaas und Konrad 2011a, ebd.).

Aus einer eher soziologischen Sichtweise kann wiederum »Ich-Identität«, anknüpfend an Goffman (1967), auch als Resultat verschiedener, miteinander verknüpfter Identifizierungsprozesse erachtet werden: Über die Identifizierung mit sozialen Rollen entwickelt sich die soziale Identität (z. B. die Geschlechtsrolle), über diejenige mit personalen Rollen (etwa Beruf oder Elternschaft) die personale Identität (vgl. Krappmann 2005). In der Ich-Identität werden die verschiedenen Aspekte subjektiv ausbalanciert, wofür es wiederum spezifischer psychischer, sozialer und kognitiver Kompetenzen bedarf. Übergreifend wird Identität zumeist dynamisch, interaktiv und reflexiv gefasst, als eine »kommunikative Struktur der Selbstbeziehung der Person« (Joas 1994, S. 113). Doch wie können wir psychische Entwicklungen, die als Identitätssuche zu verstehen sind, in der Adoleszenz genauer erfassen?

Identitätsbildung in der Adoleszenz wird häufig als ein individueller Prozess betrachtet, wie auch die sogenannten »Entwicklungsaufgaben« der Adoleszenz zumeist nur als Anforderungen an die Heranwachsenden diskutiert werden. Entwicklungsaufgaben wie die Ablösung von der Familie, die Integration des geschlechtsreifen Körpers, die Herausbildung eines Lebensentwurfs als junger Mann oder junge Frau u. a. erscheinen aus dieser Sicht ausschließlich als individuelle Herausforderungen. Adoleszente Entwicklungen sind jedoch systematisch auch als intersubjektive, im Besonderen als *intergenerationale* Prozesse zu erachten (King 2010).

Welche Bedeutung haben Generationendynamiken in der Adoleszenz? Welche Rolle spielen Generationenbeziehungen und intergenerationale Transmission bei der Herausbildung von Identitätsthemen und für die Ablösung in der Adoleszenz? Um diese Fragen präzise beantworten zu können, müssen Identitätssuche, Identitätsbildung und Ablösung als dynamische und entwicklungsoffene Prozesse beschrieben werden, die in der Adoleszenz Bestandteil einer intersubjektiven Auseinandersetzung sind. Denn die verschiedenen Facetten des Ringens um adoleszente Individuation – Trennung, Umgestaltung und Neuschöpfung – führen zu Veränderungen in den Generationenbeziehungen, die von beiden Seiten des Generationenverhältnisses – innerhalb der Familie von den Heranwachsenden und ihren Eltern – bewältigt werden müssen, um Neues in der Adoleszenz zu ermöglichen. Ablösung und die Entstehung des Neuen stellen Anforderungen an beide Seiten des Generationenverhältnisses, die noch genauer zu erläutern sind.

2.1 Krisen und Dynamik der Identitätsbildung

»In ihrer Suche nach einem neuen Gefühl der Kontinuität und Gleichheit, das jetzt auch die sexuelle Reife mit umfassen muß, haben manche Jugendliche sich noch einmal mit den Krisen früherer Jahre auseinanderzusetzen.[…] Sie

*bedürfen vor allem eines Moratoriums für die Integration der Identitätsele-
mente [...] (der Kindheit, V. K.): nur daß jetzt eine größere Einheit, undeutlich
in ihren Umrissen und doch unmittelbar in ihren Forderungen, an die Stelle
des Kindheitsmilieus tritt – ›die Gesellschaft‹«* (Erikson 1998, S. 131).

Mit diesen Worten hat Erikson in seinem Stufenmodell des Lebenslaufs die
krisenhafte Suche nach Identität als zentrales Thema der Adoleszenz beschrieben. Identitätsbildung in der Adoleszenz kann in diesem Modell im günstigen
Fall die vorausgehenden Krisen der Kindheit neuen Lösungen zuführen, in
»späteren Stadien des Lebenszyklus« kann es zu einer »Rückkehr von Identitätskrisen« (ebd., S. 91) kommen. Gerade dieser Begriff der Krise der Identität
hat in Eriksons Ansatz herausragende und schillernde Bedeutung. Denn das in
jeder Lebensphase Krisenhafte, zu Bewältigende repräsentiert in Erikisons Modell sowohl das potenziell Überfordernde wie das Stimulierende und potenziell
Vorantreibende. Unter anderem liegt in dieser Ambiguität des Krisenbegriffs
Eriksons Aktualität für eine zeitgenössische Diskussion des Lebenslaufs der
Identität: Krisen der Identität sind im Verlauf der Biografie unumgänglich,
entwicklungsoffen und zugleich Quelle von Vitalität und Kreativität, so könnten wir Eriksons in diesem Sinne produktiven Ansatz umschreiben. Die Bearbeitung von Identitätskrisen in der Adoleszenz hat zudem eine biografisch
spezifische und weichenstellende Bedeutung. Doch ist die adoleszente Krise mit
der von Erikson sogenannten »Suche nach einem neuen Gefühl der Kontinuität und Gleichheit« (ebd.) treffend beschrieben? Erikson konnte in den 1960er
Jahren zwangsläufig nur bedingt antizipieren, in welchem Maße fortschreitende Modernisierung und Individualisierung von Gesellschaften Traditionen und
soziale Bindungen auflösen, Ungewissheit, Unübersichtlichkeit und Risiken in
den Lebenslagen der Individuen erzeugen würden.

Beschleunigte Modernisierung und Flexibilisierung (im Sinne von Sennett
1998) – und darin liegt die besondere Herausforderung moderner Biografien –
haben auf der einen Seite erhöhte Anforderungen an die Subjekte geschaffen,
eigenverantwortlich ihre Wege durch Ungewissheit zu finden – auf der anderen
Seite die Bedingungen erschwert, unter denen innere Sicherheit gewonnen werden
kann. Gerade die Suchbewegungen selbst, Identitätssuche im Sinne eines Ringens
um die Bewältigung zentraler biografischer Themen, können in zunehmendem
Maße als Merkmale von Entwicklungsprozessen in modernisierten Gesellschaften angesehen werden (vgl. Keupp et al. 1999; Straub und Renn 2002, King und
Gerisch 2009; Bohleber 2009). Allerdings legen einige Stichworte der Sozialwissenschaften wie Bastelbiografie oder Patchworkidentitäten mitunter die Vorstellung nahe, es gäbe im Zuge dessen beliebige Wahlmöglichkeiten, so als könnte
eine Identität nach eigenem Gutdünken zusammengesetzt und verändert werden.

Demgegenüber lehrt die differenzierte Auseinandersetzung mit dem Psychischen, dass das Verhältnis von Festgelegtheit oder Determiniertheit einerseits
und von der Möglichkeit der Neuschöpfung andererseits komplexer ist. Anders
formuliert:

In jeder Biografie schält sich heraus, welche zentralen Themen jemand auf seinen Weg mitnimmt, welche offenen Fragen, Bürden oder Rätsel, hinter denen sich oft familial Unbewältigtes, auch kulturell Ungelöstes und mitunter Traumatisierungen verbergen. Diese zentralen Themen können wir auch als Identitätsthemen bezeichnen. Doch mindestens ebenso entscheidend wie die Themen selbst sind oft die Ressourcen, über die jemand verfügt, um biografische Themen produktiv gestalten zu können.

Erst psychisches Arbeiten, das immer auch eine explizite oder implizite Auseinandersetzung mit dem Ursprung und der eigenen Geschichte bedeutet, schafft innere Beweglichkeit, Umwandlung und größere Freiheit – während umgekehrt die Negation, Verdrängung oder Ausblendung von Geschichte und Gewordensein die Fesselung an den eigenen Ursprung verstärkt, so eine der zentralen Einsichten der Psychoanalyse. Die Adoleszenz stellt in diesem Sinne ein lebensgeschichtliches Paradigma der Auseinandersetzung mit Ursprung und Geschichte dar, in der die eingangs erwähnte, berühmte mythische Identitätsfrage »Wer bin ich?« eben immer auch die Frage nach dem eigenen Gewordensein und der Herkunft enthält, aber auch die Frage: »Was werde ich selbst sein und hervorbringen?«

In der Adoleszenz steht die Identitätsarbeit in besonderer Weise im Zentrum, auch wenn dieses psychische Arbeiten in späteren Lebensphasen erneut aufgegriffen oder fortgesetzt werden kann. In der Adoleszenz verdichten sich die Anforderungen des Abschieds aus der kindlichen Welt, die zugleich auf körperlicher Ebene, in der sexuellen Reife, eine leibliche Materialisierung und damit auch eine Qualität des Unausweichlichen erlangen. Adoleszenz stellt jedoch nicht nur eine Anforderung dar, sondern sie ist auch selbst Ressource und bringt im Prozess der Ablösung neue Möglichkeiten psychischen Arbeitens hervor, neue Formen der Beziehung zu Eltern und Herkunftsfamilie, zu Gleichaltrigen und außerfamilialen bedeutsamen Anderen. Zusammengefasst lassen sich folgende *Dimensionen der Ablösung*, verstanden als ein psychischer Prozess der Umgestaltung, festhalten:

- Entwicklungstheoretisch wird davon ausgegangen, dass Heranwachsende sich aufgrund veränderter körperlicher, psychischer, psychosexueller, kognitiver und sozialer Voraussetzungen mit der Welt der Kindheit, mit Familie, Schule und Gleichaltrigen auf neue Weise auseinandersetzen.
- Perspektiven auf das Selbst und auf Andere können sich durch die Fähigkeit zur Dezentrierung und Perspektivenübernahme (im Sinne von Piaget und Inhelder 1980; Selman 1980; Kohlberg 1986; Fonagy et al. 2002) verändern.
- Peers spielen eine zunehmend wichtige Rolle, während sich die Eltern-Kind-Beziehungen in Form und Praxis wandeln, jedoch weiter relevant sind und die Fähigkeit zur eigenständigen biografischen Gestaltung entscheidend mit prägen.

2.2 Psychische Anforderungen und Entwicklungsaufgaben im adoleszenten Generationenverhältnis

Entwicklungsprozesse in der Adoleszenz können psychodynamisch als *Dreischritt von Trennung, Umgestaltung und Neuschöpfung* beschrieben werden. Die psychische Arbeit, die dabei jeweils geleistet werden muss, liegt erstens in Abschied und Trauer, zweitens in der Fähigkeit, Bestehendes zu attackieren und die damit verbundenen Ängste und Schuldgefühle auszuhalten, und drittens schließlich darin, aus den vorhandenen Ressourcen Vergangenes und Gegenwärtiges zu einem neuen Lebensentwurf zu verknüpfen.

Psychodynamisch:
Trennung – Umgestaltung – Neuschöpfung

 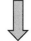

| Abschied und Trauer | Fähigkeit, Bestehendes zu attackieren, Schuld- und Angstgefühle auszuhalten | Vergangenes und Gegenwärtiges zu einem neuen Lebensentwurf verbinden |

„Anerkennungsvakuum"

Abb. 1: Entwicklungsprozesse der Adoleszenz

An diesem Dreischritt ist auch die Analogie zwischen adoleszenter Entwicklung und kreativen Prozessen erkennbar, von der oft gesprochen wird, wenn Adoleszenz als eine besonders schöpferische Phase erachtet wird. Trotz dieser Analogie gibt es eine bedeutende Differenz, insofern es sich bei der Entwicklung Adoleszenter – anders als bei kreativen Prozessen der Erwachsenen – auch in der äußeren Realität um einen intersubjektiven Prozess handelt: Denn, an der Adoleszenz sind eben zwei Generationen beteiligt. Adoleszente sind selbst noch im Werden begriffen, sie sind auch im Trennungs- und Verselbstständigungsprozess noch auf Erwachsene angewiesen, auch wenn sie selbst oft anders erscheinen wollen. Sie sind in ihrer Subjektwerdung störbar und verletzlich. Zugleich aber müssen sie, um selbstständig werden zu können, im psychodynamischen Sinne die Erwachsenen von ihren angestammten Plätzen drängen und diese innerlich attackieren. Darin liegt eine besondere Herausforderung für beide Teile des adoleszenten Generationenverhältnisses.

Sich zu trennen und dabei etwas Neues zu schaffen, impliziert immer auch, bewusst oder unbewusst, manifest oder latent, eine Attacke im Verhältnis zum

39

Bestehenden. Denn das Neue stellt, wie gesagt, Altes infrage und schiebt es in gewissem Sinne beiseite. Man könnte hier von einer unausweichlich aneignenden Aggressivität sprechen, da adoleszente Prozesse erst dort zum Abschluss kommen können, wo die Portalfiguren des Lebens, wie es Peter Weiss (1964) in seinem Roman »Abschied von den Eltern« genannt hat, von ihrem Platz geschoben werden. Man könnte auch sagen: Die elterlichen Vorrechte, wie sie sich aus der Sicht der Kinder darstellen, die erwachsene Zeugungskraft und Wirkmächtigkeit, müssen im Verlauf der Adoleszenz sich selbst angeeignet werden. Adoleszente Entwicklung ist daher immer eingespannt in die erwähnte, unausweichliche Ambivalenz zwischen den Generationen. Auf die Familie bezogen heißt dies: So sehr Eltern einerseits die Autonomisierungsprozesse und kreativen Potenzen der Kinder begrüßen mögen, so sind sie doch andererseits durch die adoleszente Individuation, die wachsende Autonomie und Kreativität der Kinder, immer auch auf schmerzliche Weise berührt. Schmerzlich sind eben nicht nur die Trennungen, schmerzlich ist auch, dass die Erwachsenen auf ihre eigene Begrenztheit, auf das Älterwerden, auf unerfüllte Wünsche, auf die teilweise Infragestellung ihrer eigenen Lebensentwürfe gestoßen werden. Das heißt auch: Indem Erwachsene adoleszente Entwicklungen zulassen oder gar fördern, befördern sie damit immer auch die Relativierung ihrer eigenen Weltsicht oder Lebensform. Aus dieser Sicht bekommt der Begriff der Ablösung in der Adoleszenz eine doppelsinnige Bedeutung: Ablösung *von* den Eltern oder der erwachsenen Generation läuft in verschiedener Hinsicht auch auf eine Ablösung *der* erwachsenen Generation hinaus.

Auch für die Adoleszenten selbst ist es schmerzlich, im Prozess der unausweichlichen inneren Attacke gegen die Eltern die Ängste, Schuldgefühle, Trauer und insbesondere die dadurch bedingten Einsamkeitsempfindungen zu ertragen und zu durchlaufen. Denn indem Adoleszente ihre eigene Welt erschaffen, müssen sie – zumindest phasenweise – auf die Zustimmung und Anerkennung der Eltern verzichten. Sie müssen ihren eigenen Weg finden – auch dann, wenn die Eltern-Kind-Beziehung vergleichsweise wenig belastet und überwiegend förderlich ist. Man könnte sagen: Adoleszente treten notwendigerweise – und gerade hier werden die *Gleichaltrigen* besonders wichtig – im Verhältnis zur Erwachsenengeneration in eine Art *Anerkennungsvakuum* ein. Wird dies vermieden, verbleiben sie latent oder manifest in Infantilität und Konvention, mitunter auch auf unmerkliche, unauffällig und »normal« erscheinende Weise (das heißt in psychodynamischer Betrachtung: in einer psychischen Position, die darauf ausgerichtet ist, es den Eltern recht zu machen und die adoleszente Attacke zu vermeiden, ohne die weder Individuation noch Kreativität möglich sind). Die adoleszenztypischen Steigerungen des Narzissmus, die phasenweise überschießenden Grandiositätsphantasien und die Überbesetzung des Selbst können dabei ebenso wie die Intensivierung von Peer-Beziehungen oder die narzisstische Spiegelung in Idolen oder teils idealisierten, teils entwerteten Erwachsenen helfen, dieses Anerkennungsvakuum durchzustehen und die Risiken der Individuation einzugehen. Wo diese Risiken konstruktiv ausbalanciert werden können, ist am Ende der Adoleszenz Neues, in diesem Sinne, ein erwachsenes Selbst, hervorgebracht worden (King 2011a). Wenn es nicht gelingt, wenn das Anerkennungsvakuum gleichsam vermieden wird, können regressive Lösungen dominant bleiben, in denen die Anforderungen an Individuation unterlaufen werden, wie es etwa Bemporad (1978) i. B. für die adoleszente Depression beschrieben hat: Der »depressive Heranwachsende ist ständig von dem Wunsch beseelt, der Idealvorstellung gerecht zu werden, die seine Eltern von ihm hegen – nur um schließlich festzustellen, dass er dazu entweder nicht imstande ist oder aber, dass seine entsprechenden Bemühungen bedeuten würden, dass er niemals zur Individuation gelangt« (Bemporad 1978, S. 273, vgl. auch King 2006a).

Mit diesen Überlegungen stellt sich die nächste Frage: *Wodurch wird die adoleszente Individuation im Verhältnis zu Erwachsenen ermöglicht?* Welche Bedingungen müssen Erwachsene auf psychosozialer Ebene bereitstellen? Für diese Bedingungen bietet sich in Anknüpfung, aber auch Erweiterung eines Konzepts aus Eriksons Schema des Lebenslaufs der Begriff der *Generativität* an. Mit Generativität ist dabei nicht Fortpflanzungsfähigkeit im konkreten Sinne gemeint. Eher kann man von Elternschaft im psychischen und psychosozialen Sinne sprechen, wenn etwa die Verantwortung und Sorge für etwas zu Hervorbringendes und zu Förderndes übernommen wird. Bezogen auf die Adoleszenz bezeichnet Generativität die für das Gelingen adoleszenter Entwicklungen notwendigen elterlichen Haltungen und bereitgestellten Rahmenbedingungen. Generativität bezeichnet den Beitrag der Eltern oder anderer bedeutsamer Bezugspersonen zur Möglichkeit der Individuation, die in einem gleichermaßen Fürsorge bereitenden wie zurückhaltenden Begleiten des Adoleszenten zum Ausdruck kommen kann.

An diesem Punkt können die eingangs erwähnten gesellschaftlichen Veränderungen der Adoleszenz heuristisch veranschaulicht werden, indem, bezogen auf die Generationenverhältnisse, Vor- und Frühmoderne mit modernisierten Gesellschaften verglichen werden. Schematisch vereinfacht hieße das:

In *vor- und frühmodernen Gesellschaften* werden Übergänge, Verluste und Trennungen durch Rituale und fest gefügte soziale Konventionen teils erzwungen, teils erleichtert. Dies wird insbesondere deutlich an Initiationsritualen vormoderner Gesellschaften, die auch für die je Erwachsenen die Übergänge und die Verarbeitung von Ambivalenzen erleichtern, indem zum Beispiel aggressive Impulse, Verlustgefühle, Neid- und Rivalität gegenüber den herangewachsenen Initianden in Ritualen »untergebracht« werden können.

In der *Moderne* entstehen größere Spielräume, zugleich obliegen die notwendigen Verzichtsleistungen und Trennungsbewältigungen zunehmend der individuellen psychosozialen Kompetenz. Moderne und spätmoderne Gesellschaften verlangen der erwachsenen Generation virtuell andere psychische Leistungen ab. Generative Haltungen bedeuten, den Adoleszenten zum einen genügend Freiraum zu lassen, zum anderen aber, den adoleszenten Kindern auch zur »Verwendung« im Sinne Winnicotts zur Verfügung zu stehen und einen sicheren Hafen und Anker zu bieten, der den Gang hinaus in die Welt ermöglicht. Es bedeutet schließlich auch, den Entwicklungsraum nicht für sich selbst zu okkupieren oder die Adoleszenz für sich benutzen zu wollen, wie noch genauer zu erörtern ist.

2.3 Generativität der Adoleszenten

Traditionale/frühmoderne Gesellschaften:
• Generationsverhältnisse, Übergänge sind ritualisiert, Außensteuerung von Zeitgestaltungen, Verzichts- und Trennungsleistungen • Größere Starrheit von Machtbeziehungen und geringere Potenziale der Individuation

Moderne Gesellschaften:
• Generationale Verhältnisse und Abfolgen sind offener, größere Spielräume für Individuation • Stärker individualisierte Integrationsanforderungen an Erwachsene und Heranwachsende • Potenziale der Überforderung

Spätmoderne Gesellschaften:
• Vervielfältigung von Optionen, gesteigerte Beschleunigung und Gegenwartszentrierung • Jugendlichkeit, Mobilität, Flexibilität als Normen auch für Erwachsene • Zunahme adoleszenter Aufbrüche in der jeweiligen Elterngeneration oder das „Okkupierens" der adoleszenten Möglichkeitsräume

Abb. 2: Dialektik von Generativität und Individuation

Die Betrachtung des Generationenverhältnisses der Adoleszenz kann zunächst vervollständigt werden, indem wiederum die Adoleszenten selbst in den Blick kommen: Dabei zeigt sich, dass das Erlangen der Fähigkeit zur Generativität auch das »Ende« des adoleszenten Prozesses markiert. Adoleszente werden schrittweise generativ, indem sie nachhaltig neue Bedeutungen und Praktiken hervorbringen. Und sie werden generativ, indem sie Verantwortung – also psychisch und psychosozial eine Elternposition im Verhältnis zu etwas (und zu anderen) übernehmen. Generativität kann sich auf die unterschiedlichsten Bereiche und Aktivitäten beziehen (d. h. *auch* auf den Bereich der Elternschaft im üblichen Sinne) – und sie muss wiederum im generationellen Wechsel in mancher Hinsicht immer auch der erwachsenen Generation abgerungen werden. Junge Männer und Frauen entwickeln im Lauf der Adoleszenz eigene Wirkmächtigkeit und Zeugungskraft im übertragenen Sinne und nehmen damit psychisch oder psychosozial zunehmend auch jene Positionen ein, die eben die Portalfiguren der Kindheit einst für sie als Kinder innehatten.

Zusammengefasst bedeutet dies: Individuation und Generativität der Adoleszenten werden in dem Maße ermöglicht, wie die Erwachsenen zumindest nicht verhindernd oder destruktiv in adoleszente Prozesse eingreifen – wie es vielleicht unmerklich und ohne dies zu beabsichtigen geschehen kann.

2.4 Welche Potenziale der Verhinderung in adoleszenten Generationenverhältnissen finden sich? Wodurch sind sie begründet?

Wie aus der (intergenerational ausgerichteten Adoleszenz-)Forschung bekannt und auch aus der klinischen Erfahrung geläufig ist, kann es verschiedene Hintergründe für Konstellationen der Verhinderung geben. Verdrängte Trennungs- und Verlustängste, Neid und Rivalität, die Abwehr der eigenen Begrenztheit und Endlichkeit können aufseiten der Erwachsenen die Umgestaltungen der Adoleszenten hemmen. Zudem gibt es typische gesellschaftliche Bedingungen, die bestimmte Konstellationen begünstigen. Soziale Konstellationen, die unter bestimmten Umständen elterliche Trennungsschwierigkeiten mit hervorbringen können, sind zum Beispiel beobachtbar in der Folge von Migration: Migration geht stets mit Trennungen einher, die – auch in Abhängigkeit von gesellschaftlichen Bedingungen im Ankunftsland, von der Art des Aufgenommen- und Begrüßtwerdens – unterschiedlich bewältigt werden. Adoleszenz im Kontext von Migration stellt strukturell eine »verdoppelte« Transformationsanforderung dar, da auch adoleszente Entwicklungen Trennungs- und Umgestaltungsprozesse sind. Und für die Eltern, die ihre eigene Trennungsgeschichte (im Kontext der Migration) nur mit Mühe verarbeitet haben, kann der Aufbruch der Kinder in der Adoleszenz potenziell überfordernd, verstörend oder gar retraumatisierend wirken. Entsprechend kann in Migrantenfamilien, die in hohem Maße mit Ausgrenzung konfrontiert sind oder stigmatisiert werden, Trennung umso schwerer fallen (vgl. King 2006, 2011).

Unabhängig von Migration können beispielsweise auch sich gesellschaftlich verändernde Geschlechterverhältnisse eine Rolle spielen bei den elterlichen Potenzialen der Verarbeitung von Adoleszenz. Wenn Töchter und Söhne aufbrechen und mehr Spielräume für eine autonome Lebensgestaltung einfordern, so kann dies etwa dazu führen, dass bis dahin verhüllte Konflikte zwischen den Eltern als Mann und Frau aktualisiert werden. Es kann sich zeigen, dass zwischen Vater und Mutter die Spielräume ungleich verteilt waren. Die Eltern können von den durch die Adoleszenz der Kinder ausgelösten Erschütterungen ihrer eigenen Lebensthemen absorbiert sein. Es kann dazu führen, dass der Raum der Adoleszenz von den Eltern gleichsam besetzt wird – beispielsweise durch eigene forcierte Aufbrüche und Trennungen oder durch heftige Konflikte in den Paarbeziehungen. Die Adoleszenz der eigenen Kinder kann mit solcher Macht uneingelöste Lebensthemen und Autonomisierungswünsche aktualisieren, dass die Eltern der Individuation ihrer Kinder gleichsam zuvorkommen. Sie enteignen damit die Kinder ihres Entwicklungsspielraums und entziehen ihnen die Basis für den adoleszenten Aufbruch. Eine solche Konstellation stellt zum Beispiel ein Leitmotiv in dem international breit rezipierten Roman »Das Blütenstaubzimmer« von Zoe Jenny (1997) dar. In diesem Werk ist das »Empty-Nest«-Syndrom, wie die Trauer oder Depression der Eltern nach dem Auszug der groß gewordenen Kinder genannt wurden, auf den Kopf gestellt: Man könnte sagen, in diesem Roman sucht die Tochter auch als Adoleszente immer weiter nach dem Nest, während die getrennten Eltern stets im Aufbruch sind. Das Nest ist schon leer, bevor die Tochter gehen kann. Noch bevor die Adoleszenten das Nest verlassen können, sind ihnen die Eltern schon vorausgeeilt. In solchen Metaphern verdichtet sich eine Tendenz zur Verschiebung oder Verhüllung generationaler Differenz, wie sie in gegenwärtigen gesellschaftlichen Veränderungen häufiger beobachtbar sind.

2.5 Spätmoderne Verschleierungen von Generationsdifferenzen

Die Adoleszenz der Kinder stellt, so wurde herausgearbeitet, auch für die Eltern eine Entwicklungsaufgabe dar. Die unhintergehbare Endlichkeit der Macht und Wirkmächtigkeit jeder Generation schafft strukturelle Ambivalenzen im Verhältnis zur Nachfolgegeneration. Unter den gegenwärtigen kulturellen Bedingungen entstehen für die Möglichkeiten der Bewältigung oder, wie hinzuzufügen ist, für die *Abwehr* dieser Ambivalenzen und für den Umgang mit der Generationenspannung neue Voraussetzungen (King 2011b). So führen in den zeitgenössischen gesellschaftlichen Wandlungen der »späten Moderne«, die als »Beschleunigung« und »Flexibilisierung« beschrieben wurden, zunehmende Anforderungen an Flexibilität, Mobilität und Innovationsbereitschaft der Erwachsenen auch dazu, dass sich der Kampf um die Zeit und um Spielräume verschärft. Ständig neu justieren zu müssen, »wer man war, ist und sein wird«, um nicht die »Optionen für die Zukunft zu verlieren« (Rosa 2005, S. 371), erzeugt zwangsläufig eine Tendenz vieler Erwachsener, sich am Leitbild der Jugendlichkeit zu orientieren. Entsprechend neigen die zu Flexibilität und Zeitgewinn innerlich und äußerlich getriebenen Erwachsenen dazu, ihren eigenen

Aufbruch auf Dauer zu stellen. Und wer sich selbst als fortwährend juvenil erachtet oder sein zu müssen glaubt, wird dazu neigen, den Platz der Jugendlichen implizit selbst zu beanspruchen.

Generativität seitens der Erwachsenengeneration:

- Wirkmächtigkeit, Produktivität und verantwortungsvolle Sorge für nachwachsende Generation: soziale Gewährleistung, dass adoleszente Individuation im Rahmen eines Moratoriums befördert und nicht gestört wird

⇨ Vorraussetzung für adoleszente Individuation

Individuation der Adoleszenten:

- Ablösung *von* den Eltern,
- Eintritt in ein „Anerkennungsvakuum"

⇨ Vorraussetzung für eigene Generativität

Generativität der Adoleszenten:

- Ablösung *der* Eltern(generation)

⇨ Wirkmächtigkeit und Produktivität, Fähigkeit zur Sorge für Andere

---

Abb. 3: Adoleszente Generationsbeziehungen im kulturellen Wandel

Gerade im Verhältnis zwischen den juvenilen Erwachsenen und den lebensphasentypisch Adoleszenten verändern sich dann die Bedingungen des Heranwachsens. Gesellschaftlich bedrängende Anforderungen an die Flexibilität können somit eine Tendenz verstärken, dass Erwachsene mit Adoleszenten um Zeit- und Spielräume der Entwicklung rivalisieren. Dem »Jetzt bin ich dran« des aufbrechenden Adoleszenten kann dabei ein »Aber zuvor bin ich dran« entgegengehalten werden. Die intergenerationelle Ambivalenz wird durch permanente Innovationen innerhalb einer Generation gesteigert, wenn die Konfrontation und Konkurrenz mit den je Jüngeren begleitet ist vom fortwährenden Ringen um Anpassung an kulturelle oder soziale Neuerungen. Der sich beschleunigende Wandel schafft insofern zusätzliche Anforderungen: Permanente soziale Wandlungen und adoleszente Generationenspannung überlagern sich. Wenn alle sich ständig im Aufbruch befinden, wird es mit einer gewissen Zwangsläufigkeit schwieriger, Generationsdifferenzen anzuerkennen. In dem Maße, wie die Lebensentwürfe der erwachsenen Generationen durch den rotierenden Wandel permanent neu angepasst und wieder aufgelöst werden, droht

45

die erwachsene Generation auch als Gegenüber, als generational Anderer ungreifbar zu werden. Solche Konstellationen sollten jedoch nicht vereinfachend als Folgen individueller Pathologien missverstanden oder auf solche reduziert, sondern als kulturelle, kollektive Bewältigungs- oder Abwehrmuster begriffen werden.

Eine generativ-großzügige Haltung würde konstitutiv auch auf einem Verzicht beruhen, wie er mit der Anerkennung von Differenz immer verbunden ist: nicht alles und nicht für immer sein zu können. Solche Verzichts- und Integrationsleistungen stehen jedoch in einer widersprüchlichen Spannung zu den gesellschaftlichen Idealen fortwährender zwangsinnovativer Flexibilität. Konform ist daher eher die Verschleierung eigener Grenzen – wodurch sich die Adoleszenz als ein abgegrenzter Spielraum im permanenten Aufbruch aller zu verflüchtigen droht. Damit könnten zugleich der Abschluss der Adoleszenz und das Durchstehen der doppelten Ablösungsbedeutung von Individuation erschwert werden: Ablösung *von* und Ablösung *der* Eltern. Beides könnte im Horizont sich scheinbar selbst auflösender Generationendifferenzen zwischen juvenilen Erwachsenen und herangewachsenen Jugendlichen zerfließen. Tendenzen zur »Okkupation« der adoleszenten Möglichkeitsräume durch die Erwachsenen oder kulturelle begünstigte Formen der »Verschleierung« von Generationsdifferenzen stellen insofern ein kulturell erzeugtes Risikopotenzial adoleszenter Entwicklung dar. Welche neuen Formen von Generationsbeziehungen und verschiedenen Bedingungen der Adoleszenz sich im Zuge gegenwärtiger kultureller Wandlungen herausbilden, ist jedoch im Detail noch genauer empirisch zu untersuchen.

Literatur

Bemporad J (1978) Psychodynamische Aspekte von Depression und Suizid bei Kindern und Heranwachsenden. In: Arieti S, Bemporad J (Hrsg.) Depression. Krankheitsbild, Entstehung, Dynamik und psychotherapeutische Behandlung. Stuttgart: Klett-Cotta. S. 254–285.

Blos P (1962) Adoleszenz. Stuttgart: Klett-Cotta.

Bohleber W (2009) Das Problem der Identität in der Spätmoderne. Psychoanalytische Perspektiven. In: King V, Gerisch B (Hrsg.) Zeitgewinn und Selbstverlust. Folgen und Grenzen der Beschleunigung. Frankfurt am Main: Campus. S. 202–222.

Erdheim M (1982) Die gesellschaftliche Produktion von Unbewusstheit. Frankfurt am Main: Suhrkamp.

Erikson E (1998) Jugend und Krise. Die Psychodynamik im sozialen Wandel. Stuttgart: Klett-Cotta.

Flaake K, King V (Hrsg.) (1992) Weibliche Adoleszenz. Frankfurt am Main: Campus.

Fonagy P, Gergely G, Jurist EL, Target M (2002) Affektregulierung, Mentalisierung und die Entwicklung des Selbst. Stuttgart: Klett-Cotta.

Goffman E (1967) Stigma. Über die Techniken der Bewältigung beschädigter Identität. Frankfurt am Main: Suhrkamp.

Jenny Z (1997) Das Blütenstaubzimmer. Frankfurt am Main: Frankfurter Verlagsanstalt.
Joas H (1994) Kreativität und Autonomie. Die soziologische Identitätskonzeption und ihre postmoderne Herausforderung. In: Görg C (Hrsg.) Gesellschaft im Übergang. Darmstadt: WBG. S. 109–119.
Keupp H, Ahbe T, Gmür W, Höfer R (1999) Identitätskonstruktionen. Das Patchwork der Identitäten in der Spätmoderne. Reinbek: Rowohlt.
King V (2004) Die Entstehung des Neuen in der Adoleszenz. Individuation, Generativität und Geschlecht in modernisierten Gesellschaften. Wiesbaden: VS Verlag für Sozialwissenschaften.
King V (2006a) Depression und Adoleszenz – intergenerationale Dynamiken. Kinderanalyse. Zeitschrift für die Anwendung der Psychoanalyse in Psychotherapie und Psychiatrie des Kindes- und Jugendalters 3: 213–242.
King V (2006b) Weibliche Adoleszenz und Migration – Bildungs- und Entwicklungsprozesse junger Frauen in Migrantenfamilien. In: Nicklas H, Müller B, Kordes H (Hrsg.) Interkulturell denken und handeln. Frankfurt am Main: Campus. S. 141–154.
King V (2010) Adoleszenz und Ablösung im Generationenverhältnis. Theoretische Perspektiven und zeitdiagnostische Anmerkungen. Diskurs Kindheits- und Jugendforschung 1:9–20.
King V (2011a) Kultur, Familie und Adoleszenz – generationale und individuelle Wandlungen. In: Uhlhaas PJ, Konrad K (Hrsg.) Das adoleszente Gehirn. Max-Planck-Institut für Hirnforschung. Stuttgart: Kohlhammer. S. 76–88.
King V (2011b) Beschleunigte Lebensführung – ewiger Aufbruch. Neue Muster der Verarbeitung und Abwehr von Vergänglichkeit. Erscheint in: Psyche. Z Psychoanal 65: 1061–1088.
King V, Gerisch B (Hrsg.) (2009) Zeitgewinn und Selbstverlust. Folgen und Grenzen der Beschleunigung. Frankfurt am Main: Campus.
Kohlberg L (1986) Das moralische Urteil: Der kognitionszentrierte entwicklungspsychologische Ansatz. In: Kohlberg L, Colby A, Bertram H (Hrsg.) Gesellschaftlicher Zwang und moralische Autonomie. Frankfurt am M.: Suhrkamp S. 130–162.
Krappmann L (2005) Soziologische Dimensionen der Identität. Stuttgart: Klett-Cotta.
Piaget J, Inhelder B (1980) Von der Logik des Kindes zur Logik des Heranwachsenden. Stuttgart: Klett-Cotta.
Rosa H (2005) Beschleunigung. Die Veränderung der Zeitstrukturen in der Moderne. Frankfurt am Main: Suhrkamp.
Seiffge-Krenke I (2004) Adoleszenzentwicklung und Bindung. In: Streeck-Fischer A (Hrsg.) Adoleszenz – Bindung – Destruktivität. Stuttgart: Klett-Cotta. S. 156–175.
Selman RL (1980) The growth of interpersonal understanding: Developmental and clinical analyses. New York: Academic Press.
Sennett R (1998) Der flexible Mensch. Die Kultur des neuen Kapitalismus. München: Siedler.
Straub J, Renn J (2002) Transitorische Identität. Der Prozesscharakter des modernen Selbst. Frankfurt am Main: Campus.
Uhlhaas PJ, Konrad K. (2011a) Das adoleszente Gehirn: eine Perspektive. In: dies. (Hrsg.) Das adoleszente Gehirn. Stuttgart: Kohlhammer. S. 261–264.
Uhlhaas PJ, Konrad K (Hrsg.) (2011b) Das adoleszente Gehirn. Stuttgart: Kohlhammer.
Weiss P (1964) Abschied von den Eltern. Frankfurt am Main: Suhrkamp.
Winnicott DW (1971) Vom Spiel zur Kreativität. Stuttgart: Klett-Cotta.

Störungen und ihre Behandlung

3 Der kleine Prinz – Suizidalität bei Adoleszenten

Gerhard Dammann

Suizidalität und Suizid bei Jugendlichen und jungen Erwachsenen zählen zu den belastendsten Erfahrungen, die Familien und Angehörige, aber auch Therapeuten machen können. In einer Lebensphase, die von Aufbruch, Lebensfreude und Vitalität geprägt sein sollte, erscheint eine Gruppe von Adoleszenten, belastet mit schwerwiegenden Suizidgedanken.

In der folgenden Arbeit soll aus klinischer Perspektive diesem Phänomen nachgegangen und gezeigt werden, dass es wichtige Zusammenhänge zwischen den Entwicklungsaufgaben und krisenhaften Aspekten der Adoleszenz und der Suizidalität gibt. Es wird einem psychodynamischen Ansatz gefolgt, obwohl es auch (wenige) kognitiv-verhaltenstherapeutische Zugänge zum Phänomen der Suizidalität bei Jugendlichen gibt (Wunderlich 2004).

3.1 Definitionen, Epidemiologie und Grundlagen

Zunächst einmal ist bei dem Phänomen der Suizidalität terminologisch zwischen verschiedenen Formen zu differenzieren:

- Akute krisenhafte Suizidalität (etwa nach der Trennung vom Freund)
- Suizidale Kommunikation
- Suizidalität bei Major Depression
- Parasuizidalität (Selbstverletzendes Verhalten, SVV)
- Chronische Suizidalität und schwerer Narzissmus
- Selbstzerstörung durch impulsives oder »süchtiges« Verhalten

Insbesondere die Parasuizidalität (d. h. keine Intention, sich klar das Leben nehmen zu wollen, aber potenziell lebensbedrohliche oder stark selbstgefährdende Verhaltensweisen) muss bei Jugendlichen als Vorform der Suizidalität beachtet werden. Parasuizide in der Vorgeschichte stellen einen verlässlichen Prädiktor für das erneute Auftreten von Suizidalität dar. Beim Vergleich verschiedener psychologischer »Autopsie-Studien« fanden Marttunen und Mitarbeiter (1993) bei Suiziden Jugendlicher in über 30 % der Fälle Parasuizide während eines früheren Lebensabschnittes. In einer großen Allgemeinbevölkerungsstudie identifizierten Andrews et al. (1992) bei Jugendlichen, die einen Parasuizid verübt hatten, 41 % Wiederholer. Shaffer und Piacentini (1994) gaben in einer Meta-analyse das Wiederholungsrisiko nach Parasuizid mit bis zu 50% an. Die »WHO-Multicenter-Study on Parasuicide« (Schmidtke et al. 1996) ermittelte ebenfalls einen 50 %-Anteil von Wiederholern nach Parasuizid, wobei es in 20 % der Fälle innerhalb eines halben Jahres zu erneuten Parasuiziden kam.

Die hohe Tendenz zur Wiederholung von Parasuiziden im Jugendalter stellt auch für die stationäre Behandlung eine wesentliche Gefährdung dar. 552 Jugendliche, die nach Parasuizid stationär behandelt wurden, zeigten in einer französischen Follow-up-Studie (Laurent et al. 1998) ein zur Kontrollgruppe siebenfach erhöhtes Risiko, an einem Suizid zu versterben. Pfeffer und Mitarbeiter (1991) ermittelten in einem ähnlichen Studiendesign bei stationär-psychiatrischen Kindern (Altersdurchschnitt 10,5 Jahre) nach Parasuizid einen Wiederholer-Anteil von 30 % innerhalb eines Beobachtungszeitraums von 6 bis 8 Jahren, wobei in 50 % dieser Fälle multiple Parasuizide vorkamen. Todesfälle wurden nicht beobachtet.

3.1.1 Klassifikation der Parasuizidalität

Wie bei der Suizidalität, so muss auch innerhalb der Parasuizidalität zwischen mehreren Formen differenziert werden:

- Simulation
- Neigung zu Unfällen als Vorstufe (unbewusst selbstverletzendes Verhalten)
- Indirekte Selbstverletzung (Sucht, Essstörungen)
- Schwerere Manipulationen am Gesicht als Zwischenstufe
- Offene Selbstverletzung: Leichte Formen und schwere Formen)
- Heimliche Selbstverletzungen: Artifizielle Störung; Münchhausen-by-proxy-Syndrom

Jugendliche mit selbstverletzendem Verhalten weisen oft ein katastrophales Selbstbild auf (»minderwertig«, »verrückt«), sie haben schwerwiegende Probleme in Beziehung zu sich und zu anderen, leiden unter Scham und mangelndem Selbstvertrauen. Nicht selten sind Traumatisierungen in der Vorgeschichte (Shafii et al. 1985).

3.1.2 Grundlagen: Adoleszenz als vulnerable Phase der Neuorganisation

Die Phase der Adoleszenz und des frühen Erwachsenenalters zeichnet sich durch eine im Vergleich mit (den meisten) anderen Altersstufen besonders erhöhte Vulnerabilität für die Entwicklung psychischer Probleme und Störungen aus. Die Ursachen liegen dabei sowohl in

- biologischen (z. B. Pubertät),
- neurobiologischen (etwa Labilisierung durch Veränderungen in der Neuroplastizität und Abschluss der Hirnreifung bis ca. 23. Lebensjahr),
- sozial- und entwicklungspsychologischen (z. B. schulische oder berufliche Anforderungen) sowie
- psychodynamischen (Identität, Konflikte etc.) Faktoren begründet.

Neurobiologische und psychodynamische Faktoren können dabei interagieren, wie heute bekannt ist (Stortelder und Ploegmakers-Burg 2010).

3.1.3 Epidemiologie, Geschlechtsunterschiede und transkulturelle Faktoren

Für Jugendliche und junge Erwachsene ist in vielen Industrienationen nach dem Unfalltod der Suizid die zweithäufigste Todesursache (Schmidtke et al. 1996; Mehlum et al. 1998). Die Parasuizidrate wird in der Allgemeinbevölkerung für Jugendliche in verschiedenen Studien zwischen 2 und 8 % angegeben. Bis zu 30 % der Probanden berichteten, schon einmal ernsthaft Suizidgedanken gehabt zu haben (Garrison et al. 1993; Andrews et al. 1992; Bronisch und Wunderlich 1998). In psychologischen »Autopsie-Studien« nach vollendetem Suizid im Jugendalter wird die Häufigkeit begleitender psychiatrischer Störungen zwischen 79 und 98 % angegeben (Brent et al. 1993; Marttunen et al. 1991). Im diagnostischen Spektrum spielen dabei affektive Störungen eine herausragende Rolle (Shaffer et al. 1996). Eine wesentliche Bedeutung stellt die Komorbidität dar: Marttunen und Mitarbeiter (1991) fanden bei über der Hälfte von 53 untersuchten Suizidopfern mehr als eine psychiatrische Diagnose. Seit den 1960er Jahren stieg in den USA die Suizidrate bei Kindern und Jugendlichen in alarmierender Weise an (Brent et al. 1995). Eine Entwicklung, die auch für einige europäische Länder nachvollzogen werden konnte (Diekstra und Garnefski 1995) und vor allem Jungen zwischen 15 und 19 Jahren betrifft (McClure 2001).

Suizide bei Kindern unter zehn Jahren sind äußerst selten, kommen jedoch ebenfalls vor. Das statistische Bundesamt registrierte in der BRD im Zeitraum von 1990 bis 1997 in dieser Altersgruppe ca. drei bis vier Suizide bei Kindern unter zehn Jahren pro Jahr. In der Gruppe der 10- bis 14-jährigen verstarben im Jahr 2000 33 Kinder durch Suizid (25 männliche, 8 weibliche). In der Altersgruppe 15 bis 19 Jahre verstarben im selben Jahr bereits 272 Jugendliche durch Suizid (206 männliche, 66 weibliche).

Transkulturelle Aspekte in der Epidemiologie sind ebenfalls wichtig und nicht einfach zu erklären. So ist die Suizidrate in Russland bei den fünf- bis 14-jährigen Jungen (3,6 pro 100 000) fast 40-mal so hoch wie in Spanien oder Großbritannien. Aber auch bei den 15- bis 24-jährigen jungen Männern und Frauen kann der Faktor noch um das Vierfache variieren (niedrige Werte finden sich in Italien oder den Niederlanden, hohe z. B. in Russland oder Neuseeland).

Das Thema der Geschlechtsunterschiede (mehr Suizidversuche bei Frauen, mehr vollendete Suizide bei Männern) zeigt sich auch in der Adoleszenz (deutlich mehr Suizide bei Jungen, deutlich mehr parasuizidale Handlungen bei Mädchen) und kann hier nicht näher vertieft werden. Teilweise werden psychodynamische Erklärungen dafür verantwortlich gemacht, etwa, dass die höhere Rate von selbstverletzendem Verhalten mit einer (in der Adoleszenz) prekäreren Identitätskonsolidierung zu tun haben könnte (Gerisch 2003).

3.2 Ursachen und Risikofaktoren

An dieser Stelle sollen einige Ursachen dargestellt werden, die im Zusammenhang mit der Suizidalität von Jugendlichen als spezifisch angesehen werden.

3.2.1 Risikofaktoren

Vorhergegangener Suizidversuch ist als besonderer Risikofaktor zu werten. Nach einem Suizidversuch kommt es in 50 % aller Fälle (Langzeitkatamnese) später zu einem erneuten Versuch. 3 % der weiblichen und 10 % der männlichen Jugendlichen mit einem Suizidversuch in der Anamnese werden sich später suizidieren (Eggers und Esch 1988).

Auch psychiatrische Diagnosen sind – wie in anderen Altersgruppen – als schwerwiegende Risikofaktoren für Suizide bei Adoleszenten zu betrachten:

- Akute Belastungsreaktion/Anpassungsstörung, Persönlichkeitsstörungen.
- Affektive Störungen und emotionale Störung des Kindesalters (Paggen 2003).
- Optische Halluzinationen (Livingston und Bracha 1992) (gesehen werden interessanterweise öfters verstorbene Bezugspersonen!).
- Psychosomatische Störungen fanden sich in einer Untersuchung (Paggen 2003) bei der Gruppe der suizidalen Jugendlichen häufiger, was die etwas in Vergessenheit geratene Bedeutung vegetativer Beschwerden als Frühwarnzeichen für Suizidalität auch bei Jugendlichen unterstreicht.
- Suizidalität und Depression sind nicht immer deckungsgleich; es gibt genetische Studien, die zeigen, dass Suizidalität und Depression nicht assoziiert sind (Lesch et al. 1995).
- Unter den psychiatrischen Störungen kommt bei Jugendlichen (wie auch bei Erwachsenen) dem Missbrauch psychotroper Substanzen im Hinblick auf das Suizidalitätsrisiko eine entscheidende Bedeutung zu (Paggen 2003); in den USA liegt die Rate der jugendlichen Suizide mit Alkohol-, Medikamen-

ten- oder Drogenmissbrauch zwischen 30 und 65 % (Brent 1995). Bei Jugendlichen, die bereits einen Parasuizid verübt haben, scheint Substanzmissbrauch das Risiko, an einem Suizid zu versterben, signifikant zu erhöhen (Kotila 1992).

Weitere Risikofaktoren und typische Charakteristika sind (teilweise nach Graham 1991):

- Gehäufte psychiatrische Anamnesen in der Herkunftsfamilie (vorrangig depressive Störungen und Persönlichkeitsstörungen; du Bois 2006)
- Verlust eines Elternteils (Identifikation; Wunsch nach Wiedervereinigung; Zilboorg 1936)
- Inkonsistentes Erziehungsverhalten (Wechsel von permissiver und restriktiver Haltung)
- Soziale Isolation der Kinder und Jugendlichen (innerhalb der Familie und der Peergroup)
- Chronisch körperliche Erkrankungen
- Teenanger-Schwangerschaften

Die Bedeutung spezifischer psychosozialer Belastungsfaktoren ist dagegen unklarer. Marttunen und Mitarbeiter (1993) verglichen verschiedene Studien zum Suizid Jugendlicher auf Basis der psychologischen Autopsie: Bei einem Großteil der Opfer waren schwere psychosoziale Probleme festzustellen, eine Identifikation einzelner psychosozialer Risikofaktoren gelang jedoch nicht. Gould et al. (1998) fanden zwar einen Zusammenhang zwischen jugendlichem Suizid und Trennung bzw. Scheidung in der Ursprungsfamilie, bei zusätzlicher Betrachtung der elterlichen Psychopathologie verloren diese Aussagen jedoch an Gewicht.

3.2.2 Merkmale suizidaler Jugendlicher

Es finden sich bei suizidalen Jugendlichen (modifiziert nach Eggers und Esch 1988) folgende Merkmale:

1. Verunsicherbarkeit des Selbstwerterlebens (Scham)
2. Strenges und rigides Über-Ich (pathol. Über-Ich-Organisation) (Schuld)
3. Hohes Ich-Ideal (Versagensängste)
4. Ambivalente und unsichere interpersonelle Beziehungen
5. Schwierigkeiten im Umgang mit Aggressionen (Aggressionsdurchbrüche und gehemmte Aggressivität)
6. Tendenz zur Aggressionsumkehr (Wendung gegen das eigene Ich)
7. Angst vor totaler Verlassenheit und Hilflosigkeit
8. Realitätsverleugnungen
9. Pathologische Idealisierungen (etwa der eigenen Person)
10. Todesfantasien (Harmonie, Ruhe und Geborgenheit)

Interessanterweise finden sich bei suizidalen Jugendlichen sowohl gehäuft impulsiv-dramatische (B-Cluster) aber auch vermeidend-dependente Persönlichkeitsstörungen (Brent et al. 1994). Bezogen auf die Abwehrmechanismen finden sich bei suizidalen Kindern und Jugendlichen insbesondere Introjektionen und Spaltungsmechanismen, während Kompensationen, Verschiebungen und Projektionen sich hauptsächlich bei aggressiv-tätlichen Jugendlichen finden (Apter et al. 1997).

3.2.3 Elterliche Psychopathologie

Psychiatrische Erkrankungen der Eltern scheinen mit einer erhöhten Suizidalität der Kinder einherzugehen. Garber et al. (1998) fanden bei Kindern depressiver Mütter einen erhöhten »Suizidalitätsindex«.

Brent et al. (1992) identifizierten einen Zusammenhang von jugendlichem Suizid und Major Depression, bipolarer Störung, Persönlichkeitsstörung und Substanzmissbrauch in der Familienanamnese.

Substanzmissbrauch der Eltern war in einer Langzeitstudie an suizidalen Jugendlichen ebenso wie ein Suizidversuch in der Biografie der Mutter im Vergleich zur Kontrollgruppe positiv mit Suizidalität assoziiert (Pfeffer et al. 1998).

3.2.4 Suizidfantasien

Suizidfantasien bei Jugendlichen sind außerordentlich häufig. In einer Studie bei 15- bis 20-jährigen Jugendlichen gaben 38 % (!) an, schon einmal mehr oder weniger ernsthaft daran gedacht hatten, ihrem Leben ein Ende zu setzen (42 % Mädchen; 30 % Jungen). 6 % der befragten Jugendlichen hatten schon einmal Vorbereitungen getroffen (8 % Mädchen, 3 % der Jungen) und ca. 2–4 % aller Jugendlichen (besonders Mädchen) unternehmen einen Suizidversuch (Faust und Wolf 1983; Du Bois 2006).

In einer großen prospektiven Studie konnte auch gezeigt werden, dass Suizidgedanken in der Adoleszenz als »a marker of severe distress and a predictor of compromised functioning, indicating the need for early identification and continued intervention« (Reinherz et al. 2006) betrachtet werden sollten.

3.2.5 Entwicklungsbedingt andere kognitive Vorstellung vom Tode?

Könnte es sein, dass Jugendliche stärker als Kinder (was diese schützt) die existenzielle Dimension des Todes zwar bereits erfassen können (Frage nach dem Sinn; selbstreflexive Distanzierung von sich selbst), aber gleichzeitig, im Unterschied zu den Erwachsenen, die Realitätsmächtigkeit und Endgültigkeit des Todes weiter unterschätzen und sich magisch-illusionäre Vorstellung von ihm und seiner Reversibilität machen? Diese kognitiv-entwicklungspsychologische Hypothese wurde 1990 von Habermas und Rosemeier entwickelt.

3.2.6 Existenzialismus in der Adoleszenz

Jugendliche erleben nicht selten eine spezifische Form von Einsamkeit (als Folge der Ablösung von den Eltern sowie dem Zustand zwischen Kind und Erwachsenem, d. h. Gefühle von Einsamkeit sind auch der Preis für die zunehmende Autonomie). »Mit ihren Suizidgedanken bringen sie ihren Willen zum Ausdruck, ihre neue Freiheit tatsächlich auf radikale Weise in Anspruch zu nehmen« (Seiffge-Krenke 2007). Lewinsky-Aurbach (1980) beschreibt ein eigenartiges Schweigen in den Therapiestunden vor dem Suizid (Rückzug des Jugendlichen von der Welt) (Tunneltheorie von E. Ringel 1961). Nicht selten findet sich, wie bei Borderline-Patienten, eine Morbidität oder Affinität zum Tode, die sich in einer Hinwendung zu folgenden Themen zeigt und u. U. eine Vorform der chronischen Suizidalität sein kann:

- Dark Gothic
- Satanismus
- Schlafen in Särgen etc. (»Queen of Darkness«)
- Narzisstische Bedeutung des Todes

3.2.7 Ablösungsthematik und Suizidalität

Autonomie-Abhängigkeitskonflikte sind von besonderer Bedeutung in der Adoleszenz. Insbesondere die definitive Ablösung von der Mutter stellt eine Herausforderung dar. Suizidale Jugendliche scheinen hierbei besondere Probleme zu haben (Novick 1984), ein Phänomen, das sich auch bei erwachsenen Patienten mit narzisstischen Persönlichkeitsstörungen wiederfindet, die nicht selten beim Tod eines Elternteils dekompensieren.

3.2.8 Affektive Störungen bei Jugendlichen werden häufig unterschätzt

Insbesondere affektive Erkrankungen scheinen mit einem erhöhten Parasuizidrisiko einherzugehen (Paggen 2003). Garrison und Mitarbeiter (1991) fanden in einer großen Allgemeinbevölkerungsstudie an adoleszenten Schülern eine signifikante Beziehung zwischen der Diagnose Major Depression und Parasuiziden/Suizidgedanken. Pfeffer und Mitarbeiter (1991) identifizierten bei Schülern nach Parasuizid ein siebenfach erhöhtes Risiko für eine affektive Störung. Störungen des Sozialverhaltens gehen bei Jugendlichen ebenfalls häufig mit Suizidalität einher (Apter et al. 1995; Brent et al. 1999).

3.2.9 Strukturelle Fragilität

Mehr noch als die psychopathologische Symptomatologie ist die narzisstische Fragilität die entscheidende Voraussetzung für die Suizidalität (Ottino 1999). Meines Erachtens sollten jedoch die beiden Aspekte Psychopathologie bzw. Phänomenologie auf der einen und Struktur bzw. Psychodynamik auf der anderen Seite nicht gegeneinander ausgespielt werden. In einer empirischen Studie zur Struktur wurden bei je ca. 50 psychiatrischen Patienten mit und ohne Suizidversuch gegen sich selbst gerichtete Aggression, Objektverlust, Störungen bei den Ich-Funktionen sowie pathologische Objektbeziehungen untersucht. Dabei waren pathologische Objektbeziehungen und Objektverlust diskriminativ für Suizidalität (Kaslow et al. 1998).

3.2.10 Imitative Aspekte (»Werther-Effekt«)

Die vermutlich klassischste Ursachenzuschreibung für erhöhte Suizidraten bei Adoleszenten ist die der Imitation. Die »Ansteckung« für Suizide zeigte sich etwa bei der Ausstrahlung der sehr suggestiven Fernsehserie »Tod eines Schülers« im Jahr 1980, die von einem Schülersuizid handelt. Eine Studie des Zentralinstituts für Seelische Gesundheit in Mannheim fand unmittelbar nach der Erstausstrahlung der Serie und nach ihrer Wiederholung im Folgejahr, dass die Zahl der Eisenbahnsuizide bei Jugendlichen um 175 %) angestiegen war. Bekannt sind auch die »Todes-Foren« im Internet und die Suizidwelle bei Adoleszenten in der südwalisischen Kleinstadt Bridgend (15- bis 27-Jährige, 2007/2008: 24 Suizide in zwei Jahren). Allerdings gab es solche Epidemien schon um 1900 (Neubauer 1992).

Taimenen und Mitarbeiter (1998) konnten in einer prospektiven Studie an stationären Jugendlichen sowohl für Parasuizide als auch Automutilationen einen Imitationseffekt identifizieren, den sie als Kleingruppenritual zur Untermauerung des Zusammengehörigkeitsgefühls interpretierten. Brent und Mitarbeiter (1993) wiesen für den nicht stationären Bereich einen Zusammenhang zwischen dem Anstieg von Parasuiziden und Suizidgedanken bei Schülern und vorausgegangenem Suizid von Klassenkameraden nach, was die Aktualität des sogenannten »Werther-Effekts« bestätigt.

Der imitative, eigentlich identifikatorische »Werther-Effekt« (benannt nach einer Häufung von Suiziden unmittelbar nach Erscheinen von Goethes Novelle »Die Leiden des jungen Werthers«, die sogar zum zeitweiligen Verbot der Publikation in einigen deutschen Regionen führte), ist auch in einem griechischen Mythos (Der Mythos der Erigone) beschrieben:

Erigone war die Tochter des attischen Bauern Ikarios, dem, nach dem Gedicht des Eratosthenes von Kyrene (3. Jahrhundert v. Chr.), der Gott Dionysos als Dank für eine Bewirtung einen Weinstock schenkte und ihm die Kunst des Weinanbaus lehrte. Im Auftrag des Dionysos brach Ikarios auf, um dieses Wissen überall zu verbreiten. Bauern, die das neuartige Getränk wegen seiner berauschenden Wirkung für ein Gift hielten, ermordeten Ikarios. Erigone fand mit Hilfe ihrer Hündin Maira den Leichnam und erhängte sich dann an einem Baum. Der Hund harrte an der Stelle in Treue bis zu ihrem Tode aus. Darauf brach in Athen eine Wahnsinnsepidemie aus, die dazu führte, dass junge Athenerinnen sich erhängten. Die Athener konsultierten das Orakel von Delphi. Sie erhielten den Rat, Ikarios und Erigone durch jährliche Opfer zu ehren (siehe Rosokoki 1995).

3.3 Psychodynamik des suizidalen Zusammenbruchs

In den Ergebnissen des sogenannten »Selbstmordkongresses« (des Wiener Psychoanalytischen Vereins) 1919 in Wiesbaden »Über den Selbstmord, insbesondere den Schüler-Selbstmord«, finden sich eine Reihe von bis heute diskutierten psychodynamischen Theorien der Suizidalität wieder:

- Rudolf Reitler: Die objektlose Angst als Ursache für den Selbstmord
- Isidor Sadger: Das Motiv der unerfüllten Liebe als Ursache für den Selbstmord
- Wilhelm Stekel: Überschätzung der Affektivität als Ursache für den Selbstmord
- Alfred Adler: Veranlagte Minderwertigkeit als Ursache für den Selbstmord
- Karl Molitor: Gesellschaft als Ursache für den Selbstmord

Verschiedene Psychodynamiken des Suizids wurden damals und bis heute beschrieben:

1. Innerpsychisch könnte er Ausdruck einer mörderischen destruktiven Wut sein, die ein perfektionistischer, auf das Funktionieren bedachter und verfolgender Teil gegen einen anderen, infantilen und hilflosen Teil hegt.
2. Ausdruck der Abwehr tiefer liegender, bedrohlicher (frühinfantiler) Desintegrationsängste.
3. Ausdruck einer tiefen Identifikation mit einem Verstorbenen und dem Wunsch, mit diesem im Tod vereint zu sein.
4. Ausdruck eines ungelösten Separations- und Individuationsprozesses (von der Mutter etwa) und einer damit einhergehenden antifusionären Lösung.
5. Ein (quasi) depressiver Modus als Wendung der Aggressivität gegen sich selbst in traumatisch erlebten Trennungssituationen.

59

Zur klassischen Beschreibung der Psychodynamik des Suizids gehören:

- Typische Auslöser: Trennungen, Kränkungen, Rollenwechsel
- Die sogenannte »Narzisstische Ökonomie«, die aus vorwiegend selbstpsychologischer Sicht u. a. von Henseler beschrieben wurde
- Die klassischen Phasen des suizidalen Rückzugs (nach Ringel 1961)
- Die Beziehungen (aber auch Unterschiede) zur schweren Depression (Hoffnungslosigkeit, überwertige Schuld)
- Der Zusammenhang von Suizid und Aggression (erinnert sei an frühe, triebtheoretisch ausgerichtete Sichtweisen, die vom einem »gegen das Selbst gerichteten Mord« sprachen)
- Suizid und Ich-Regression
- Spezifika des Suizids bei Kindern und Jugendlichen

Menninger (1938) postulierte in seiner berühmten Arbeit, dass bei allen Formen des chronischen, fokalen und organischen Selbstmords drei gemeinsame Elemente i. S. von Motiven erkennbar sind: aggressive, selbstbestrafende und auf »perverse und unangenehme Art« erotische. In Anwendung von Freuds Todestriebtheorie auf den Selbstmord gelangt Menninger zu der These, dass der Selbstmord somit Ausdruck dreier Tendenzen ist: dem Wunsch zu töten, dem Wunsch, getötet zu werden und dem Wunsch, tot zu sein.

3.3.1 Phasen und Dynamik des Suizids nach Maltsberger

Maltsberger (2004) beschreibt die intrapsychischen Abläufe des suizidalen Zusammenbruchs wie folgt:

- Zerfall des Ichs (Selbst) (Ich-Regression),
- Scheitern der Affektregulierung,
- narzisstische Kapitulation,
- Zusammenbruch der Repräsentanzenwelt sowie schließlich
- partieller Verlust der Realitätsprüfung.

Dieser Zusammenbruch, der eigentlich ein »Ich-Zusammenbruch« ist, erfolgt in vier charakteristischen Phasen:

1. Affektüberflutung
2. Verzweifelte Manöver, um der so entstehenden psychischen Notlage zu entgehen
3. Kontrollverlust durch zunehmende Desintegration des Selbst
4. Grandiose, magische Vorstellung eines »mentalen Überlebens« (Spaltung der Selbstrepräsentanz, »Körper-Dissoziation«)

3.3.2 Theoretische Konzeptionen

Die beiden wichtigsten aktuellen psychodynamischen Theoriezugänge zur Suizidalität stellen die Objektbeziehungstheorie und die Selbstpsychologie dar (dazu Dammann 2012). Beide Theorierichtungen (besonders die Objektpsychologie) haben dabei Aspekte aus der zuvor dominierenden trieb- und der Ich-psychologischen Richtung innerhalb der Psychoanalyse aufgegriffen.

Kind (1992), der ein objektbeziehungstheoretisches Entwicklungsmodell der Suizidalität vorgelegt hat, postuliert, dass jede Suizidhandlung – auch der vollendete Suizid – eine Aktualisierung pathologischer frühkindlicher Objektbeziehungserfahrungen bedeutet und durch die konflikthafte Auseinandersetzung mit inneren (und äußeren) Objekten motiviert ist. Aus objektpsychologischer Sicht werden entsprechend bei dieser Patientengruppe beschrieben:

- Mangelndes Vorhandensein eines integrierten Selbstkonzepts; im Suizid ist, nach Kernberg (1996), der (narzisstische) Patient identifiziert mit den guten Selbstanteilen, der die schlechten Selbstanteile bestraft
- Vorherrschen von Spaltungen
- Teilobjektrepräsentanzen (»fürsorglich« versus »vernachlässigend«) (z. B. die paradox anmutende hypochondrische Besorgtheit bei Drogenabhängigen)

Eine andere Sichtweise hat die Selbstpsychologie, die von einem pathologisch narzisstischen, fixierten Selbstregulationsmodus ausgeht. Henseler (1974) geht in Anknüpfung an die selbstpsychologischen Konzeptionen Kohuts davon aus, dass die primäre Problematik des Suizidalen nicht ein Aggressionskonflikt, sondern eine narzisstische Störung ist. Aufgrund der als unverzichtbar erlebten, narzisstisch geprägten Objektbeziehung wird die Suizidhandlung nicht mehr als Tötung des Objekts im Subjekt verstanden, sondern primär als Objektrettung und Bewahrung des omnipotenten Selbstgefühls, im Sinne des Agierens der (genetisch noch früheren) Fantasie vom Rückzug in einen harmonischen Primärzustand.

3.3.3 Narzisstische Hochrisikogruppen

Es ist wohl kein Zufall, dass alle (statistischen) Hochrisikogruppen für Suizide auch als hochnarzisstische Gruppen aufgefasst werden können:

- Adoleszente
- Intelligente junge Männer mit schizophrenen Erkrankungen
- Ältere Männer mit Verlusterfahrungen

Dieser Zusammenhang zeigte sich auch empirisch in einer qualitativen Studie bei 50 vormals suizidalen Adoleszenten zwischen 15 und 24 Jahren. Everall und Mitarbeiter (2006) beschrieben dabei:

- Drei zentrale emotionale Themen in der Selbstwahrnehmung:
  - überwältigende Hoffnungslosigkeit,
  - Scham und Abscheu vor sich selbst,
  - Gefühl der Fremdheit und der Isolation.
- Gleichzeitig eine Schwierigkeit, mit negativen Affekten umgehen zu können (Probleme beim Coping).

3.3.4 Narzisstische Ökonomie

Die in ihrem Selbstwertgefühl verunsicherte Persönlichkeit benötigt zur Aufrechterhaltung ihres labilen, narzisstischen Gleichgewichts in ihrer Umgebung idealisierbare Personen, die unbedingt und zuverlässig stabilisierend wirken sollen. Versagt diese Umgebung, z. B. durch Kränkungen und Enttäuschungen, kommt es zu einer »narzisstischen Katastrophe«, die abgewehrt werden muss. Gelingt die Abwehr nicht, erfolgt eine Regression auf einen sogenannten Primärzustand mit Fantasien von Ruhe, Wärme und Geborgenheit (Verschmelzung mit einem diffus erlebten primären Objekt; Henseler 1974). Der Suizidant verzichtet zwar mit dem Suizid somit auf seine lebendige Individualität, gewinnt aber subjektiv an Sicherheit, Geborgenheit und Ruhe, sogar Seligkeit.

3.3.5 Adoleszenz als narzisstisch vulnerable Phase

Die Adoleszenz wurde beschrieben als narzisstische Übergangsphase (Blos 1973), Durchgangsphase narzisstischen Rückzugs (Jacobson 1961) oder Phase narzisstischer Selbstkonfigurationen (Streeck-Fischer 2009). Narzisstische Probleme sind in der Adoleszenz besonders häufig. Belastungen und Anpassungsstörungen in der Adoleszenz daher besonders rasch mit Suizidalität verbunden. Selbstwertprobleme sind bei Jugendlichen (deutlich stärker als bei Erwachsenen) mit Suizidgedanken assoziiert (Overholser et al. 1995). Empirisch wurden auch narzisstische Probleme bei jungen Soldaten deutlich, die sich suizidiert hatten (King und Apter 1996; Apter et al. 1993). Adoleszente, die sich nicht mitteilen (können oder wollen), sind besonders gefährdet (Horesh et al. 2004). Auf die narzisstische Fragilität weisen insbesondere auch die französischen Autoren Chabrol (1984) und Caglar (1991) hin.

Narzisstische Kränkungen«, die dieses prekäre innere Gleichgewicht ins Kippen bringen, können bei Adoleszenten äußerlich relativ harmlos wirken, innerlich jedoch katastrophale Auswirkungen haben:

- Jugendlicher wurde nicht zu einer Party eingeladen (Thema des Akzeptierseins)
- Ein »Schein« an der Universität wurde nicht bestanden (Thema des Selbstwerts und der Machtproblematik)
- Das Gefühl, im sexuellen Bereich, lächerlich gemacht worden zu sein (psychosexuelle Identität und Schamthematik)

3.3.6 Scham – Der Mythos der Charila

Insbesondere bei Adoleszenten kommt der Scham und der Beschämung im Vorfeld suizidaler Akte eine sehr große Bedeutung zu. Die Scham ist dabei einerseits selbst Auslöser und als (komplex zusammengesetzter) Affekt gleichzeitig bereits Symptom der inneren krisenhaften Entwicklung. Auch hier wurde in der griechischen Mythologie ein protypisches Beispiel für die massive Beschämung einer Jugendlichen, die nicht überlebt wird, geschaffen:

Charila ist in der griechischen Mythologie der Name eines Waisenmädchens sowie der Name eines alle acht Jahre in Delphi gefeierten Festes, das nach ihr benannt wurde. Über den Ursprung des Festes erzählt der antike Historiker Plutarch, dass zu einer Zeit, da Hunger herrschte, die Bevölkerung zum König kam, ihn um Nahrung zu bitten. Der König verteilte Mehl und Hülsenfrüchte, doch nur an die besseren Bürger. Als ein armes Waisenmädchen namens Charila den König beharrlich um Essen bat, schlug der verärgerte König das Mädchen mit seiner Sandale ins Gesicht, worauf Charila in den Wald ging und sich mit ihrem Gürtel erhängte.

Zur Schamproblematik gehören auch die (nicht wahnhaften) Formen dysmorphophobischer Ängste (du Bois 1990) in der Adoleszenz. Suizid könnte auch als Attacke auf den als beschämend erlebten, unerträglichen, sexuell veränderten Körper gesehen werden (Laufer und Laufer 1984). Suizid wäre somit Ausdruck einer Form von »Körperhass« und somit ein Versuch, diesen unerträglichen Körper und die damit verbundene Spannung loszuwerden.

3.3.7 Typische Auslösedynamiken und Orte

Das Scheitern von ersten Liebesbeziehungen, Konflikte mit Eltern oder Partner sowie disziplinarische Probleme und Konflikte mit dem Gesetz (Ladendiebstahl) sind bei jugendlichen Suizidopfern signifikant erhöht. Gerade Anpassungsschwierigkeiten an gesellschaftliche Konventionen identifizierten Fergusson und Lynskey (1995) in einer großen prospektiven Studie als Auslöser für Parasuizide bei Jugendlichen: Kriminelle Handlungen, Polizeikontakte und Schulabbruch waren bei Jugendlichen nach Parasuizid deutlich häufiger als bei dem Rest der Stichprobe.

Der überwiegende Teil der Suizidversuche von Jugendlichen wird im elterlichen Haus verübt (68 %; Remschmidt und Schwab 1978). Dies zeigt einerseits die Konfliktdynamik auf, wohl aber auch den Wunsch, gerettet zu werden (Rettungswahrscheinlichkeit und intendierte Letalität sind hoch korreliert).

Adoleszentenkrise und strukturelle Störung als Auslöser für Suizidalität sollten m. E. unterschieden werden, d. h. es sind sowohl suizidale Akte als Ausdruck einer Adoleszentenkrise (spezifische Anpassungsstörung) wie auch einer strukturellen Störung in der Adoleszenz zu werten. Für letztere Gruppe sprechen massive Probleme in verschiedenen Lebensbereichen, während bei der Adoleszentenkrise die Problematik umschriebener ist (und z. B. die schulischen Leistungen nicht tangiert sind). Beide Gruppen sind jedoch als grundsätzlich suizidgefährdet anzusehen. Eine Adoleszentenkrise kann dramatisch verlaufen, sich jedoch schnell wieder legen (Schwald und Dammann 2009).

Raptusartige Suizide (insbesondere bei männlichen Jugendlichen) kommen vor und können auch unvorhergesehen und z. B. direkt nach einer Therapiesitzung erfolgen.

3.3.8 Suizid als Plombe, die vor Fragmentierung schützt und Identität

Die Suizidalität ist sowohl aus selbstpsychologischer (innere narzisstische Regulation) wie aus objektpsychologischer Sicht quasi als stabilisierende Plombe zu verstehen, die vor Fragmentierung schützt. Die Suizidalität könnte im Sinne von Morgenthaler (1984) (Perversionskonzept) somit als eine Art »Plombe« verstanden werden, die das Ziel hat, psychische Desorganisation zu vermeiden.

Die Instabilität dieser Entwicklungsphase, bezogen auf die Identitätskonsolidierung ist dabei von besonderer Bedeutung:

- Sowohl die Individuation wie das Bedürfnis nach Abhängigkeit sind gleichermaßen unerträglich (mehr noch als sonst bei Jugendlichen).
- Suizid(-fantasien) erfüllt gleichzeitig Flucht und Individuationsfantasien, wie auf der anderen Seite Verschmelzungswünsche (Sztulman und Chabrol 1997).
- Ob der Zustand kurz vor dem Suizid mehr als Spaltung (Friedman et al. 1972) oder als traumatische Wiederkehr des Abgespaltenen (Zusammenbruch der Spaltung; Sztulman und Chabrol 1997) verstanden werden sollte, ist metapsychologisch umstritten.

Identitätsprobleme in der Adoleszenz sind häufig und gehören auch bei normalen Entwicklungen passager dazu, sind dort jedoch regulierbar und tolerierbar. Selbstwertkrisen sollten nicht nur als intrapsychisches Entwicklungsproblem betrachtet werden, sondern geprüft werden, ob nicht tiefer gehende neurotische oder strukturelle Störungsanteile hinzukommen, wobei die Differenzierung nicht immer einfach ist. Auch tief greifende Störungen der Familiendynamik sind in diesem Zusammenhang sehr wichtig. Vermutlich nicht selten kommt es zu einem Ineinandergreifen beider Aspekte: den entwicklungsbedingten oder bereits pathologischen Selbstwertregulationsproblemen und dem mangelnden familiären Halt.

In diesem Zusammenhang erscheint es plausibel, dass homosexuelle Adoleszente besonderen Identitätsbelastungen ausgesetzt sind und höhere Werte für Ängste, Depressionen, Psychopathologie, Somatisierung aber auch Suizidalität aufweisen (Biernbaum und Ruscio 2004).

3.3.9 Bewusste und unbewusste Motive und Fantasien

Zunächst sind für die suizidale Kommunikation verschiedene Motive zu nennen:

- Das Gegenüber soll sich sorgen oder kümmern
- Das Gegenüber soll sehen, wie schlecht es einem geht
- Das Gegenüber soll bestraft werden
- Das Gegenüber soll geängstigt werden
- Das Gegenüber soll zu Zwangsmaßnahmen genötigt werden

Entscheidender sind jedoch eine Reihe von bewussten, vorbewussten oder unbewussten Motiven und Fantasien, die die Suizidalität bei Adoleszenten begleiten können (teilweise nach Dammann und Gerisch 2005 sowie Gerisch und Mitarbeiter 2000):

- Wunsch nach Flucht und Pause (King und Apter 1996)
- Wunsch nach Kontrolle und Macht
- Wunsch zu töten und zu bestrafen
- Wunsch zu sterben
- Autoaggression
- Blinde Abfuhr aggressiver Spannungen (Katharsis)
- Rache und Vergeltung (gar nicht so selten sind z. B. Suizide von Kindern von Psychotherapeuten oder sogar Kinder- und Jugendpsychiatern)
- Selbstbestrafungstendenzen infolge unbewusster Schuldgefühle; Bestrafung und Sühne i. S. der Wiedergutmachung (Kilpatrick 1948)
- Omnipotenzfantasien, »Herr der Lage« zu sein
- Jahrestage von Verstorbenen oder Geburtstage – Todestage von Bezugspersonen zu erfassen, ist daher wichtig; ein Viertel der Jugendlichen suizidiert sich zwei Wochen um den eigenen Geburtstag (Shaffer und Piacentini 1994)
- Tötung eines internalisierten Objekts
- Ein gegen das Selbst gewendeter Mord
- Wiedervereinigung (Ernest Jones) mit einem Verstorbenen oder Geliebten
- Wunsch nach Wiedergeburt (C. G. Jung), Rettung und Neuanfang
- Faktische Realisierung eines emotional schon eingetretenen Zustands, nämlich psychisch »tot« zu sein
- Wunsch nach Rückkehr in die Kindheit
- Masochistische Unterwerfung

3.3.10 Suizid und mütterliches Objekt

Suizid und andere aggressive Angriffe gegen den eigenen Körper werden auch als Angriff auf das internalisierte mütterliche Objekt gesehen (Davies 1993). Dabei können narzisstische Verschmelzungswünsche bei Abspaltung und Verleugnung aller aggressiver Triebregungen (d. h. einer sogenannten »Triebentmischung«) vorherrschen. Mutterverbundenheit und Todesgedanken fallen oft überein, wie Stork (1993) dargestellt hat. Die (hoch ambivalente) Mutterliebe als quasi einzige echte Liebe kommt nicht selten in den Abschiedsbriefen zum Ausdruck (Seiffge-Krenke 2007) (»Der Tod ist eine Frau, mit der man nur einmal Liebe macht, aber für alle Ewigkeit«; »Der Tod ist die die einzige Frau, der man vertrauen kann«).

3.3.11 »Dissoziation« von Körper-Selbst und psychischem Selbst

Gerisch (2003) beschreibt eine charakteristische »Dissoziation von Körper-Selbst und psychischem Selbst«. Das »psychische Selbst« wird gerettet, das »Körper-Selbst« dafür quasi geopfert. Indem die narzisstisch gestörte Persönlichkeit diese latente Fantasie in Handlung umsetzt (Suizid, Suizidversuch, offene Suiziddrohung), kommt sie paradoxerweise (da etwas Autodestruktives autoprotektiv eingesetzt wird) der intrapsychischen, drohenden narzisstischen Katastrophe aktiv zuvor und stabilisiert so, ein letztes Mal, die labile narzisstische Ökonomie. Dissoziation ist dabei eher deskriptiv als vom Abwehrmodus zu verstehen, der mehr eine Verleugnung oder Spaltung sein dürfte.

3.3.12 Narzisstische Wut und Amoklauf von Schülern

In einem Suizid endende Amokläufe (School Shooting) (Faust 2010) sollten meines Erachtens ebenfalls als Sonderform eines, mit massiver narzisstischer Wut verbundenen, erweiterten Suizids verstanden werden (»Homizid-Suizid«). Solche Taten gab es vereinzelt schon früher, so beim Amoklauf in Bremen 1913, dem Schulmassaker von Bath 1927 oder beim Attentat von Volkhoven 1964. In neuerer Zeit treten derartige Taten häufiger auf, und die Täter entstammen dem Kreis der aktuellen oder kurz zuvor entlassenen Schüler. Der Entschluss zur Tat reift hierbei über einen längeren Zeitraum heran und wird vermutlich durch ein unspezifisches Ereignis ausgelöst, das dem Täter die zielgerichtete tödliche Gewalt schließlich als einzige Problemlösung erscheinen lässt. Als Auslöser werden in der Literatur regelmäßig Kränkungen und Verluste genannt, die vom Täter als schwerwiegend wahrgenommen werden. Adler (2000) stellte drei psychologisch-psychiatrische Typologien vor, indem er zwischen (wahnhaft-)schizophrenen, (schamhaft-)depressiven und (narzisstisch-)persönlichkeitsgestörten Tätern unterscheidet. Letztere betrachtet dieser Autor als gefährlichste Gruppierung, deren Taten am opferreichsten sind. Innerhalb der Gruppe jugendlicher Amoktaten in der Schule wurden meist entweder Lehrer oder Schüler angegriffen, abhängig von der zurückliegenden Kränkung.

3.4 Chronische Suizidalität

Während in den meisten Fällen das Auftreten von Suizidalität in eine krisenhafte Zuspitzung eingebettet ist, gibt es bei schweren Persönlichkeitsstörungen Formen, bei denen die chronische Suizidalität nicht Teil einer Krise ist, sondern im Gegenteil das Aufgeben der Suizidalität zu einer krisenhaften Erschütterung führen kann (dazu Dammann und Gerisch 2005). Der Suizidversuch kann als letzter Versuch verstanden werden, sich seiner Unabhängigkeit zu vergewissern und über das Objekt, das man eigentlich so verzweifelt benötigen würde, was einen wiederum mit Neid erfüllt, zu triumphieren. Suizidversuche sind in diesen Fällen (auch in Therapien) manchmal auch Versuche, das Objekt für sein Ungenügen zu bestrafen. Der Suizid ist bei dieser Patientengruppe zudem als Ausdruck der verzweifelten Lage zu verstehen, vom Anderen abhängig zu sein und sich dadurch zunehmend intrapsychischen Gefahren ausgesetzt zu sein (»Verschmelzungsangst«, paranoide Gefühle, Schuld, Scham etc.).

Das Konzept des französischen Psychoanalytikers André Green der Desobjektalisierung kann nützlich sein, solche »vom Tode bewohnte« Patienten besser zu verstehen (Dammann 2010).

3.4.1 Der kleine Prinz

Es ist wohl kein Zufall, dass sich in den Abschiedsbriefen von Adoleszenten, die sich suizidierten, Zitate aus dem weitverbreiteten und manchmal als Kinderbuch missverstandenen Werk »Der kleine Prinz« von Antoine de Saint-Exupéry finden lassen (Klagsbrun 1976; Diekstra 1987). In diesem Werk finden sich viele der beschriebenen narzisstischen Themen von Jugendlichen (existenzielle Einsamkeit, Grandiosität etc.) suggestiv wieder und der kleine Prinz begegnet auch einer, den Tod repräsentierenden Schlange, die ihn zu verlocken versucht. Die Verlockung ist hier keine sexuelle (wie bei Adam und Eva), sondern eine narzisstische.

Affektiv ist die Suizidalität, gerade bei diesen Fällen, nicht immer mit Niedergeschlagenheit und Hoffnungslosigkeit assoziiert. Alle möglichen Formen anderer affektiver Zustände sind beschrieben und reichen bis zu »ekstatischen Formen« (Maltsberger 1997).

3.5 Therapie

Die Behandlung von suizidalen Adoleszenten stellt hohe Ansprüche an Therapeuten und Teams, insbesondere auch an das Verstehen der Gegenübertragung, etwa dann, wenn der Patient selbst zunächst sehr stark unzugänglich oder ablehnend bis zurückweisend erscheint.

Beunruhigenderweise gibt es empirische Hinweise (etwa in einer großen epidemiologischen dänischen Studie mit 72 765 Kindern und Jugendlichen), dass bei Jugendlichen, die psychiatrisch behandelt wurden oder Kontakt mit der Psychiatrie hatten, die Suizidalität in der Folge steigt (Christiansen und Larsen 2011). Die möglichen Gründe dafür sind jedoch nicht ausreichend verstanden (mögliche Einflussfaktoren könnten im niedrigen sozioökonomischen Status, dem Vorliegen von Persönlichkeitsstörungen und Substanzabusus oder der pharmakologischen Polypragmasie liegen).

Eine Modifikation der verhaltenstherapeutischen Dialektisch-Behavioralen Therapie (DBT) speziell für Adoleszente mit Borderline-Problematik haben Rathus und Miller (2002) in einer Therapiestudie untersucht.

3.5.1 Grundsätzliches

Der narzisstische Grundkonflikt wird nach dem Suizidversuch nicht selten zu wenig beachtet. Die Suizidalität wird lediglich »gemanagt« (somatische Versorgung, Vermittlung an ambulanten Therapeuten etc.). Manchmal gibt es einen »Schlagabtausch« zwischen dem Behandlungsteam und dem abwehrenden Patienten. Es entsteht eine Vorwurfshaltung dem Patienten gegenüber, er sei »selber schuld«, suche das Scheitern der Beziehung etc. Es besteht die Gefahr mangelnder Abstimmung zwischen den beteiligten Therapeuten. Auf der einen Seite erscheinen etwa die »schützenden« (aber dafür z. T. unbewusst »infantilisierend« erscheinenden) Therapeuten versus auf der anderen Seite, »die mit der Realität konfrontierenden« (aber dafür unbewusst »vernachlässigend« oder grausam erscheinenden) Helfer, was beides abgelehnt werden müsste. Suizidale Patienten begegnen den Helfern oft mit Abweisung oder Feindseligkeit, die eigentlich anderen Personen gilt (Verschiebung) (Reimer und Henseler 1981).

3.5.2 Beachten der Gegenübertragung

Ein besonderes Behandlungsproblem besteht in der mangelnden Analyse der Gegenübertragungsreaktionen. Gerade diese Patienten sollten vermehrt in Supervisionen und Balintgruppen vorgestellt werden. Gegenübertragungsgefühle (auch negative) sind immer auch ein interpersoneller Schlüssel zur intrapsychischen Welt des Patienten, wenn sie also solche verstanden und nicht ausagiert werden. Typische Gegenübertragungsreaktionen können sein (teilweise nach Giernalczyk und Kind 2008):

- Gegenübertragungshass (Gefühl der Abneigung; Maltsberger und Buie 1974)
- Helfer wollen sich unbewusst vom abweisenden Patienten distanzieren (Tabachnik 1961).
- Omnipotenzzuschreibung und gemeinsamer Höhenflug (Schwierigkeiten werden verleugnet; Ressourcen einseitig überbetont).
- Regressiver Strudel und Erpressungen durch Suizidalität (vom Therapeuten lange Zeit toleriert; Versorgungswunsch wird intensiviert statt analysiert).
- Der Therapeut versucht durch eine enge familiäre Anbindung einer Patientin ein Trennungs- oder Adoptionstrauma in der Vorgeschichte wieder rückgängig zu machen; er übersieht dabei, dass dies nur das Leiden daran, in der Kindheit dessen vorenthalten worden zu sein, verstärken muss.
- Die aus Übertragungsdruck und Gegenübertragungsagieren entstehenden Versuche, traumatisierten Patienten mit einer realen Beziehung die Wunden heilen zu lassen, führen am Ende nicht zuletzt eine Wiederholung des (Inzest-)Traumas und seiner grenzlosen Dynamik (Gabbard 2003).
- Besonders laxer bzw. besonders kontrollierender Umgang wird bei Suizidalen beschrieben, die mit elterlichem Versagen in Verbindung gebracht werden können (Chabrol 1984).

Die verschiedenen Abwehrmechanismen des Therapeuten verstärken die Gefahr des Suizids beim Patienten. Der suizidale Patient startet zunächst einen »Übertragungsangriff«, bestehend aus einem Wechselsystem von Provokation und Projektion. Auf den Therapeuten projiziert werden kann z. B. der Hass des Patienten auf ein enttäuschendes bzw. kränkendes Objekt. Die Provokation kann die Form verbaler Beleidigungen, Entwertungen oder Verachtung der Person des Therapeuten annehmen, oder sie äußert sich mittelbar durch Stummheit oder Dauerwiederholungen oder hypochondrische Rezitationen von Beschwerden. Die Gefahr kann darin bestehen, dass der Therapeut entweder seinen Ärger verdrängt, eigene Hassgefühle abwehrt und diese Gefühle somit in der Beziehung therapeutisch nicht mehr nutzbar gemacht werden können, oder aber diese ausagiert, indem er den Patienten beschimpft und entwertet.

Der Selbstwertproblematik von Suizidanten entsprechend stellt der Narzissmus des Arztes oft ein besonderes Ziel des Übertragungsangriffs dar (etwa wenn dieser eine Angriffsfläche durch einen eigenen Makel bietet). Aus psychodynamischer Sicht gibt es interessanterweise Hinweise dafür, dass Therapeuten, die der Meinung sind, dass sie ihren Patienten auf jeden Fall vor dem Suizid bewahren werden, eher das Gegenteil erreichen (Searles 1967; Zee 1972; Richman und Eyman 1990). In diesen Fällen übernimmt der Therapeut, i. S. eines Gegenübertragungsagierens, den unbewussten Wunsch des Patienten nach einer bedingungslosen, grenzlos liebenden Mutter (zum Beispiel dann jederzeit telefonisch für den Patienten erreichbar ist etc.). Er übernimmt dann für den Patienten die Verantwortung für das »Am-Leben-Bleiben« in einer Kollusion mit dessen unbewusster Fantasie. Es ist jedoch klar, dass der Therapeut diesen Anspruch nicht unbegrenzt wird aufrechterhalten können, was dann zur nächsten Katastrophe führen kann.

3.5.3 Verbalisierung und Mentalisieren

Gerade bei Jugendlichen sollte nicht zu schnell konfrontativ gedeutet werden, da besonders suizidale Jugendliche schnell auf Kritik und Zurückweisung reagieren und Deutungen, wenn sie nicht in eine tragfähige therapeutische Beziehung eingebettet sind, als Angriff erleben können. In vielen Fällen bedarf es daher einer ersten, mehr supportiv orientierten Phase, in der Verbalisierung der Affekte und Mentalisierungstechniken (Klärungen und Spiegeln) im Vordergrund stehen. Bei dieser Patientengruppe sind auch im stationären Setting nicht selten längere therapeutische Beziehungen notwendig (Thompson et al. 2005), die dann zu einer »narrativen Rekonstruktion« (»Sinngebung«) des stattgefundenen Suizidversuchs führen sollten.

3.5.4 Deuten

Im weiteren Verlauf der Behandlung können dann vermehrt inhaltliche Deutungen auf der Basis der Psychodynamik (siehe oben) gegeben und vom Patienten toleriert werden.

Etwa das Aufzeigen des (eigentlich vorhandenen) Konflikts zwischen libidinösen (u. a. auch, warum der Suizidversuch misslang) und destruktiven Aspekten, während der Patient »leugnet«, dass es einen solchen Konflikt gibt und etwa darauf besteht, dass er sich auf jeden Fall wird umbringen wollen, oder die Gefahr jetzt gar nicht mehr vorhanden ist. Das Libidinöse sollte dabei nur benannt (und nicht bewiesen) werden, da sonst die Gefahr eines Machtkampfs droht, der wiederum die Auseinandersetzung mit den bedürftigen Seiten des Patienten verhindert und nur die Aggression in den Vordergrund stellt. Ziel dieser Phase ist es, die Suizidalität »ich-dystoner« werden zu lassen.

Weitere Deutungsfelder zeigen sich dann, wenn ein Jugendlicher nur wegen seines Haustiers oder einer anderen Person weiterleben möchte. Hier wird die stattfindende Delegation libidinöser Aspekte – und ihre Gefahr – aufgezeigt (Projektion libidinöser Aspekte des eigenen Selbst in den Anderen, um diese dort vor destruktiven Anteilen geschützt zu wissen). Die Gefahr liegt darin, dass es zu einer Dekompensation kommen kann, wenn der Andere »versagt«, weil die Selbstregulation so eng an ein anderes Objekt gekoppelt wird.

Eine weitere Dynamik, die Fairbairn objektpsychologisch bereits in den 1940er Jahren beschrieb, liegt dann vor, wenn eine Person, die ganze übergroße Schuld auf sich nimmt und sich angreift, obwohl sie es eigentlich war, die ursprünglich angegriffen oder traumatisiert wurde. Dynamisch geht es um das Bewahren eines guten Außen und eine (scheinbare) Kontrolle durch die eigene Übernahme der gesamten Schuld. Hier kann auch das Paradox aufzeigt werden, dass die Person sich eigentlich verletzt oder angegriffen fühlt – dies jedoch in einem verstärkten Angriff auf das Selbst mündet.

3.6 Zusammenfassung

- Suizidalität in der Adoleszenz ist gehäuft, nicht selten raptusartig und wird (nicht immer aber) manchmal verborgen.
- Suizidalität und selbstverletzendes Verhalten sind schwer abgrenzbare Phänomene.
- Psychopathologische und psychodynamische Phänomene sind miteinander verbunden.
- Spezifische Konflikte und Entwicklungsaufgaben der Adoleszenz als eine narzisstisch vulnerable Phase bereiten das Terrain.
- Der Körper, Scham und Identitätsbildung sind dabei von besonderer Bedeutung.
- Entscheidend ist jedoch die vorbestehende strukturelle Fragilität.
- Imitative oder besser identifikatorische Aspekte sind von besonderer Bedeutung.
- Es gibt verschiedene Untergruppen von Adoleszenten-Suiziden, die es zu unterscheiden gilt.
- Bewusste und unbewusste Motive sind von Bedeutung.
- Intrapsychisch sind autodestruktive und »autoprotektive« Aspekte am Werk, sodass die Suizidalität als eine Art »Lösung« erscheint.
- Die psychodynamische Perspektive auf den Adoleszenten-Suizid ergänzt soziologische, biologische und psychiatrische (phänomenologische und nosologische) Ansätze.
- Die Kenntnis von Psychodynamik hilft zu unterscheiden, welche jugendliche Patienten, unabhängig von der Diagnose, als mehr oder weniger suizidgefährdet eingestuft werden sollten (Hendin 1991).
- Bei der Therapie ist besonders auf die Gegenübertragung zu achten und ein »Machtkampf« ebenso zu vermeiden wie eine rein supportive Strategie.

Literatur

Adler L (2000) Amok. Eine Studie. München: Belleville.
Andrews JA, Lewinsohn PM (1992) Suicidal attempts among older adolescents: Prevalence and co-occurrence with psychiatric disorders. J Am Acad Child Adolesc Psychiatry 31:655–662.

Apter A, Bleich A, King RA, Kron S, Fluch A, Kotler M, Cohen DJ (1993) Death without warning? A clinical postmortem study of suicide in 43 Israeli adolescent males. Arch Gen Psychiatry 50:138–142.

Apter A, Gothelf D, Orbach I, Weizman R, Ratzoni G, Har-Even D, Tyano S (1995) Correlation of suicidal and violent behavior in different diagnostic categories in hospitalized adolescent patients. J Am Acad Child Adolesc Psychiatry 34:912–918.

Apter A, Gothelf D, Offer R, Ratzoni G, Orbach I, Tyano S, Pfeffer CR (1997) Suicidal adolescents and ego defense mechanisms. J Am Acad Child Adolesc Psychiatry 36:1520–1527.

Biernbaum MA, Ruscio M (2004) Differences between matched heterosexual and non-heterosexual college students on defense mechanisms and psychopathological symptoms. J Homosex 48:125–141.

Blos P (1973) Adoleszenz. Stuttgart: Klett-Cotta.

Brent DA (1995) Risk factors for adolescent suicide and suicidal behavior: mental and substance abuse disorders, family environmental factors, and life stress. Suicide Life-Threat Behav 25:52–63.

Brent DA, Perper JA, Moritz G, Allman C, Friend A, Roth C, Schweers J, Balach L, Baugher M (1993) Psychiatric Risk Factors for Adolescent Suicide: A Case-Control Study. J Am Acad Child Adolesc Psychiatry 32:521–529.

Brent DA, Baugher M, Bridge J, Chen T, Chiappetta L (1999) Age- and sex-related risk factors for adolescent suicide. J Am Acad Child Adolesc Psychiatry 38:1497–1505.

Bronisch T, Wunderlich U (1998) Psychische Störungen und Komorbidität bei Jugendlichen und jungen Erwachsenen mit Suizidversuch. Suizidprophylaxe 3:92–99.

Caglar H (1991) Adolescence et suicide: Epidémiologie, psychodynamique, interventions, 2e édition, Paris: Ed. ESF.

Chabrol H (1984) Les comportements suicidaires de l'adolescent. Paris: PUF.

Chabrol H, Sztulman H (1997) Splitting And The Psychodynamics Of Adolescent And Young Adult Suicide Attempts. Int J Psycho-Anal 78:1199–208.

Christiansen E, Larsen KJ (2011) Young people's risk of suicide attempts after contact with a psychiatric department – a nested case-control design using Danish register data. J Child Psychol Psychiatry. doi: 10.1111/j.1469-7610.2011.02405.x.

Dammann G (2011) »Vom Tode bewohnte Patienten« (André Green). Zeitschrift psychoanal Theorie Technik 25:461–473.

Dammann G (2012) Narzissmus. Wichtige psychodynamische Konzepte und Auswirkungen auf die klinische Praxis. In: Dammann G, Grimmer B, Sammet I (Hrsg.) Narzissmus: Theorie, Diagnostik, Therapie. Stuttgart: Kohlhammer. Im Druck.

Dammann G, Gerisch B (2005) Narzisstische Persönlichkeitsstörungen und Suizidalität: Behandlungsschwierigkeiten aus psychodynamischer Perspektive. Schweiz Arch Neurol Psychiatrie 156:299–309.

Davies M (1993) Heroic deeds, manic defense, and intrusive identification: some reflections on psychotherapy with a 16-year old boy. J Child Psychother 19:79–94.

Diekstra RF, Garnefski N (1995) On the nature, magnitude, and causality of suicidal behaviors: an international perspective. Suicide Life Threat Behav 25:36–57.

Diekstra RFW (1987) The suicide of an adolescent girl. In: Diekstra RFW, Hawton K (Hrsg.) Suicide in Adolescence. Dordrecht: Martinus Nijhoff. S. 25–78.

Du Bois R (1990) Körpererleben und psychische Entwicklung. Göttingen: Hogrefe.

Du Bois R (2006) Emotionale Entbehrung und narzisstische Regulation – Zur Entstehung und Behandlung depressiver Krisen bei Kindern und Jugendlichen. Prax Kinderpsychol Kinderpsychiatr 56:206–223.

Eggers C, Esch A (1988) Krisen und Neurosen in der Adoleszenz, In: Corboz RJ (Hrsg.) Kinder- und Jugendpsychiatrie. Berlin: Springer. S. 324–329.

Everall RD, Bostik KE, Paulson BL (2006) Being in the Safety Zone: Emotional experiences of suicidal adolescents and emerging adults. J Adolescent Res 21:370–392.

Faust B (2010) School-Shooting. Jugendliche Amokläufer zwischen Anpassung und Exklusion. Giessen: Psychosozial.

Faust V, Wolf M (1983) Suizidale Impulse und Suizidversuche bei Schülern. In: Jochmus I, Förster F (Hrsg.) Suizid bei Kindern und Jugendlichen. (= Klinische Psychologie und Psychopathologie. Bd. 24) Stuttgart: Enke. S. 28–37.

Fergusson DM, Lynskey MT (1965) Childhood circumstances, adolescent adjustment, and suicide attempts in a New Zealand birth cohort. J Am Acad Child Adolesc Psychiatry 34:612–622.

Friedman M, Glasser M, Laufer E, Laufer M, Wohl M (1972) Attempted suicide and self-mutilation in adolescence: Some observations from a psychoanalytic research project. Int J Psycho-Anal 53:179–183.

Gabbard GO (2003) Miscarriages of psychoanalytic treatment with suicidal patients. Int J Psychoanal 84:249–261.

Garber J, Little S, Hilsman R, Weaver KR (1998) Family predictors of suicidal symptoms in young adolescents. Journal of Adolescence 21:445–457.

Garrison CZ, Jackson KL, Addy CL, McKeown RE, Waller JL (1991) Suicidal behaviors in young adolescents. Am J Epidemiol 133:1005–1014.

Garrison CZ, McKeown RE, Valois RF, Vincent ML (1993) Aggression, substance use, and suicidal behavior in high school students. Am J Pub Health 83:179–184.

Gerisch B (2003) Die suizidale Frau. Psychoanalytische Hypothesen zur Genese. Göttingen: Vandenhoeck & Ruprecht.

Gerisch B, Fiedler G, Gans I, Götze P, Lindner R, Richter M (2000) »Ich sehe dieses Elendes kein Ende als das Grab«: Zur psychoanalytischen Konzeption von Suizidalität und der Behandlung Suizidgefährdeter. In: Kimmerle G (Hrsg.) Zeichen des Todes in der psychoanalytischen Erfahrung. Tübingen: Edition diskord. S. 9–64.

Giernalczyk T, Kind J (2008) Psychoanalytisch-tiefenpsychologische Konzepte von Suizidalität. In: Wolfersdorf M, Bronisch T, Wedler H (Hrsg.) Suizidalität. Verstehen – Vorbeugen – Behandeln. Regensburg: S. Roderer. S. 197–218.

Graham P (1991) Child Psychiatry: A developmental approach, 2nd. edition. Oxford: Oxford University Press.

Habermas T, Rosemeier HP (1990) Kognitive Entwicklung des Todesbegriffes. In: Jahrbuch der Medizinischen Psychologie. Heidelberg: Springer. S. 263–279.

Hendin H (1991) Psychodynamics of Suicide, with particular reference to the young. Am J Psychiatry 148:1150–1158.

Henseler H (1974) Narzißtische Krisen. Zur Psychodynamik des Selbstmords. Opladen: Westdeutscher Verlag.

Horesh N, Zalsman G, Apter A (2004) Suicidal behavior and self-disclosure in adolescent psychiatric inpatients. J Nerv Ment Dis 192:837–842.

Jacobson E (1961) Adolescent moods and the remodeling of psychic structures in adolescence. Psychoanalytic Study Child 16:164–183.

Kaslow NJ, Reviere SL, Chance SE, Rogers JH, Hatcher CA, Wasserman F, Smith L, Jessee S, James ME, Seelig B (1998) An Empirical Study of the Psychodynamics of Suicide. J Amer Psychoanal Assn 46:777–796.

Kernberg OF (1996) Narzissmus, Aggression und Selbstzerstörung. Fortschritte in der Diagnose und Behandlung schwerer Persönlichkeitsstörungen. Stuttgart: Klett-Cotta.

Kilpatrick E (1948) A psychoanalytic understanding of suicide. Am J Psychoanal 8:13–23.

Kind J (1992) Suizidal. Psychoökonomie einer Suche. Göttingen: Vandenhoeck & Ruprecht.

King RA, Apter A (1996) Psychoanalytic perspectives on adolescent suicide. Adolesc Psychiatry 12:119–133.

Klagsbrun F (1976) Too young to die. Boston, MA: Houghton.

Kotila L (1992) The outcome of attempted suicide in Adolescence. Soc Adolesc Med 13:415–417.

Laufer M, Laufer ME (1984) Adoleszenz und Entwicklungskrise. Stuttgart: Klett-Cotta.

Laurent A, Foussard N, David M, Boucharlat J, Bost M (1998) A 5-year follow-up study of suicide attemts among french adolescents. Journal of Adolescent Health 22:424–430.

Lesch KP, Gross J, Franzek E, Wolozin BL, Riederer P, Murphy DL (1995) Primary structure of the serotonin transporter in unipolar depression and bipolar disorder. Biol Psychiatry 137:215–223.

Lewinsky-Aurbach B (1980) Suizidale Jugendliche. Grenzen und Möglichkeiten psychodynamischen Verstehens. Stuttgart: Enke.

Livingston R, Bracha HR (1992) Psychotic symptoms and suicidal behavior in hospitalized children. Am J Psychiatry 149:1585–1586.

Maltsberger JT (1997) Ecstatic suicide. Arch Suicide Research 3:283–301.

Maltsberger JT (2004) The descent into suicide. Int J Psychoanal 85:653–667.

Maltsberger JT, Buie DH (1974) Countertransference hate in the treatment of suicidal patients. Arch Gen Psychiatry 30:625–633.

Marttunen MJ, Aro HM, Henriksson MM, Lönnqvist JK (1991) Mental disorders in adolescent suicide. DSM-III-R axes I and II diagnoses in suicides among 13- to 19-year-olds in Finland. Arch Gen Psychiatry 48:834–839.

Marttunen MJ, Aro HM, Lönnqvist JK (1993) Adolescence and suicide: A review of psychological autopsy studies. Europ Child Adolesc Psychiatry 2:10–18.

McClure GMG (2001) Suicide in children and adolescents in England and Wales 1970–1998. Br J Psychiatry 178:469–474.

Mehlum L, Hytten K, Gjertsen F (1999) Epidemiological trends of youth suicide in Norway. Arch Suicide Research 5:193–205.

Menninger K (1938) Man Against Himself. New York: Harcourt, Brace.

Morgenthaler F (1984) Homosexualität, Heterosexualität, Perversion. Frankfurt am Main: Qumran.

Neubauer J (1992) The Fin-de-Siecle Culture of Adolescence. New Haven, CT: Yale University Press.

Novick J (1984) Attempted suicide in adolescence: the suicide sequence. In: Sudak H, Ford A, Rushford M (Hrsg.) Suicide in the Young. Bosten: John Wright. S. 115–137.

Ottino J (1999) Suicide attempts during adolescence: Systematic hospitalization and crisis treatment. Crisis 20:41–48.

Overholser JC, Adams DM, Lehnert KL, Brinkman DC (1995) Self-esteem deficits and suicidal tendencies among adolescents. J Am Acad Child Adolesc Psychiatry 34:919–928.

Paggen U (2003) Suizidalität und Automutilationen während der stationären Behandlung jugendpsychiatrischer Patienten, Medizinische Dissertation, Ludwig-Maximilians-Universität (http://deposit.d-nb.de/cgi-bin/dokserv?idn=969651821&dok_var=d1&dok_ext=pdf&filename=969651821.pdf).

Pfeffer CR, Klerman GL, Hurt SW, Lesser M, Peskin JR, Siefker CA (1991) Suicidal children grow up: demographic and clinical risk factors for adolescent suicide attempts. J Am Acad Child Adolesc Psychiatry 30:609–616.

Pfeffer CR, Normandin L, Kakuma T (1998) Suicidal children grow up: relations between family psychopathology and adolescents' lifetime suicidal behavior. J Nerv Ment Dis 186:269–275.

Rathus JH, Miller AL (2002) Dialectical behavior therapy adapted for suicidal adolescents. Suicide Life Threat Behav 32:146–157.

Reimer C, Henseler H (1981) Missglückte Interventionen bei Suizidanten. In: Henseler II, Reimer C (Hrsg.) Selbstmordgefährdung: Zur Psychodynamik und Psychotherapie. Stuttgart: Frommann-Holzboog. S. 171–187.

Reinherz HZ, Tanner JL, Berger SR, Beardslee WR, Fitzmaurice GM (2006) Adolescent suicidal ideation as predictive of psychopathology, suicidal behavior, and compromised functioning at age 30. Am J Psychiatry 163:1226–1232.

Remschmidt H, Schwab T (1978) Suizidversuche im Kindes- und Jugendalter. Acta Paedopsychiatrica 43:197–208.

Richman J, Eyman JR (1990) Psychotherapy of suicide: individual, group, and family approaches. In: Lester D (Hrsg.) Understanding Suicide: The State of the Art. Philadelphia: Charles C. Thomas. S. 139–158.

Ringel E (1961) Neue Untersuchungen zum Selbstmordproblem. Unter besonderer Berücksichtigung prophylaktischer Gesichtspunkte. Wien: Verlag Brüder Hollinek.

Rosokoki A (Hrsg.) (1995) Die Erigone des Eratosthenes. Eine kommentierte Ausgabe der Fragmente. Heidelberg: Winter.

Schmidtke A, Bille-Brahe U, DeLeo D, Kerkhof A, Bjerke T, Crepet P, Harting C, Hawton K, Lönnqvist J, Michel K, Pommereau X, Querejeta I, Philipe I, Salander-Renberg E, Temesvara B, Wasserman D, Fricke S, Weinacker B, Sampaio-Faria JG (1996) Attempted suicide in Europe: rates, trends and sociodemographic characteristics of suicide attempers during the period 1989–1992. Results of the WHO/EURO multicentre study on parasuicide. Acta Psychiatr Scand 93:327–338.

Schwald O, Dammann G (2009) Krisenintervention bei narzisstischen Persönlichkeitsstörungen. In: Bronisch T, Sulz SKD (Hrsg.) Krisenintervention und Notfall in Psychotherapie und Psychiatrie. München: CIP-Medien. S. 87–100.

Searles H (1967) The dedicated physician. In: Gibson RW (Hrsg.) Crosscurrents in psychiatry and psychoanalysis. Philadelphia: Lippincott. S. 128–143.

Seiffge-Krenke I (2007) Psychoanalytische und tiefenpsychologisch fundierte Therapie mit Jugendlichen. Stuttgart: Klett-Cotta.

Shaffer D, Piacentini J (1994) Suicide and attempted suicide. In: Rutter M (Hrsg.) Child and Adolescent Psychiatry: Modern Approaches. Oxford: Blackwell. S. 407–424.

Shaffer D, Gould MS, Fisher P, Trautman P, Moreau D, Kleinman M, Flory M (1996) Psychiatric diagnosis in child and adolescent suicide. Arch Gen Psychiatry 53:339–348.

Shafii M, Carrigan S, Whittinghill JR, Derrick A (1985) Psychological autopsy of completed suicide in children and adolescents. Am J Psychiatry 142:1061–1064.

Stork J (1993) Suizid und Inzestwunsch bei Adoleszenten. Kinderanalyse 1:13–23.

Stortelder F, Ploegmakers-Burg M (2010) Adolescence and the reorganization of infant development: a neuro-psychoanalytic model. J Am Acad Psychoanal Dyn Psychiatry 38:503–531.

Streeck-Fischer A (2009) Adoleszenz und Narzissmus. In: Fegert JM, Streeck-Fischer A, Freyberger HJ (Hrsg.) Adoleszenzpsychiatrie. Psychiatrie und Psychotherapie der Adoleszenz und des jungen Erwachsenenalters. Stuttgart: Schattauer. S. 154–164.

Tabachnik N (1961) Countertransference crisis in suicidal attempts. Arch Gen Psychiatry 4:572–578.

Taimenen TJ, Kallio-Soukainen K, Nokso-Koivisto H, Kaljonen A, Helenius H (1998) Contagion of deliberate self-harm among adolescent inpatients. J Am Acad Child Adolesc Psychiatry 37:211–217.

Thompsen C, Mazet P, Cohen D (2005) Treatment of a Suicide Attempt through Psychodynamic Therapy in a 17-year-old boy with Depression: A Case report. Isr J Psychiatry Relat Sci 42:281–285.

Wiener Psychoanalytischer Verein (1910) Über den Selbstmord, insbesondere den Schüler-Selbstmord. Wiesbaden: Bergmann.

Wunderlich U (2004) Suizidales Verhalten im Jugendalter. Göttingen: Hogrefe.

Zee HJ (1972) Blindspots in recognizing serious suicidal intentions. Bull Menninger Clin 36:551–555.

Zilboorg G (1936) Consideration on suicide with particular reference to the young. Am J Orthopsychiatry 7:15–31.

4 ADHS und Beziehungsstörungen

Till Afflerbach

Einleitung

In diesem Beitrag soll ein integrativer Verständnisansatz für das Phänomen oder die Diagnose des Aufmerksamkeitsdefizit- und Hyperaktivitätssyndroms (ADHS) bei Jugendlichen und Erwachsenen vorgestellt werden. Der Schwerpunkt liegt dabei auf der Darstellung und Diskussion der *ätiologischen Störungsmodelle*, wie sie für die Entstehung von Defiziten der Kognition und Impulskontrolle angenommen werden können. Grundannahme des *integrativen Ansatzes* ist es, dass Defizite der Kognition und Impulskontrolle im Laufe der Entwicklung eines betroffenen Menschen in der Regel nicht als isoliertes neurobiologisches Phänomen wirken, sondern häufig auf verschiedene Weise – sowohl unmittelbar als auch sekundär – auf die Persönlichkeitsentwicklung Einfluss nehmen. Zur Veranschaulichung und theoretischen Fundierung dieser Überlegungen sollen Studien und Erkenntnisse zu den Wechselbeziehungen zwischen dem Vorliegen kognitiver Defizite und der Entwicklung von Selbstpathologien aus entwicklungspsychologischer und neuropsychologischer Perspektive dargestellt werden. Am Schluss wird kurz auf denkbare klinisch-praktische Bedeutungen der vorgestellten Überlegungen in Bezug auf die *Psychotherapie* von Menschen mit Defiziten der Kognition und der Impulskontrolle eingegangen.

4.1 Die ADHS-Kontroverse

Wenn Adoleszente zur Abklärung oder Behandlung zugewiesen werden, liegen häufig Entwicklungs- und Beziehungskrisen miteinander vor. In der Spätadoleszenz dient die Bewältigung der altersentsprechenden Entwicklungsaufgaben zunächst der Ausbildung einer eigenen, inneren Orientierung, später der Befähigung zu Autonomie und Übernahme von Verantwortung für sich und andere. Dies setzt reifende, internalisierte Selbst- und Objektrepräsentationen voraus, die aus einem objektpsychologischen Verständnis heraus die Matrize der Persönlichkeit darstellen, vor deren Hintergrund Beziehung und Entwicklung miteinander stattfinden können – oder nicht.

Das Gelingen der psychischen und sozialen Entwicklung eines Menschen und seine Fähigkeit, tragende, stimmige Beziehungen herstellen und aufrechterhalten zu können, stehen in einem engen wechselseitigen Verhältnis zueinander. Entwicklung ist ein Dialog zwischen Individuum und Umwelt. Aus psychoanalytischer Sichtweise wird dieser Prozess durch die Umweltbedingungen – geknüpft vor allem an das ausreichende Vorhandensein sicherer und feinfühliger Beziehungsangebote in der dyadischen und triangulierten Beziehung zu den signifikanten Bezugspersonen – maßgeblich geprägt. Aufgrund der zunehmenden Kenntnisse um die neuropsychologischen Funktionszusammenhänge im Hirn des Menschen erhalten wir aber auch immer mehr Einblicke in die Bandbreite möglicher Bedingungen, die vonseiten des Individuums und seines Gehirns maßgeblich auf die Entwicklungslinie einer Person Einfluss nehmen können. Diese Bedingungen betreffen auch die Voraussetzungen eines Menschen, mit anderen auf seine eigene, individuelle Weise in Beziehung treten zu können. Man kann mit einiger Berechtigung annehmen, dass das Vorliegen eines Aufmerksamkeitsdefizit- und Hyperaktivitätssyndroms (ADHS) eine solche neuropsychologische Bedingung darstellt.

Unter dem Begriff des ADHS werden primär Defizite der Kognition und Impulskontrolle zusammengefasst, die sich in Form von Störungen der Aufmerksamkeit, der Hypermotorik und der defizitären Affektregulation symptomatisch zeigen und im Leben der Betroffenen häufig zu Einschränkungen im Leistungs- und Sozialverhalten führen können. Störungen des Leistungs- und des Sozialverhaltens, verbunden mit einer daraus resultierenden Blockade altersgemäßer Entwicklungsschritte, stellen häufig den Rahmen dar, aus dem heraus Zuweisungen Adoleszenter in die kinder- oder hausärztliche oder psychiatrische Primärversorgung erfolgen.

Um die Ätiologie und die Behandlung des ADHS und hinsichtlich der Frage, ob das unter dem Begriff ADHS zusammengefasste Syndrom die Berechtigung einer eigenständigen Diagnoseentität besitzt, besteht eine fachliche Kontroverse, die zu einer teils beispiellosen Polarisierung in Bezug auf eine psychische Erkrankung geführt hat. Obwohl der Dialog zwischen den Disziplinen der Hirnforschung und der Therapieforschung allseits gefordert wird, scheint dieser vor allem auch aufgrund von Disziplin-immanenten, unterschiedlichen Auffassungen, insbesondere in Bezug auf wissenschaftliche Grundannahmen und das Menschenbild, behindert zu sein.

Es beginnt bei dem, was in den Fokus der wissenschaftlichen Betrachtung genommen wird: Der Kern des klassischen, biologischen ADHS-Konzepts ist die Störung eines Organs, des Hirns, genauer gesagt eine Transmittermangelhypothese. Die psychoanalytische Sichtweise geht von einem entwicklungs- und objektpsychologisch geprägten Konzept aus. Dabei ist der von kognitiven Defiziten betroffene Mensch aufgrund der Störungen vor allem früher Bindungserfahrungen nicht ausreichend in der Lage gewesen, Fertigkeiten zur Selbst- und Beziehungsregulation zu erwerben. Während von biologisch-neurophysiologischer Seite eher die Kritik geübt wird, dass in der analytischen Theorie Ergebnisse der Neurowissenschaften nicht ausreichend berücksichtigt werden, wird von analytischer Seite festgestellt, dass die biologisch geprägte

– allgemeinhin »biologistisch« genannte – Haltung die Errungenschaft eines integrierten Bildes vom Menschen fragmentiere und den Menschen in seine Funktionen und Teilorgane zerlege, ohne dass Bereiche des menschlichen abgedeckt würden, die Begriffe wie Selbst oder Beziehung betreffen. An verschiedenen Orten in der Psychiatrie- und Psychotherapieforschung scheinen unterschiedliche Philosophien zu einem Menschenbild aufeinanderzuprallen, die ggf. gerade auch den wissenschaftlichen Diskurs zum ADHS überlagern könnten.

Die Positionen der Befürworter und Skeptiker der ADHS-Diagnose unterscheiden sich, neben verschiedenen Gemeinsamkeiten, in folgenden Kernpunkten, die in ▶ Tabelle 1 stichwortartig gegenübergestellt sind.

Den fachlichen Diskurs ergänzend, wird über die zeitgemäßen gesellschaftlichen Herausforderungen und Lebensbedingungen Adoleszenter diskutiert, die einerseits immer früher immer höhere Anforderungen an die seelischen und intellektuellen Kapazitäten junger Menschen stellt und ihnen andererseits immer weniger Zeit und Orientierung bietet, um Rollen, Werte und die »Tugenden« des Erwachsensein, wie Belohnungsaufschub, zukunftsgerichtetes Handeln, Übernahme von Verantwortung, etc. zu erfahren, zu selektieren und für sich anzunehmen. Bezüglich der ansteigenden Häufigkeit der Diagnostizierung von ADHS bei Kindern, Jugendlichen und Erwachsenen wird auch das Konzept der neurobiologischen Komorbidität von ADHS diskutiert. Das Konzept des komorbiden ADHS weist Überschneidungen mit anderen Krankheitsentitäten auf, die teilweise unter das ADHS-Konzept subsumiert werden.

Tab. 1: Kernaussagen der Befürworter und Kritiker des gängigen ADHS-Konzepts

	Pro ADHS-Diagnose	**Contra ADHS-Diagnose**
Entität	ADHS ist eine eigenständige Diagnose und kein Prodrom anderer psychischer Erkrankungen (Jacob und Lesch 2007)	ADHS ist ein Syndrom ohne eigene diagnostische Entität
Ätiologie	ADHS ist eine angeborene und vererbbare Erkrankung (Faraone und Perlis 2005)	ADHS ist überwiegend durch frühkindliche Bindungsstörungen erworben
Behandlung	Psychotherapeutisch primär Verhaltenstherapie	An bindungs- und objektpsychologischen Ansätzen orientierte psychodynamische fundierte Psychotherapie
Stimulanzien	Ja	Nein

Den Überschneidungen von Persönlichkeitsstörungen und ADHS kommt in diesem Zusammenhang besondere Bedeutung zu, weil gerade auch die Persönlichkeitsstörungen, allen voran die Störungen des narzisstischen, des antisozialen und des Borderline-Spektrums, pathologische Mechanismen aufweisen, die sich als Defizite der Selbst- und der Beziehungsregulation sowie der Impuls- und Affektregulation zeigen und darüber hinaus ätiologische Gemeinsamkeiten aufweisen können. Leutzinger-Bohleber, Fischmann und Läzer (Leutzinger-Bohleber et al. 2008, S. 135) stellen fest, »... dass Störungen in der frühen Affektregulation einen der wesentlichen Faktoren bei der Genese von ADHS und anderen Entwicklungspathologien ausmachen.« Diese Mechanismen werden auch für die Entstehung der Persönlichkeitsstörungen maßgeblich (mit) verantwortlich gemacht.

4.2 Entwicklungspsychologische und neuro-physiologische Konzepte zum Erwerb der Selbst- und Beziehungsregulation

Um die Wechselbeziehungen zwischen ADHS, Entwicklungsstagnationen und Selbstpathologien zu veranschaulichen, möchte ich im Folgenden auf die in diesem Zusammenhang bedeutsamen Ergebnisse der neuro- und entwicklungspsychologischen Forschung eingehen.

Das Verständnis für frühe Prozesse der seelischen Reifung im Säuglings- und Kleinkindalter wurde in der Psychoanalyse durch die Entwicklungspsychologie stark beeinflusst. Mahler (Mahler et al. 1980) beschreibt den Säugling in der Art eines zu Beginn noch weitgehend undifferenzierten Gefäßes, das durch vorwiegend dyadische Interaktionen mit der signifikanten Bezugsperson allmählich gefüllt und strukturiert und für das weitere Leben determiniert wird. Dornes (1994) prägt den Begriff des kompetenten Säuglings. Der Säugling ist demnach zu Beginn nicht passiv und leer. Er verfügt über Fertigkeiten wie z. B. Emotionalität, Intentionalität und Anpassungssteuerung. Stern (1992) nimmt an, dass der Säugling von Geburt an über Selbstfunktionen verfügt, wie dem *Empfinden eines auftauchenden Selbst* und dem *Empfinden eines Kern-Selbst*. Mittels dieser Selbst-Prototypen kann sich der Säugling als differenziell Anderer zu seiner Umwelt empfinden. Die durch diese Vorläufer-Selbstfunktionen vermittelten Selbstwahrnehmungen sind stark somatisch ausgerichtet, auf den Moment begrenzt und anfangs auch noch miteinander unverbunden. Mit solchen Fähigkeiten ausgestattet ist der Säugling bereits als frühes psychisches Wesen in der Lage, mit anderen Menschen zu interagieren.

Durch diese und andere Erkenntnisse um die Kompetenz des Säuglings entstand ein Verständnis für die frühe Bindung, bei dem die zu beobachtenden

Interaktionen nicht primär durch die Mutter alleine, sondern anteilig auch durch den Säugling mitgestaltet werden. Dass durch diese Interaktionen bereits während des ersten Lebensjahres, und vor allem auch während des Übergangs zum zweiten Lebensjahr, die Basis für die Entwicklung des psychischen Selbst gelegt wird, stellt Fonagy (Fonagy et al. 2004) im Rahmen des von ihm entwickelten Mentalisierungskonzepts dar. Er stellt fest, dass eine optimale Selbstentwicklung im Kontext einer sicheren Bindung zur Mutter stattfinden kann. Die »good-enough-mother« tritt dabei berechenbar und feinfühlig mit dem Säugling in Beziehung. Durch die wechselseitig abgestimmten Interaktionen und die Intimität mit der Bezugsperson erwirbt der Säugling die Fähigkeit, psychische Zustände zu interpretieren. Diese Fähigkeit bezeichnet Fonagy als Interpersonale Interpretationsfunktion (IIF) (Fonagy 2008, S. 107), und sie dient dazu, neue Erfahrungen erwerben zu können. Die Affektregulation und die grundsätzlich immer affektgebundenen Aufmerksamkeitsfunktionen sind Teil dieser IIF und werden in dieses Instrument fortwährend eingebaut und erweitert. Entgegen Bowlbys Konzept der internen Arbeitsmodelle (IWM, internal work models), sind in der IIF noch keine Repräsentanzen – keine Arbeitsmodelle – abgelegt. Vielmehr kommt der IIF eine Vermittlerfunktion zu, die es dem Säugling ermöglicht, Erfahrungen in der Interaktion mit der Mutter zu sammeln und zu verdauen, was die Grundlage für die spätere Internalisierung stabiler Repräsentanzen darstellt. Das anspruchsvollste Werkzeug der IIF ist die Fähigkeit zur Mentalisierung. Mentalisierung setzt die Fähigkeit zur Selbstregulation voraus. Sie ermöglicht es, eigene mentale Zustände und die mentalen Zustände anderer intern zu synchronisieren und im Rahmen dieser Synchronisation zu verstehen. Wer mentalisieren kann, hat die Fähigkeit erworben, eigene mentale Zustände zu erkennen und sich selbst zuzuordnen, so wie er die mentalen Zustände anderer Menschen als ihnen zugehörig erkennen kann. Dadurch wird ein implizites Verständnis für dialogische Vorgänge zwischen Menschen erworben, das es uns ermöglicht, die psychische Perspektive der Theory of Mind einzunehmen, zu verstehen, wie man selbst mit anderen in einer Art innerem Dialog steht.

Schore (2004) belegt mit einer eindrücklichen Fülle neurobiologischer Studienergebnisse, dass diese Lernprozesse, die durch die Säuglingsforschung phänomenologisch und empirisch belegt werden können, mit einer rechtshemisphärisch-dominanten Reifung des Gehirns bis ca. zum ungefähren Ende der Säuglingszeit einhergehen. Der Erwerb der Befähigung zu Impuls- und Affektregulation sowie zu internen Interpretationsfunktionen erfolgt zusammen mit der frühkindlichen Reifung des rechtshemisphärischen, orbitofrontalen Cortex. Der orbitofrontale Cortex bildet quasi die Spitze des, weil im Mittelhirn gelegenen, *unbewusst* agierenden, limbischen Systems. Ihm kommt eine Vermittlerrolle zwischen bewussten und unbewussten Vorgängen in der Selbst- und Beziehungsregulation zu. Es wird aktuell davon ausgegangen, dass keiner anderen kortikalen Region derart weitreichende Regulationsfunktionen zukommen wie dem präfrontalen Cortex. Wenn es bei Erwachsenen zu einer Läsion dieser Hirnstruktur kommt, entsteht eine Schwierigkeit, Erfahrungen in stimmiges, soziales Verhalten umzusetzen, obwohl es bereits einmal erworben worden ist. G. Roth sagt (2004, S. 35): »Im Fall der Schädigung des orbitofrontalen Cortex in frühester Jugend wird das Sammeln solcher Erfahrungen völlig verhindert; es gibt also nichts, worauf sie (gemeint sind die Betroffenen, Anm. des Verf.) in Entscheidungssituationen an unbewusster, impliziter ›moralischer Anweisung‹ zurückgreifen können.« Dennis et al. (2009) haben Kinder mit frontalen Schädel-Hirn-Traumata untersucht. Sie stellten fest, dass aus frontalen Hirnverletzungen resultierende Defizite des Arbeitsgedächtnisses und der Inhibitionskontrolle mit Störungen des Erwerbs einer Theory of Mind korrelierten. Interessant war aber auch, dass eine umschriebene Schädigung präfrontaler Strukturen nicht generell ein Prädiktor für eine gestörte seelische Entwicklung war, sondern vielmehr durch die Hirnschädigung erworbene Defizite der Inhibitionskontrolle und des Arbeitsgedächtnisses.

Allen moderneren psychoanalytischen Entwicklungstheorien in der Nachfolge von M. Mahler ist gemeinsam, dass sie sowohl die physiologische als auch die pathologische Entwicklung des zur Selbst- und Beziehungsregulation befähigten Menschen in einem interaktionellen Bindungs-Kontext verstehen, bei welchem dem Vorhandensein von Feinfühligkeit, Berechenbarkeit und Sicherheit durch die signifikante Bezugsperson übergeordnete Bedeutung zukommt. In der mir bekannten psychoanalytischen Literatur zu diesem Thema dominiert eine Sichtweise frühkindlicher Interaktion, bei welcher der mit den Möglichkeiten zur Entwicklung befähigte Säugling dann in seiner frühen Entwicklung stagniert, wenn die Bezugsperson durch eigene psychische Erkrankung oder aufgrund anderer ungünstiger Umstände nicht in der Lage ist, mit dem Säugling auf eine entwicklungsfördernde Art und Weise zu interagieren. Derartige frühe Bindungsstörungen werden in der bereits vorgestellten, maßgeblichen, analytischen Sichtweise für die Entstehung des ADHS verantwortlich gemacht.

Diese Perspektive würdigt meines Erachtens nicht in ausreichendem Maß den Umstand, dass Säuglinge nicht nur mit Möglichkeiten, sondern auch mit Bedingungen auf die Welt kommen, die ihrerseits das Interaktionsverhalten beeinflussen können. Dazu zählen z. B. Intelligenz, autistische Störungen oder auch Temperamentsausprägungen wie z. B. Introvertiertheit. Das klinische Material liefert Hinweise darauf, dass es auch angeborene Defizite der Affekt- und Impulsregulation mit Aufmerksamkeitsstörungen gibt, die nicht durch Bindungsstörungen erworben worden sind, wie an folgendem Fallbeispiel veranschaulicht wird.

4.2.1 Fallbeispiel

Frau B., die ich im Rahmen meiner Tätigkeit auf einer Psychotherapiestation für junge Erwachsene kennenlernte, ist zu Behandlungsbeginn 19 Jahre alt.

Sie wurde mit den Diagnosen einer Persönlichkeitsstörung mit emotional instabilen, impulsiven und schizoiden Zügen auf Borderline-Niveau mit fragli-

chen antisozialen Anteilen bei wiederholter Delinquenz und einem Alkohol-
abusus störungsspezifisch behandelt. Unregulierbare Affektzustände im Rahmen
negativer, therapeutischer Reaktionen (die aus der schizoid zurückgezogenen
Position der Patientin heraus für die Behandler teilweise kaum verstehbar waren
und unvorhersehbar wirkten) führten während der Behandlung zu stürmischen
Wutausbrüchen, die teils erhebliche Verstöße gegen das Stationsreglement mit
sich brachten, weswegen sie die stationäre Therapie zweimalig nicht zu Ende
führen konnte. Die Patientin fragte kurze Zeit nach der zweiten disziplinarischen
Entlassung für eine ambulante Therapie an. Die nun angedachte Therapie sollte sich zunächst an einer Sicherung der Lebens- und Begleitumstände der Psychotherapie konzentrieren. Aus dem ambulanten Kontext heraus rückte der
Bereich Arbeit und Tagesstruktur nun detaillierter in den Fokus der Gespräche.
Es stellte sich bald heraus, dass der Patientin ihre Jobs in der Produktion indus-
triell hergestellter Waren immer wieder gekündigt wurden, weil sie die einfache
und meist redundante Arbeit nicht ansatzweise zufriedenstellend tun konnte.
Bei der Analyse der Kündigungsumstände wurde ersichtlich, dass sich außerhalb
der Klinik erhebliche Aufmerksamkeitsdefizite darstellten, die im für sie strukturierenden Alltag der Psychotherapiestation zuvor nicht augenfällig geworden
waren. Die Patientin zeigte Symptome eines ADHS und wurde ergänzend zur
psychoanalytisch fundierten Psychotherapie mit Stimulanzien behandelt. Darunter stellte sich schlagartig eine Beruhigung der unsicheren Lebensumstände
ein. Der Alkoholkonsum konnte nun von ihr reguliert werden. Schlägereien, in
die sie verwickelt war, und Selbstverletzungen fanden nicht mehr statt. Sie konnte einer regelmäßigen Arbeitstätigkeit nachgehen und war im Vergleich nun
deutlich besser in der Lage, in den Behandlungsstunden über die ganze Dauer
Fokussierung und konzentrierte Bezogenheit aufrechtzuerhalten. Es stellte sich
mit der Behandlung eine abrupte Veränderung ihres Zugangs zu eigenen Emotionen ein: Sie erlebte sich kontinuierlicher und dauerhafter in Bezug auf die
eigenen Befindlichkeiten, die sie zuvor eher bruchstückweise erlebt hatte. Sie
konnte nun auch ihren Therapeuten deutlicher wahrnehmen und der verbale
und interaktionelle Dialog in der Therapie wurde belebt. Die nun wahrgenommenen Befindlichkeiten waren ihr zunächst fremd und ließen ihr eine eigene,
umfassende Ratlosigkeit in Bezug auf sich selbst deutlich werden. Im Zuge
dieser Veränderungen entstand eine depressive Reaktion, die im Laufe der Behandlung gebessert werden konnte.

In der Anamnese der Patientin fanden sich keine Hinweise auf derart ungünstige Umgebungsbedingungen, die eine so schwere Pathologie, sowohl in Bezug
auf die Persönlichkeitsstörung als auch in Bezug auf das ADHS hätten erklären
können. Die Mutter schilderte die frühe Kindheit der Patientin auf eine gut
nachvollziehbare Art und Weise und verwies damit auf das eigene Vermögen
zu Empathie und Feinfühligkeit. Die Mutter schilderte Insuffizienzgefühle angesichts einer Tochter, die die Herstellung visuellen und körperlichen Kontakts
wesentlich weniger zuließ als ihre Geschwister. Sie habe sich z. B. kaum stillen
lassen, sei als Kind einerseits anhänglich gewesen und habe gleichaltrige Kinder

83

gemieden, sie sei viel in der Nähe der Mutter geblieben, dabei aber stets auch unnahbar und introvertiert gewesen. Die Mutter habe sich ratlos mit ihr gefühlt, weil ihr der Zugang zum inneren Erleben der Tochter kaum gelungen sei. Es sei so gewesen, als hätte die Patientin von Beginn an entscheiden, zur Familie nicht richtig dazugehören zu wollen. Der ältere Bruder der Patientin zeigte hingegen eine unauffällige Reifung ohne Hinweise auf Entwicklungsstagnationen. Er lebte in einer festen Partnerschaft und war berufstätig.

4.3 ADHS und die Entwicklung von Selbstpathologien

Gerade von den Müttern jener Adoleszenten, die mit dem Verdacht auf ein ADHS oder eine Persönlichkeitsstörung abgeklärt werden sollen, wurde mir immer wieder über früh aufgetretene Schwierigkeiten berichtet, einen emotionalen Kontakt zu den Babys herzustellen: Durch die gesteigerte motorische Aktivität und Unruhe, durch Meidung des visuellen Kontakts oder eine hohe Störanfälligkeit sei es so in vielen Fällen z. B. schwierig gewesen, diese Kinder zu stillen.

Der frühe zwischenmenschliche Austausch mittels reziproker Interaktionen, vorwiegend über körperliche und visuelle sensorische Kommunikationsformen, ist eine Voraussetzung für die Entstehung von Bindungssicherheit und Orientierung zwischen Kind und Mutter. Die Teilnahme an diesem Dialog setzt zeitlich ausreichend lang andauernde, aufmerksame Fokussiertheit durch beide Beteiligten voraus. Aufmerksamkeit und Fokussierung sind kognitive Leistungen, die durch präfrontale Hirnregionen maßgeblich zur Verfügung gestellt und moduliert werden. Wenn motorische Hyperaktivität und Aufmerksamkeitsdefizite diesen Dialog fragmentieren, verliert er etwas von seiner Aussagekraft für das Kind und die Bezugsperson. Gegenseitige Fremdheit kann das Resultat eines erschwerten emotionalen Dialogs in der frühen Dyade mit der Mutter sein. Diese Konstellation möchte ich als eine Art emotionales »Locked-in-Syndrom« bezeichnen. Der Begriff des Locked-in-Syndroms bezieht sich auf einen aus der Neurologie bekannten Zustand, bei dem es einem Menschen bei voll erhaltenem Bewusstsein nicht möglich ist, sich anderen Menschen mitzuteilen.

Emotionales Locked-in-Syndrom bedeutet, dass die dialogische Bedeutung von Emotionen bei vorhandener Vitalität und Emotionalität in ihrem interpersonellen Kontext vom Kind mit seiner Mutter nicht geteilt werden kann. Die Ausbildung einer interpersonellen Interpretations-Funktion, das Erleben mentalisierter Zustände und damit einhergehend die allmähliche Internalisierung von intra- und interpersonellen Arbeitsmodellen – sogenannten Befindlichkeiten, oder »states« – ist aber an den Dialog zwischen Mutter und Kind gebunden. Weist der Säugling neurophysiologische Defizite im Bereich des präfrontalen Cortex auf, ist es denkbar, dass dieser Dialog nicht oder nur in eingeschränktem Umfang stattfindet. Adoleszente mit einem ADHS weisen, insbesondere dann, wenn das ADHS in der Kindheit unbehandelt geblieben ist, häufig Störungen der Affektsteuerung und der Beziehungsregulation auf. Diese Jugendlichen zeigen sowohl im aktuellen Befund, als auch anamnestisch nicht selten eine Unfähigkeit, sich in Bindungen reziprok zu verhalten. Im Rahmen der Exploration weisen solche Jugendliche häufig psychisch-strukturelle Defizite auf. Diese betreffen dann nicht nur die Selbst- und Beziehungsregulation, sondern auch eine mangelnde Integration des Selbstkonzepts und des Konzepts von bedeutsamen Anderen, im Sinne des von Kernberg geprägten Begriffs der »*Identitätsdiffusion*« (Kernberg 1993).

Brisch (2009) stellt die Bedeutung von Risiko- und Präventionsfaktoren für die kindliche Entwicklung anschaulich dar. Dabei erläutert er, dass es *irgendeine* Bezugsperson braucht, die ausreichend bezogen und feinfühlig ist, um auf kindliche, seelische Prozesse so erkennend und spiegelnd einzugehen, dass keine Entwicklungsstagnationen resultieren. Ist so eine Bezugsperson nicht vorhanden, zeigen diese Kinder häufig psychosoziale Verhaltensauffälligkeiten. Wenn die Bezugspersonen hingegen in Richtung einer Verbesserung ihrer Fertigkeiten, stimmig mit Kindern zu interagieren angeleitet wurden, korrelierte dies, laut einer von Brisch vorgestellten Studie des amerikanischen National Institute of Child Health an Development (NICHD-Studie), mit einer Verbesserung externalisierender, störender Verhaltensweisen von Kindern.

Leutzinger-Bohleber et al. (2008) haben in einer groß angelegten Feldstudie auf die Zusammenhänge zwischen Störungen des Sozialverhaltens, Aufmerksamkeitsdefizite und Impulskontrollstörungen mit motorischer Hyperaktivität und dem Vorliegen früher Bindungsstörungen hingewiesen. Auch in dieser Studie korrelierten Verbesserungen in verschiedenen funktionellen Domänen der Selbst- und Beziehungsregulation der Kinder mit gezielten Bindungs-orientierten Interventionen bei den Bezugspersonen, nachdem jeweils festgestellt wurde, dass deren Beziehungsangebote unsicher, ambivalent oder desorganisiert waren. Dabei wurde konstatiert, dass Verunsicherung und Invalidierung in der frühen Kindheit primär vonseiten der erwachsenen Bezugsperson ausgehen.

Diese Studien belegen differenziert die Einflüsse der Umgebungsbedingungen auf die Ausbildung kognitiver Defizite und Hyperaktivität. Es gibt aber kaum oder wenig Studien über die Einflussnahme auf die Umgebungsbedingungen, die von neurophysiologischen Faktoren, wie jenen die zur Ausbildung eines ADHS führen, ausgeht. Dies trifft insbesondere auch auf die psychodynamische Sichtweise zu.

Um die anzunehmenden, schädlichen Auswirkungen eines angeborenen, präfrontalen Defizits auf die frühkindliche Entwicklung zu beschreiben, möchte ich in Analogie zum von M. Linehan (1996) maßgeblich geprägten Begriff der *Invali-*

dierung, den Begriff einer Art intrapsychischen, *inneren Invalidierung* einführen. Die Bedeutung der Invalidierung leitet sich aus einem transaktionalen Modell der Beziehung zwischen Individuum und Umwelt ab. Dabei bedeutet Invalidierung, dass das Verhalten eines Transaktionspartners durch einen anderen nicht erkennend und verstehend auf den Urheber des Verhaltens zurückgespiegelt wird. Dadurch werden das eigene Verhalten und die Reaktion der Bezugsperson darauf nicht verstehbar. Der Begriff der Inneren Invalidierung bezieht sich nicht primär auf die interpersonell-transaktionale Ebene der Kommunikation. Es ist also nicht primär so gemeint, dass Kinder mit Defiziten der Kognition und Impulskontrolle invalidierend auf ihre Umgebung wirken, sondern dass sie je nach Ausprägungsgrad eines ADHS mit ihren Affekten allein eingeschlossen bleiben und somit nicht die für eine Entwicklung des Selbst notwendige Wirksamkeit reziproker Austauschprozesse mit der Befindlichkeit des anderen erleben können. Während der Entwicklung ihres Selbst können sie somit auch nicht Maßstäbe zur Selbstvalidierung internalisieren. Emotionen bleiben demnach in ihren interaktionellen Bedeutungsgehalt mehr oder weniger unverstanden.

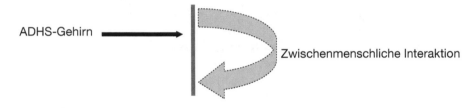

Individuum   **Umwelt**

Abb. 1: Die Entstehung von emotionalem Locked-in

Man kann aus der interaktionellen Entwicklungsperspektive heraus sagen, dass emotionales Locked-in das Phänomen einer inneren und äußeren Invalidierung infolge gestörter interaktioneller, reziproker Kommunikations- und Bindungsprozesse bezeichnet, die primär vom Betroffenen ausgehen. Es ist in dem Sinne gemeint, dass ein betroffenes Kind seine seelischen Regungen nicht adäquat nach außen hin signalisieren kann. Innere Zustände bleiben somit natürlich von außen unbeantwortet. Zudem werden von außen kommende interaktionelle Signale nicht adäquat verstanden. Die Befindlichkeiten anderer dringen nicht bis zu einem inneren Erkennen beim Kind vor. Das Gegenüber kann somit nicht auf der Basis von Erfahrungen eingeschätzt werden und bleibt unberechenbar. Man kann auch sagen, dass dieser Prozess es dem Kind erschwert oder sogar verunmöglicht, sich im signifikanten Gegenüber zu spiegeln.

Im Sinne einer entwicklungspsychologischen Perspektive stellt das emotionale Locked-in den wesentlichen pathologischen Mechanismus dar, aus dem heraus Störungen des emotionalen Dialogs nach innen und außen entstehen und sich in Form der inneren und äußeren Invalidierung auf die Entwicklung der bei ADHS gehäuft auftretenden Selbstpathologien auswirken. Innere Invalidierung ist also in beide Richtungen (innen – außen) wirksam, auch wenn es nicht im intermediären Raum zwischen den Beziehungspartnern entsteht, sondern primär intrapsychisch beim Kind. Das beinhaltet natürlich auch, dass sich Bezugspersonen in Beziehungen dieser Art durch den Säugling oder das Kind invalidiert fühlen können, was zu Irritationen bei den Bezugspersonen führen und sich wiederum auf den Dialog im Sinne der »klassischen« Invalidierung von außen nachteilig auswirken kann.[2]

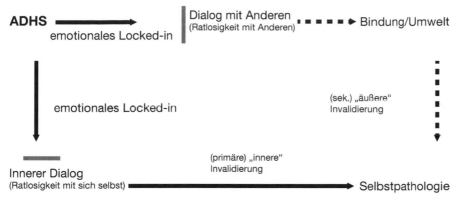

Abb. 2: Schematische Darstellung, wie ein ADHS die Entstehung psychisch-struktureller Defizite begünstigen kann

Im Fallbeispiel von Frau B. könnten die sich vor dem Hintergrund des von Beginn an bestehenden orbitofrontalen Defizits, dem ADHS, entstandenen Bindungen, also auf die psychobiologische Entwicklung im Sinne einer Teufelskreis-Dynamik so nachteilig ausgewirkt haben, dass eine schwere Persönlichkeitsstörung mit schweren Identitätsfragmentierungen entstand, obwohl die äußeren Entwicklungsbedingungen ursprünglich nicht ungünstig waren.

Pimentel (Pimentel et al. 2011) hat die Mutter-Kind-Interaktionen von Müttern und Kindern ohne bzw. mit ADHS untersucht und festgestellt, dass die Mütter im Vergleich zur Kontrollgruppe (beide ohne ADHS), Hinweise auf signifikant höhere Stresslevel aufwiesen und häufiger über eigene Schwierigkeiten im Umgang mit den Kindern berichteten. Diese Untersuchungen weisen darauf hin, dass entwicklungsrelevante Einflüsse nicht nur von der Umwelt, sondern auch vom Kind ausgehen, und sich auf die Bindungssituation (nachteilig) auswirken

---

2 Mit *innere Invalidierung* ist übrigens nicht das gemeint, was Linehan *Selbstinvalidierung* nennt. Mit dem Begriff der Selbstinvalidierung ist gemeint, dass Borderline-Menschen sich mit früh gebildeten Mythen über zwischenmenschliche Interaktionen selbst invalidieren (z. B. Ich bin ein schlechter Mensch, Ich habe etwas Gutes nicht verdient, etc.).

können. Angeborene kognitive Defizite aus der entwicklungspsychologischen Perspektive besitzen dabei weniger für sich allein eine Bedeutung als eigenständige Erkrankung, sondern wirken sich über ein gestörtes Lern- und Bindungsverhalten als Risikofaktor auf die Persönlichkeitsentwicklung aus, indem sie kognitionsgebundene Prozesse der rechtshemisphärisch-dominanten Internalisierung von integrierten Beziehungserfahrungen behindern.

4.4 Aspekte für die Psychotherapie von Menschen mit kognitiven Defiziten und Selbstpathologien

Sowohl die biologisch als auch die objekt- und bindungspsychologisch fundierten Haltungen in Bezug auf das ADHS zeichnen sich durch selbst auferlegte Beschränkungen aus, die auf die klinisch-praktische Tätigkeit Einfluss nehmen können. Eine wesentliche Beschränkung der biologischen Perspektive resultiert meines Erachtens aus einer vorwiegend therapeutischen Ausrichtung auf kognitiv-behaviorale Interventionen. Die Verhaltenstherapie ist mit der Psychoedukation die alleinig empfohlene gesprächstherapeutische Behandlungsmethode in den Leitlinien der entsprechenden Fachgesellschaften für die Arbeit mit ADHS-Patienten (Lehmkuhl 2004). Die in diesem Beitrag dargelegten Überlegungen bezüglich der Entwicklung von Selbstpathologien infolge von ADHS, die besonders auch bei langen und unbehandelten Krankheitsverläufen bis in das Jugendlichen- und Erwachsenenalter berücksichtigt werden müssten, sind konzeptuell und therapeutisch in den Leitlinien nicht erfasst. Es werden unter dem Begriff des ADHS zwar emotionale Instabilität, verminderte Frustrationstoleranz, gestörte Affektkontrolle, etc. berücksichtigt, allerdings finden sie keinen spezifischen Niederschlag bei den Therapieempfehlungen, obwohl offensichtliche Domänen von Selbstpathologien unter dem Begriff des ADHS subsumiert werden. Die neurophysiologischen Erkenntnisse zu Selbstfunktionen der Hirntätigkeit werden dabei meines Erachtens nicht wirklich berücksichtigt.

Bezüglich der Poly-, respektive der Komorbidität zwischen emotional instabilen Persönlichkeitsstörungen und ADHS hat sich die Forschungsgruppe um Sabine Herpertz (Herpertz und Lampe 2007) um eine Differenzierung bemüht. Mittels einer neurokognitiven Leistungstestung ADHS-typischer kognitiver Defizitdomänen bei Patienten beider Störungstypen wurde festgestellt, dass die beeinträchtigten Fähigkeiten zur Impulsinhibition bei ADHS und zur emotionalen Selbstregulation bei den Persönlichkeitsstörungen voneinander unterschieden werden können. Das Inhibitionsdefizit ist eine Domäne des ADHS und nicht der PKS. Bei einer PKS kann zwar im Sinne der Ko- oder Polymorbidität ein ADHS bestehen, es handelt sich aber um zwei distinkte Störungstypen, die voneinander unterschieden und gezielt behandelt werden müssen. Das setzt voraus, dass die Aussagekraft der grundsätzlich als unspezifisch einzuschätzenden kognitiven Defizite und Impulskontrollstörungen nicht allein aus der ADHS-Perspektive betrachtet werden, sondern dass der diagnostische Prozess die Dimension der pathologischen Persönlichkeitsentwicklung auch unter dem Gesichtspunkt der möglichen wechselseitigen Kausalität, wie bereits erläutert, mit berücksichtigt.

Eine perspektivische Einengung der psychoanalytischen und bindungstheoretischen Perspektive besteht meines Erachtens vor allem darin, dass der Einsatz von Stimulanzien zu pauschalisierend abgelehnt wird. Der Einsatz von Stimulanzien beim Menschen, so die Auffassung (Hüther 2006), lege jede weitere Beeinflussung dopaminerger Neurone, z. B. durch Psychotherapie still; so wie eine psychotherapeutische Behandlung von Angstsymptomen unter der Wirkung von Benzodiazepinen wirkungslos bleibt. Diese Auffassung in Bezug auf den Einsatz von Stimulanzien teile ich aufgrund meiner klinischen Erfahrungen nicht. Psychotherapeutische Behandlungen, die sich an der hilfreichen Beeinflussung der psychischen Struktur orientieren, sind nach meinen eigenen Erfahrungen auch unter Stimulanzieneinfluss wirksam.

Den entwicklungspsychologischen und neuropsychologischen Befunden zur Entstehung von Persönlichkeitsstörungen mit Defiziten der Kognition und der Impulskontrolle folgend, kann ein Vorteil psychoanalytisch fundierter Therapieverfahren zur Belebung ADHS-assoziierter Entwicklungsstagnationen angenommen werden. Mit der Übertragungsfokussierten Therapie (TFP) nach Kernberg (Clarkin 2008) liegt z. B. ein psychoanalytisches Behandlungskonzept vor, das auf die emotionale Erarbeitung von dyadischen Befindlichkeitserfahrungen unter Berücksichtigung der Übertragungsinteraktionen eingeht und die in einer therapeutischen Situation aktivierten, dominanten Affekte und damit verbundenen Kognitionen.

Eine – gerade auch in der Behandlung Adoleszenter – sinnvolle Berücksichtigung eines »reflektierenden Agierens«, lässt die Mentalisierungsbasierte Therapie (MBT) von Bateman und Fonagy (2008) zu. »Das zentrale therapeutische Ziel der Psychoanalyse besteht (…) darin, dem Patienten zu helfen, ›Affektivität zu mentalisieren‹ (…). Indem er für seine inneren Affektzustände sensibilisiert wird und Gelegenheit erhält, entsprechende sekundäre Repräsentationen herzustellen, lernt der Patient, seine subjektiven Affektinhalte als mentalisierte Zustände zu erfassen und über sie nachzudenken, ohne ständig Gefahr zu laufen, sie mit der äußeren Realität zu verwechseln« (Fonagy et al. 2004, S. 318 ff.). Die MBT nimmt in Ergänzung zur TFP Schlussfolgerungen bindungs- und entwicklungstheoretischer Konzepte konkreter in das Behandlungskonzept mit auf. Vor allem die entwicklungspräventive Bedeutung mütterlicher Affektspiegelung in frühkindlichen reziproken Austauschprozessen wird in der Gestaltung der Patient-Therapeut-Beziehung betont. Das wiederholte interaktionelle Durcharbeiten von situativ auftauchenden Äquivalenzzuständen ist dabei das Medium, welches es dem Patienten ermöglicht, durch die abgestimmte und markierte Affektantwort des Therapeuten interpersonelle Interpretationserfahrungen nachzuholen und zu internalisieren. Dieses interaktive Moment in der Therapie scheint gerade auch in der Arbeit mit Adoleszenten Vorteile zu haben: Durch das selektive Mitagieren des Therapeuten wird dem adoleszenten Patienten, der teils auch entwicklungsphysiologisch noch nicht in der Lage ist, mentale Zustände zu verbalisieren, eine Möglichkeit zu interpersonellem Lernen geboten.

Dabei hat es sich bewährt, dass der Raum, in dem sich Patient und Behandler begegnen, durch verbindliche Rahmenbedingungen begrenzt wird, für die sich der Therapeut berechenbar und deutlich einsetzt. Meiner Erfahrung nach findet ein größerer Teil vieler Therapien, insbesondere während früherer Behandlungsphasen an den Grenzen der Therapie statt, die durch die Rahmenvereinbarungen zuvor definiert worden sind. Die Momente, in denen Grenzen von Patienten tangiert werden, zeichnen sich häufig durch Destruktivität, Beziehungsbrüche und teilweise hoch emotional besetzte Szenen aus, die von einem intensiven Übertragungsgeschehen begleitet werden. Es sind Situationen, in denen sich z. B. häufig aufgrund destruktiven Agierens zunächst auch spontan die Frage nach der ggf. nicht vorhandenen Sinnhaftigkeit oder Möglichkeit der Therapiedurchführung stellt. Der Patient hat in solchen Situationen besondere Ansprüche an die Klarheit, das Durchhaltevermögen, die Reguliertheit und die Empathie des Behandlers. Gerade in solchen Momenten bietet sich allerdings die Gelegenheit, mentale Zustände miteinander zu erleben und zu verstehen. Das gemeinsame sinnliche Erleben solcher Situation und der dazugehörigen Befindlichkeitszustände ist eine Art Neuropsychotherapie von ADHS mit Selbstpathologien, in der interpersonelle Interpretationen gemeinsam erarbeitet und gesammelt werden und sich mit der Zeit zu internen Arbeitsmodellen etablieren können. Man könnte von einer Art rechtshemisphärisch-präfrontalem Hirn-Body-Building durch Nachreifung unter entwicklungsfördernd gestalteten, therapeutischen Bedingungen sprechen.

Literatur

Bateman AW, Fonagy P (2008) Psychotherapie der Borderline-Persönlichkeitsstörung – ein mentalisierungsgestütztes Behandlungskonzept. Gießen: Psychosozialverlag.

Brisch KH (2009) Bindungsstörungen. 9. vollständig überarbeitete Auflage. Stuttgart: Klett-Cotta.

Clarkin JF, Yeomans FE, Kernberg OF (2008) Psychotherapie der Borderline-Persönlichkeit – Manual zur psychodynamischen Therapie. 2. Auflage, Stuttgart: Schattauer.

Dennis M, Agostino A, Roncadin C, Levin H (2009) Theory of mind depends on domain-general executive functions of working memory and cognitive inhibition in children with traumatic brain injury. Journal of Clinical and Experimental Neuropsychology 13: 835–847.

Dornes M (1994) Der kompetente Säugling – die präverbale Entwicklung des Menschen. 12. Auflage. Frankfurt am Main: Fischer.

Faraone SV, Perlis RH, Doyle AE, Smoller JW, Goralnick JJ, Homgren MA, Sklar P (2005) Molecular genetics of attention-deficit/hyperactivity disorder, Biological psychiatry 57: 1313–1323.

Fonagy P, Gergely G, Jurist EL, Target M (2004) Affektregulierung, Mentalisierung und die Entwicklung des Selbst. Stuttgart: Klett-Cotta.

Hüther G (2006) Hirnorganische Veränderungen bei Hyperaktivität. In: Leutzinger-Bohleber ML, Brandl Y, Hüther G (Hrsg.) ADHS – Frühprävention statt Medikalisierung – Theorie, Forschung, Kontroversen. Göttingen: Vandenhoeck & Ruprecht.

Jacob CP, Lesch KP (2007) Neurobiologie der Komorbidität des ADHS aus ADHS und komorbide Erkrankungen. In: Freitag CM, Retz W (Hrsg.) Stuttgart: Kohlhammer.

Kernberg O F (1993) »Psychodynamische Therapie bei Borderline-Patienten, deutsche Ausgabe. Bern: Huber.

Lampe K, Herpertz SC (2007) Vergleichende neuropsychologische Ergebnisse zur ADHS im Erwachsenenalter und Borderlinestörung – Implikationen für komorbide Störungen. In: Freitag CM, Retz W (Hrsg.) ADHS und Komorbide Erkrankungen. Stuttgart: Kohlhammer.

Lehmkuhl G (Hrsg.) (2004) Aufmerksamkeitsdefizit-/Hyperaktivitätsstörung im Kindes-, Jugend-, und Erwachsenenalter. Bremen: Uni-Med-Verlag.

Leuzinger-Bohleber M, Fischmann T, Läzer L (2008) »Triangulierung – ein zentrales Konzept der Frankfurter Präventionsstudie?« In: Dammasch F, Katzenbach D, Ruth J (Hrsg.) Triangulierung – Lernen, Denken und Handeln aus psychoanalytischer und pädagogischer Sicht., Frankfurt am Main: Brandes & Apsel, S. 131–165.

Linehan MM (1996) Dialektisch-Behaviorale Therapie der Borderline-Persönlichkeitsstörung. München: CIP-Medien.

Mahler M, Pine F, Bergmann A (1980) Die psychische Geburt des Menschen – Symbiose und Individuation. Frankfurt am Main: Fischer.

Pimentel MJ, Vieira-Santos S, Santos V, Vale MC (2011) Mothers of children with attention deficit/hyperactivity disorder: relationship among parenting stress, parental practices and child behaviour, Attention Deficit Hyperactiv Disorder, 3:61–68.

Roth G (2004) Wie das Gehirn die Seele macht. In: Schiepek G (Hrsg.) Neurobiologie der Psychotherapie. Stuttgart: Schattauer.

Schore AN (2007) Affektregulation und die Reorganisation des Selbst. Stuttgart: Klett-Cotta.

Stern DN (1992) Die Lebenserfahrung des Säuglings. Stuttgart: Klett-Cotta.

5 Computerspiel- und Internetsucht in der (Spät-)Adoleszenz: Phänomenologie – Diagnostik – therapeutische Implikationen

Klaus Wölfling

5.1 Demografischer Wandel, Digitale Revolution und Mediennutzung

Der demografische Wandel in der Bundesrepublik Deutschland beinhaltet, dass bei einer stetig wachsenden Anzahl älterer Menschen in unserer Bevölkerung die Kinderanzahl mehr und mehr abnimmt. Diese sehen sich heute zunehmend einer leistungsorientierteren, Flexibilität fordernden und mediendominierten Gesellschaft gegenüber, in welcher die soziale Kommunikation immer unpersönlicher, als rein medienvermittelt und damit insgesamt weniger verbindlich wahrgenommen wird. Gleichzeitig beeinflusst die digitale Revolution die Einstellungen, Werte und Verhaltensweisen der Kinder- und Jugendkultur nachhaltig. Das Internet durchdringt aufgrund der schier unendlichen Informationsfülle und hohen Attraktivität seiner Anwendungen (Spiele, soziale Foren und Download- und Videoportale) fast jeden Lebensbereich Heranwachsender. Bei reger Nutzung von Mobilfunk, PC und Internet bleibt es hauptsächlich Aufgabe der Erziehenden, eine adäquate Kompetenz im Umgang mit der Informationsvielfalt zu lehren (unter anderem auch durch das Vermitteln eines guten Modells) und auf Gefahren, bedingt durch eine Viel- bis Exzessivnutzung, hinzuweisen. Da das Internet auch auf mobilen Geräten wie z. B. Smartphones genutzt werden kann und somit an jedem beliebigen Ort Spielfiguren (»Avatare«) oder Profilseiten (»Accounts«) abrufbar sind, erweitert sich die soziale Kommunikation auch auf Plätze wie die Schule, den Ausbildungs- oder Arbeitsplatz, die zuvor davon unberührt waren. Bergmann und Hüther (2006) sprechen in diesem Zusammenhang kritisch von dem Paradoxon sozialer Internetbeziehungen, die zwar eine eigentümliche Tiefe, jedoch keinerlei soziale Nähe aufweisen. Betrachtet man diese gesamtgesellschaftlichen Veränderungen unter dem Blickwinkel zunehmender Mediennutzung, kann man sich fragen, ob das finale Ziel all dieser Wandlungen und Entwicklungen der sogenannte *Homo digitalis* ist.

Die Studie des Medienpädagogischen Forschungsverbunds Südwest zu Jugend, Information und (Multi-)Media (JIM-Studie 2010) hat ergeben, dass eine Vollausstattung aller Haushalte der 1 208 befragten Jugendlichen mit einem Handy, einem PC oder Laptop bestand; 99 % der Haushalte verfügten über einen Fernseher (JIM 2010, MPFS). 74 % der der 12- bis 19-Jährigen nutzten eine feste Spielkonsole, 67 % ein tragbares Gerät. Betrachtet man in diesem Zusammenhang die unterschiedlichen Formen der Mediennutzung, so fällt auf, dass eine besonders ausgeprägte Diskrepanz zwischen Jungen und Mädchen bei der Nutzung von (offline) Computer- und Konsolenspielen bestand. So gaben 55 % der Jungen im Vergleich zu nur 14 % der Mädchen in 2010 an, täglich bzw. mehrmals pro Woche Computer- und Konsolenspiele (offline) zu nutzen. Bei 98 % der Jugendlichen verfügt das Heim über einen Internetzugang (JIM-Studie 2010).

Gerade der PC mit Internetzugang und dem damit garantierten Zugriff auf ein weltumspannendes Netz an Informationen stellt ein immer häufiger genutztes Medium dar, das Chancen bezüglich des Lernens, der Intensivierung von Familienbeziehungen oder der Entwicklung und Pflege von sozialen Kontakten bietet. Insgesamt wird von den Heranwachsenden erwartet, dass bei voranschreitender Schulzeit und Vorbereitung auf das spätere Arbeitsleben der Gebrauch eines Rechners zum Lernen genutzt wird – so die Erwartung der Erziehenden. Jedoch, dieses Medium wird weniger zum Lernen als zum Freizeitvergnügen genutzt, was aber kaum von den Eltern wahrgenommen wird – auch weil diese selbst über zum Teil weniger Kenntnisse der modernen Elektronik verfügen und damit eine sinnvolle Schulung und Auseinandersetzung mit den ›Neuen Medien‹ erschwert bleibt (vgl. Petzold 2011).

5.2 Internet- und Computerspielsucht: ein eigenständiger Symptomkomplex?

Seit hochauflösende, komplexe Computerspiele sowie Onlinespiele über das Internet einfach und breit verfügbar sind, lässt sich in der Öffentlichkeit und in klinischen Fachkreisen ein wachsendes Interesse an den Auswirkungen von Computerspielen und der Internetnutzung beobachten. Als eine Folge von exzessiver Nutzung wird die Internet- und Computerspielsucht mittlerweile als ein eigenständiger psychopathologischer Symptomkomplex diskutiert (Wölfling et al. 2008). Auslösend ist die Zunahme an Fallzahlen von vor allem Computerspielern aus dem Altersspektrum Jugendliche und junge Erwachsene, die wegen suchtartiger Symptombeschwerden die verschiedenen Anlaufpunkte des Suchtkrankenhilfesystems sowie ambulante psychiatrische oder psychotherapeutische Praxen aufsuchen (vgl. Wessel et al. 2009). Grundsätzlich herrscht bisher in der internationalen Forschungsliteratur noch keine Einigkeit darüber, inwieweit der Begriff Internetsucht, verschiedene interaktive Handlungen, wie z. B. exzessives Chatten, exzessive Nutzung pornografischen Materials, unkontrolliertes Surfen mit exzessiver Informationssuche oder die exzessive Nutzung der Vielzahl an Möglichkeiten im Internet, um Geld zu spielen (wie z. B. auf Online-Poker-Plattformen), angemessen bündelt und damit gerechtfertigt scheint. In den USA thematisierte Young (1998) bereits Mitte der 90er Jahre des 20. Jahrhunderts ein Abhängigkeitspotenzial des Internets. Sie subsumiert unter dem Begriff verschiedene Online-Aktivitäten (Chatten, Spielen, Shopping, Online-Börsen-Spekulationen, soziales Networking), die exzessiv entgleiten können. Durch die Vielzahl der unterschiedlichen Handlungsoptionen bei Online-Aktivitäten ist der Begriff der Internetabhängigkeit bzw. Internetsucht jedoch bisher zu unpräzise operationalisiert.

Die diagnostische Einordnung von Internet- und Computerspielsucht in den Diagnosesystemen ICD-10 (Dilling et al. 2000) oder DSM-IV-TR (Saß et al. 2003) ist gegenwärtig nicht als Sucht oder süchtiges Verhalten möglich, sondern nur unter »Nicht näher bezeichnete Störung der Impulskontrolle« (ICD-10: F63.9 bzw. DSM-IV-TR: 312.30) in Analogie zum Pathologischen Glücksspiel zu verschlüsseln. Eine spezifische Diagnose fehlt bisher, um Betroffenen effektive Interventionsmaßnahmen anbieten zu können (vgl. Grüsser et al. 2007). Die internationale Diskussion beinhaltet, dass im Rahmen der anstehenden Revision des DSM (Saß et al. 2003) zum DSM-5 die bisherige Kategorie »Substance Related Disorders« umbenannt wird und unter der Bezeichnung »Addiction and Related Disorders« eine substanzungebundene Abhängigkeit (Pathologisches Glücksspiel) implementiert werden soll. Die Diagnose »Internet Addiction« (Internetsucht) könnte in diesem Zuge im Anhang des DSM-5 als Forschungsdiagnose Berücksichtigung finden (Holden 2010).

5.2.1 Zahlen und Häufigkeiten

In der internationalen Forschungsliteratur zum Thema exzessive bzw. suchtartige Internet- und Computerspielnutzung existieren bisher nur Prävalenzschätzungen, die auf nicht standardisierten Operationalisierungen des Symptomkomplexes basieren und daher teilweise zu weit divergierenden Ergebnissen führen, wobei die angegebenen Prävalenzraten problematischer bis pathologischer Nutzung zwischen 2,5–13 % schwanken (für einen Überblick vgl. Shaw und Black 2008; Wölfling et al. 2009). Die Autoren konstatierten, dass die Bevölkerung in den USA Internetabhängigkeit vor allem deshalb nicht wahrnehme, weil viele der daraus resultierenden negativen psychosozialen Konsequenzen (z. B. soziale Isolation, eheliche und finanzielle Probleme) dem sozialen Umfeld verborgen blieben (Shaw und Black 2008).

In verschiedenen Studien aus dem deutschsprachigen Raum zeigt sich, dass der Anteil an Jugendlichen, die als pathologische Computerspieler klassifiziert werden, zwischen 3 und 5 % variiert (beispielsweise van Egmond-Fröhlich et al. 2007; Wölfling et al. 2007; Rehbein et al. 2009; Müller und Wölfling 2010; Batthyány et al. 2009; Beutel et al. 2011a). Aktuelle deutsche Prävalenzzahlen zur Häufigkeit von Internetabhängigkeit bzw. Internetsucht in der Altersgruppe der 14- bis 64-Jährigen liefern Rumpf et al. (2011). Die Autoren stufen im Rahmen ihrer repräsentativen Erhebung 1,5 % der 14- bis 64-jährigen Deutschen (Studie »Prävalenz der Internetabhängigkeit (PINTA I)« der Universität Lübeck und der Universität Greifswald) als internetabhängig ein. Weitere 4,6 % dieser Altersgruppe werden als problematische Internetnutzer angesehen. Die höhere Vulnerabilität für die Entwicklung einer psychischen Störung in der Altersspanne der Adoleszenz lässt sich auch an diesen erhöhten Prävalenzzahlen ablesen: In der Altersgruppe der 14- bis 24-Jährigen ist die Verbreitung von Internetsucht in Deutschland am größten. Die Autoren klassifizieren 2,4 % als abhängige und 13,6 % als problematische Internetnutzer (Rumpf et al. 2011).

Grundsätzlich sollten die häufig als Punktprävalenz erhobenen Daten zur Pathologie mittels Forschungsdesigns, die als längsschnittliche Untersuchungen ausgelegt sind, überprüft werden. In einer ersten derartigen Untersuchung zur Computerspielsucht konnten Gentile und Kollegen (2011) zeigen, dass der Anteil der Personen, bei denen die zuvor diagnostizierte Computerspielsucht tatsächlich als ein adoleszentes Durchgangsphänomen zu klassifizieren wäre, mit 15 % gering ausfiel. Der überwiegende Teil der rund 3 000 auf ihr Computerspielverhalten hin untersuchten Kinder und Jugendliche erfüllten bei einer Zweitbefragung nach zwei Jahren konsistent die diagnostischen Kriterien für einen suchtartigen Computerspielkonsum (Gentile et al. 2011).

5.2.2 Symptome und Ätiologie

In der bisherigen Forschungsliteratur (vgl. bspw. Shaw und Black 2008) wird der Symptomkomplex Internet- bzw. Computerspielsucht häufig in Anlehnung an die zentralen Symptome der substanzbezogenen Abhängigkeitserkrankungen definiert. Leitsymptome sind dabei:

- das unwiderstehliche Verlangen, das Internet zu nutzen/am PC zu spielen
- die verminderte Kontrollfähigkeit bezüglich Beginn, Beendigung und Dauer der Nutzung des Internets/von Computerspielen
- anklingende Entzugserscheinungen (Nervosität, Unruhe, Schlafstörungen) bei verhinderter Internet-/Computerspielnutzung
- der Nachweis einer Toleranzentwicklung (Steigerung der Häufigkeit oder Intensität/Dauer der Internetnutzung/des Computerspielens)
- fortschreitende Vernachlässigung anderer Vergnügen oder Interessen
- anhaltendes exzessive Internet-/Computerspielnutzung trotz des Nachweises eindeutiger schädlicher Folgen (z. B. Leistungsabfall in Schule/Beruf, Übermüdung, Verschiebung des Schlaf-wach-Rhythmus, oft auch Fehl- oder Mangelernährung)

Im Rahmen der Entwicklung einer substanzungebundenen Suchterkrankung (im Sinne von Internet- und Computerspielsucht) wird das exzessiv ausgeführte Verhalten am PC zunehmend zur einzigen Verhaltensalternative und verdrängt mehr und mehr alternative Beschäftigungen (wie z. B. Hobbys, nicht virtuelles Sozialleben, leistungs- und berufsbezogene Beschäftigungen). Typischerweise werden – ähnlich zu den substanzbezogenen Abhängigkeitserkrankungen – Erlaubnis erteilende Kognitionen berichtet, die das Nutzungs- und Spielverhalten in seiner gesteigerten Frequenz und Dauer dem Betroffenen genehmigen – entgegen aufkommenden Einsichtsprozessen. Das Internetnutzungsverhalten wird somit mehr und mehr zu einer unter dem Druck des Verlangens nach dem Spiel ausgeführten Tätigkeit. Patienten mit klinisch evidenter Internetsucht berichten häufig, dass der anfänglich positiv und befreiend erlebte Unterhaltungseffekt im Verlauf exzessiver Spiel- und Nutzungszeiten dem erlebten Druck oder Zwang spielen zu müssen weicht. Grundsätzlich entwickeln sich im Verlauf der Zunahme der Internet- und Computernutzung für den Betroffenen spürbare negative Veränderungen im psychosozialen Funktionsniveau.

Psychische Störungen, wie die Internet- und Computerspielsucht, können als dysfunktional erlernte Verhaltensweisen verstanden werden, wobei Lernen vor dem Hintergrund biologischer, genetischer und evolutionärer Bedingungen erfolgt. Entsprechend eines so zugrunde liegenden Persönlichkeitsmodells können Merkmale der Störungen auch wieder verlernt werden. In der klinisch-therapeutischen Arbeit der Ambulanz für Spielsucht werden Merkmale des Lernens, diesem Modell folgend, sowohl für die Entstehung und Aufrechterhaltung als auch für die Therapie von Verhaltenssüchten als zentral angesehen. Das parallele Auftreten von Symptomen exzessiver Computernutzung mit anderen psychiatrischen Erkrankungen (wie z. B. affektive Störungen oder Angststörungen) wird von verschiedenen Autoren dahingehend interpretiert, dass »die pathologische Internetnutzung« nur eine Komorbidität – also eine Begleiterscheinung von zugrunde liegenden Primärdiagnosen sei (z. B. Te Wildt et al. 2006; Yellowlees et al. 2007).

Verschiedene Autoren (bspw. Chak und Leung 2004) gehen davon aus, dass soziale Ängstlichkeit beziehungsweise Schüchternheit prädisponierende Faktoren für die Entwicklung einer Internetsucht sind. Insgesamt verdeutlichen die Ergebnisse von Studien zur Internetabhängigkeit den engen Zusammenhang zwischen dem Ausmaß an sozialer Gehemmtheit und zumindest der Dauer der Internetnutzung. In einer Studie an Abiturienten konnte gezeigt werden, dass die ausgeprägte Nutzung von internetbasierter Kommunikation (z. B. Chatten) positiv mit zwanghaftem Internetgebrauch und depressiven Symptomen korreliert (van den Eijnden 2008). In einer längsschnittlich angelegten Untersuchung zeigte Willoughby (2008), dass männliches Geschlecht einen klaren Prädiktor für exzessive Internet- und Computerspielnutzung darstellt. Ebenso deutete eine weniger positiv gefärbte Beziehung zu den Eltern auf einen erhöhten Internetkonsum hin.

5.3 Die neurowissenschaftliche Perspektive auf Internet- und Computerspielsucht

Neurowissenschaftliche Befunde unterstützen die Annahme, dass es sich beim Symptomkomplex der Internet- und Computerspielsucht tatsächlich um eine Suchterkrankung handelt, da vergleichbare dysfunktionale Plastizitätsprozesse des Gehirns bei Patienten mit Computerspielsucht nachweisbar sind, wie sie aus unterschiedlichen Untersuchungen zur Substanzabhängigkeit bekannt sind. So wurden von Thalemann und Kollegen (2007) im Rahmen einer psychophysiologischen Untersuchung exzessive Computerspieler und Gelegenheitsspieler bezüglich ihrer kortikalen Erregung nach der Darbietung von computerspielassoziierten Reizen untersucht. Zur Messung der Gehirnaktivität mittels EEG (visuell evozierte ereigniskorrelierte Potenziale) wurde das Reizreaktionsparadigma angewendet, das auch bei substanzgebundenen Abhängigkeitserkrankungen zum Nachweis kortikaler Veränderungen durch das chronische Suchtverhalten dient. Exzessive Computerspieler mit pathologisch einzustufendem Spielverhalten und Gelegenheitsspieler wurden mit verschiedenen Reizkategorien (negative, positive und neutrale Reize, Computerspiel und Alkohol) konfrontiert. Parallel wurde die Gehirnaktivität der Probanden registriert. Nach Analyse der hirnphysiologischen Daten konnte eine veränderte kortikale Verarbeitung der mit dem Computerspiel assoziierten Reize in der Gruppe der exzessiven Computerspieler nachgewiesen werden. Die exzessiven Computerspieler verarbeiteten computerspielassoziierte Reize signifikant erregender als neutrale Reize. Die Gelegenheitsspieler verarbeiteten die computerspielassoziierten Reize jedoch ähnlich wie neutrale Reize. Die Ergebnisse der psychometrischen und physiologischen Untersuchungen können im Sinne einer stärkeren emotionalen und motivationalen Reizverarbeitung bei exzessiven Computerspielern interpretiert werden (Thalemann et al. 2007).

Untersuchungen an Computerspielsüchtigen mittels funktionelle Magnetresonanztomografie (fMRT) unterstützen die Annahme, dass bei der Entstehung und Aufrechterhaltung von Internet-/Computerspielsucht ähnliche Gehirnareale beteiligt sind, wie bei der Entstehung von substanzgebundenen Suchterkrankungen beschrieben. So konnten Ko und Kollegen (2009) zeigen, dass bei Computerspielsüchtigen nach dem Betrachten von computerspielbezogenen Reizen, Hirnareale hoch aktiviert waren, die mit dem sogenannten dopaminergen Belohnungs- und Verstärkungssystem assoziiert werden. Die untersuchten Computerspielsüchtigen zeigten nach Betrachtung von Screenshots aus ihrem bevorzugten Spiel in Regionen, die dem dopaminergen Belohnungssystem (beispielsweise im rechten orbitofrontalen Cortex sowie im Nucleus accumbens) zugeschrieben werden, erhöhte Aktivierungsmuster. Die Autoren interpretieren diese Ergebnisse dahingehend, dass nach der Konfrontation mit suchtbezogenem Bildmaterial ähnliche Bereiche wie bei Substanzabhängigen aktiviert werden, wenn man sie mit Bildern oder Videos ihres bevorzugten Suchtmittels konfrontiert. Die Befunde lassen bei Personen mit Computerspielsucht die suchtspezifische Beteiligung (Sensitivierung) von Belohnungsstrukturen im Gehirn vermuten, die dazu führen, dass computerspielassoziierte Reize von pathologischen PC-Spielern besonders erregend verarbeitet werden und somit als besonders gewünscht und gewollt hervorgehoben werden (vgl. Ko et al. 2009).

Die bereits weiter oben geschilderte Diskussion in den Expertengremien um eine mögliche Aufnahme von substanzungebundenen Suchterkrankungen (Glücksspielsucht, Internetsucht) in ein neues Cluster »Sucht und verwandte Störungen« im DSM-V, bezieht sich in den zugehörigen Kommentaren der Experten nicht zuletzt auch auf derartige hier geschilderte neurobiologische Ähnlichkeiten im Vergleich zwischen substanzgebundenen und substanzungebundenen Suchterkrankungen.

5.4 Behandlungsverfahren und -angebote

King und Kollegen (2010) unternahmen den Versuch, mittels CONSORT (Consolidating Standards of Reporting Trials 2010) die Qualität verschiedener unterschiedlicher klinischer Studien mit pharmakologischen oder psychologischen Behandlungsverfahren zur Internetsucht hinsichtlich der unterschiedlichen Definitionen, der Studiendesigns, Behandlungsmöglichkeiten, Stichproben, Ergebnissen und Follow-ups zu vergleichen, mit dem Ziel, die zukünftige Forschung auf diesem Gebiet zu verbessern. In den untersuchten acht Studien variieren die diagnostischen Maße, die zur Klassifikation von Internetsucht herangezogen wurden. Nur eine der bislang vorliegenden und hier verglichenen Studien erfüllte den Standard einer randomisiert kontrollierten klinischen Studie.

In der bisherigen Forschung wurden vor allem Prä-Post-Designs mit mindestens einer Behandlungs- und einer Kontrollgruppe eingesetzt, während vier Studien sogar nur eine Behandlungsgruppe einsetzten und dabei auf Randomisierung oder Verblindung komplett verzichteten. Daten bezüglich der Rekrutierung oder dem Behandlungsprozedere wurden von den wenigsten Studien beschrieben, ebenso wenig wie die genaue Beschreibung von Stichprobenumfängen oder objektiven Diagnosemaßen zur Internetnutzung der behandelten Personen. Die meisten Studien wandten eine psychologische Therapieform an: Drei der insgesamt acht untersuchten Studien nutzen die Kognitive Verhaltenstherapie, ebenso wurden pharmakologische Interventionen untersucht und Studien, die eine Kombination verschiedener Therapieformen einsetzten, analysiert. Konsistenzmangel war sichtbar in allen Studien bezüglich der pharmakologischen oder psychotherapeutischen Behandlungsdosen oder der Behandlungsdauer. Insgesamt zeigt die Vergleichsstudie von King und Kollegen (2011) auf, dass in den bisher wenigen, vorliegenden Studien zur Evaluation der Behandlung von Internetsucht noch gravierende methodische Mängel bestehen. King und Kollegen (2011) postulieren, dass es zurzeit noch mehr Forschung zum Phänomen Internetsucht (vermehrt randomisierte klinische Studien, Kontrollgruppen, Verblindungstechniken), der präziseren Klassifikation von Definitionen und Diagnosen sowie letztlich passgenaueren Behandlungsstrategien bedarf.

Die Ambulanz für Spielsucht der Klinik und Poliklinik für Psychosomatische Medizin und Psychotherapie der Universitätsmedizin Mainz wurde 2008 – zu diesem Zeitpunkt die einzige deutschsprachige Ambulanz zur Behandlung von Verhaltenssüchten – zunächst als Modellprojekt initiiert. Eine Analyse der behandlungssuchenden Personen (n = 131) ergab, dass der Großteil als missbräuchliche (38,9 %) oder abhängige (30,5 %) Nutzer diagnostiziert wurden. Diese wiesen deutlich erhöhte Spielzeiten, eine verstärkte Symptombelastung sowie negative psychosoziale Konsequenzen, wie soziale Konflikte oder Leistungseinbußen in Schule und Beruf, auf (Beutel et al. 2011b).

In der verhaltenstherapeutisch ausgerichteten ambulanten Gruppentherapie der Ambulanz für Spielsucht stehen die individuelle Analyse des Problemverhaltens und der aufrechterhaltenden Bedingungen im Vordergrund. Das initiale Benennen des Problemfeldes, die Diagnostik und Prüfung der Indikation erfolgt in den initialen, probatorischen Sitzungen. In der folgenden Therapie wird über wiederholende Lernprozesse insbesondere eine Rückbildung von pathologischen Gewohnheiten (z B. Abstinenz von der problematischen Internetapplikation oder des Computerspiels), eine Schwächung neuronaler Vernetzungen (z. B. Reaktionsverhinderung beim Verlangen, das Internet zu nutzen, Expositionstraining) sowie durch die (Wieder-)Belebung fehlender oder alternativer Handlungsmuster (z. B. Aufbau funktionaler Stressbewältigungsfähigkeiten) angestrebt. Während der Psychotherapie werden gedankliche, emotionale, körperliche und verhaltensbezogene Aspekte des Computerspielverhaltens der Betroffenen in einer »sekundengenauen« Analyse beleuchtet. Dabei treten verhaltenssteuernde Wünsche, Ängste und Motivationen deutlicher und klarer zutage. Einstellungen und Überzeugungen der Patienten werden durch das soziale Umfeld in der Gruppentherapie (also durch Therapeuten und Mitpatienten) mittels verbaler und nonverbaler Kommunikation hinterfragt und ein Prozess der Selbstreflexion beim Patienten in Gang gesetzt.

Im Prozess der Veränderung wird die intrinsische Motivation zur Reduktion von Online- bzw. Spielzeiten aufgebaut. Hauptziele der Behandlung der Computerspielsucht sind daher 1. die Reduzierung der Online-Zeiten auf ein normales Maß und 2. das Wiedererlernen von alternativen Verhaltensweisen, wie zum Beispiel durch die Onlinenutzung vernachlässigte Aktivitäten bzw. Hobbys. Dazu zählt ebenso die (Wieder-)Aufnahme (realer) sozialer Kontakte, die schon allein durch die Therapieform des Gruppensettings deutlich gefördert wird. Psychoedukative Elemente und die Vermittlung funktionaler Stressbewältigungsstrategien stellen einen ebenso wichtigen Bestandteil des therapeutischen Angebots dar. Die Therapie setzt auf die Kombination von einzel- und gruppentherapeutischen Sitzungen im ambulanten Setting, da die Konfrontation mit den häuslichen Lebensbedingungen und auch das Erleben von Misserfolgserlebnissen (wie zum Beispiel Rückfälle) direkt in den therapeutischen Prozess mit einbezogen werden können.

5.4.1 Gruppentherapien als zentrales Behandlungsmodul

Das Gruppensetting bietet sich als Therapieform besonders an, da gerade der Austausch der Betroffenen untereinander die Chance bietet, am Modell des Anderen zu lernen und Rückhalt in der Gruppe zu finden. Die Entscheidung (wieder und wieder) zu spielen, ist für die Betroffenen von teilweise nicht sofort erkennbaren gedanklichen und emotionalen (also auch unbewussten bzw. schon vorbewussten) Prozessen beeinflusst. In der individuellen Beobachtung des Spielverhaltens der Patienten soll anhand bestimmter Spielsequenzen herausgearbeitet werden, welche individuellen Prozesse an der Entscheidung, das Spiel fortwährend aufzusuchen, beteiligt sind (Wölfling und Müller 2009; Wölfling 2009).

Die Exposition der Patienten mit dem Spielgeschehen beziehungsweise mit ihrem Avatar aus ihrem bevorzugten Online-Spiel gehört zu den wirksamen Methoden im Rahmen der Verhaltenstherapie. Die Spielfigur, der Avatar, der für den Patienten stellvertretend das Online-Universum auf virtuellen Streifzügen durchzog, tritt nun in der Therapie zum ersten Mal in die Realität (physikalisch als Farbausdruck) und muss sich von den Mitpatienten bewerten oder auch bewundern lassen. Dies ist zumeist ein hoch emotionaler Moment für den Patienten. Die Aufgabe für die Patienten liegt nun darin, in einer Art Nachbewertung der meist über Jahre andauernden exzessiven Spielzeiten herauszuarbeiten, welche Eigenschaften des Avatars aus aktueller Sicht negativ bewertet und in der virtuellen Welt zurückgelassen werden und welche positiv in das reale Lebensbild des Patienten mit einbezogen werden können. Um auf Abstand vom Sog des Onlineuniversums gehen zu können und damit eine Computerspielabstinenz zu erreichen, ist es notwendig, sich von der Spielgemeinschaft und der Dynamik des Spiellaufes klar zu distanzieren. Oft ist es sehr schmerzhaft für den Patienten das lieb gewonnene »zweite Ich« zu verlassen beziehungsweise sich von seinem Avatar zu verabschieden. Zu viel Zeit, Vorstellungen, Geduld, Wünsche und Erfahrungen mit den anderen virtuellen Spielpartnern stecken in der Figur des Avatars. Manchmal ist die Beziehung derart symbiotisch, dass der Patient die Loslösung im Rahmen der Therapie für unvorstellbar erachtet und diese dann abbricht. Die Vorstellung, außerhalb des Internets allein und ohne ständig verfügbare Kommunikationspartner beziehungsweise Freunde aus der Gildengemeinschaft zu sein, ist für diesen Teil der Patienten eine zu große Hürde.

Die weitaus größten Barrieren bestehen in der Therapie für die Computerspielsüchtigen darin, die über lange Zeit gewohnte Anonymität abzulegen und sich mit ihrer tatsächlichen Persönlichkeit im Spiegel eines körperlich anwesenden – also »lebendig spürbaren« Gegenübers auseinanderzusetzen. Um Erfolg in der Loslösung von den negativen Konsequenzen der exzessiven Internetnutzung zu erlangen, müssen diese Barrieren durch die direkte Konfrontation mit dem anderen Menschen abgebaut werden, wobei der Süchtige simultan die Fähigkeit zur sinnlichen Erfahrung wieder erlernt. Die Variablen, die die abstinenten Patienten als besonders wirksam beschreiben, sind sowohl der Rückhalt in der Therapiegruppe als auch die wieder neu aufgenommenen realen sozialen Kontakte. Mit dem Zusammenspiel von Selbstreflektion, wieder entdeckten körperlichen Wahrnehmungen, direktem sozialen und emotionalen Feedback sowie neu erlernten Stressbewältigungsmechanismen sind die Chancen hoch, den Therapieerfolg über das therapeutische Setting hinaus aufrechtzuerhalten.

Literatur

Batthyány D, Müller KW, Benker F, Wölfling, K (2009) Computerspielverhalten – Klinische Merkmale von Abhängigkeit und Missbrauch bei Jugendlichen. Wien Klin Wochenschr 121: 502–509.

Bergmann W, Hüther G (2006) Computersüchtig. Düsseldorf: Walter.

Beutel ME, Brähler E, Glaesmer H, Kuss DJ, Wölfling K, Müller KW (2011a) Regular and Problematic Leisure-Time Internet Use in the Community: Results from a German Population-Based Survey. Cyberpsychology and Behavior 14: 291–296.

Beutel, ME, Hoch C, Wölfling K, Müller KW (2011b) Diagnostische und klinische Merkmale der Computerspiel- und Onlinesucht am Beispiel der Inanspruchnahme einer Spielsuchtambulanz. Zeitschrift für Psychosomatische Medizin und Psychotherapie 57: 77–90.

Chak K, Leung L (2004) Shyness and locus of control as predictors of internet addiction and internet use. Cyberpsychol Behav 7: 559–570.

Dilling H, Mombour W, Schmidt MH (2000) Internationale Klassifikation psychischer Störungen, ICD-10, Kapitel V (F). 4. Aufl. Bern: Huber

Gentile DA, Choo H, Liau A, Sim T, Li D, Fung D, Khoo A (2011) Pathological Video Game Use Among Youths: A Two-Year Longitudinal Study. Pediatrics 127: 318–330.

Grüsser SM, Poppelreuter S, Heinz A, Albrecht U, Sass H (2007) Verhaltenssucht: Eine eigenständige diagnostische Einheit? Nervenarzt 78 (9): 997–1002.

Hadley SJ, Baker BR, Hollander E (2006) Efficacy of escitalopram in the treatment of compulsive- impulsive computer use disorder 1975. Biological Psychiatry 59: 261.

Holden C (2010) Behavioral addictions debut in poroposed DSM-V. Science 19: 770–771.

JIM-Studie (2010) Jugend, Information, (Multi-)Media. Basisstudie zum Medienumgang 12–19 Jähriger in Deutschland. Stuttgart: Medienpädagogischer Forschungsverbund Südwest (MPFS) (www.mpfs.de/fileadmin/JIM-pdf10/JIM2010.pdd).

King DL, Delfabbro PH, Griffiths MD, Gradisar M (2011) Assessing clinical trials of Internet addiction treatment: A systematic review and CONSORT evaluation. Clinical Psychology Review 31: 1110–1116.

Ko C, Liu G, Hsiao S, Yen J, Yang M, Lin W, Yen C, Chen C (2009) Brain acitivities associated with gaming urge of online gaming addiction. Journal of Psychiatric Research 43: 739–747.

Müller KW, Wölfling K (2010) Pathologische Computerspiel- und Internetnutzung – Wissenschaftliche Erkenntnisse zu Phänomenologie, Epidemiologie, Diagnostik und Komorbidität. Suchtmedizin 12: 45–55.

Petzold M (2011) Medien im Alltag von Familien. In: Generation digital. Neue Medien in der Erziehungsberatung, Materialien zur Beratung, Band 19. Fürth: Bundeskonferenz für Erziehungsberatung e. V. S. 14–30.

Rehbein F, Kleimann M, Mößle T (2009) Computerspielabhängigkeit im Kindes- und Jugendalter: Empirische Befunde zu Ursachen, Diagnostik und Komorbiditäten unter besonderer Berücksichtigung spielimmanenter Abhängigkeitsmerkmale (KFN-Forschungsbericht, Nr. 108). Hannover: KFN.

Rumpf HJ, Meyer C, Kreuzer, A, John U (2011) Prävalenz der Internetabhängigkeit (PINTA). Bericht an das Bundesministerium für Gesundheit. Universitäten Greifswald & Lübeck. abgerufen am 06.10. 2011 (http://drogenbeauftragte.de/fileadmin/dateien-dba/DrogenundSucht/Computerspiele_Internetsucht/Downloads/PINTA-Bericht-Endfassung_280611.pdf.).

Sass H, Wittchen HU, Zaudig M, Houben I (2003) Diagnostische Kriterien des Diagnostischen und Statistischen Manuals Psychischer Störungen DSM-IV-TR. Göttingen: Hogrefe.

Shaw M, Black DW (2008) Internet addiction: definition, assessment, epidemiology and clinical management. CNS Drugs 22 (5): 353–365.

Te Wildt BT, Kowalewski E, Meibeyer F (2006) Identität und Dissoziation im Cyberspace: Kasuistik einer dissoziativen Identitätsstörung im Zusammenhang mit einem Internet-Rollenspiel. Nervenarzt 77: 81–84.

Thalemann R, Wölfling K, Güsser SM (2007) Specific cue-reactivity on computer game related cues in excessive gamers. Behavioral Neuroscience 121 (3):614–618.

Van den Eijnden RJJM, Meerkerk GJ, Vermulst AA, Spijkerman R, Engels, RCME (2008) Online Communication, Compulsive Internet Use, and Psychosocial Well-Being Among Adolescents: A Longitudinal Study. Developmental Psychology 44: 655–665.

Van Egmond-Fröhlich A, Mössle T, Ahrens-Eipper S, Schmid-Ott G, Hüllinghorst, R, Warschburger P (2007) Übermässiger Medienkonsum von Kindern und Jugendlichen – Risiken für Psyche und Körper. Dtsch Arztebl 104 (38): A 2560–2564.

Willoughby T (2008) A Short-Term Longitudinal Study of Internet and Computer Game Use by Adolescent Boys and Girls: Prevalence, Frequency of Use, and Psychosocial Predictors. Dev Psychol 44:195–204.

Wessel T, Müller KW, Wölfling K (2009) Computerspielsucht. Erste Fallzahlen aus der Suchtkrankenhilfe. In: Deutsche Hauptstelle für Suchtfragen e. V. (DHS) (Hrsg.), DHS Jahrbuch Sucht 2009. Geesthacht: Neuland. S. 153–158.

Wölfling K, Thalemann R, Grüsser SM (2008) Computerspielsucht: Ein psychopathologischer Symptomkomplex im Jugendalter. Psychiatrische Praxis 35 (5): 226–232.

Wölfling K, Bühler M, Leménager T, Mörsen C, Mann K (2009) Glückspiel und Internetsucht: Review und Forschungsagenda. Nervenarzt 80 (9): 1030–1039.

Wölfling K, Müller KW, Beutel ME (2011) Reliabilität und Validität der Skala zum Computerspielverhalten (CSV-S). Psychotherapie Psychosomatik Medizinische Psychologie 61: 216–224.

Yellowlees PM, Shayna M (2007) Problematic Internet use or Internet addiction? Computers in Human Behavior 23: 1447–1453.

Young KS (1998) Caught in the Net. New York: Wiley.

6 Therapie der Störung des Sozialverhaltens in der Adoleszenz

Bruno Rhiner

Einführung

Störungen des Sozialverhaltens bei Kindern und Jugendlichen sind Krankheitsbilder, deren Symptomatik sich durch ein breites Spektrum charakterisieren. Die Häufigkeit dieser Störungen und der teilweise schwierige Verlauf, mit oft erheblichem Schweregrad, stellen die Gesundheitsversorgungssysteme und die Therapeuten vor große Herausforderungen. Sowohl im stationären Behandlungsrahmen als auch in der ambulanten Sprechstunde gelten Patienten mit diesem Störungsbild als schwierig und erfreuen sich keiner großen Beliebtheit. Es ist ein Privileg der Kinder- und Jugendpsychiatrie, dass Patienten mit diesem Leiden über das Gesundheitssystem behandelt werden dürfen; im Erwachsenenbereich fallen die Patienten als Delinquenten in den Bereich der Justiz und werden als dissoziale Persönlichkeitsstörung qualifiziert. Die betroffenen Jugendlichen weisen die Kategorisierung zum psychisch Kranken selber meist von sich und bevorzugen diejenige des Täters: Lieber »bad als mad«.

Eine Störung des Sozialverhaltens hat eine schlechte Prognose für das Erwachsenenalter. Unter anderem drohen Arbeitslosigkeit, eine delinquente Karriere mit Gefängnisaufenthalten, ein erhöhtes Risiko einer Abhängigkeitserkrankung, vermehrte körperliche und psychiatrische Erkrankungen (dissoziale Persönlichkeitsstörung, affektive Störungen, Angststörungen, Essstörungen oder Schizophrenie) und ein erhöhtes suizidales Risiko (Moffitt 2002). Die gesellschaftlichen Folgekosten von Kindern und Jugendlichen mit sozialen Verhaltensauffälligkeiten sind beträchtlich. Im Alter von 28 Jahren haben Betroffene, bei denen mit 10 Jahren eine schwere Störung des Sozialverhaltens diagnostiziert wurde, bereits das Zehnfache an gesellschaftlichen Kosten verursacht als die Vergleichsgruppe (Scott 2001). In den vergangenen Jahrzehnten hat eine breite Forschung viele der Faktoren benennen können, welche die Entwicklung einer Störung des Sozialverhaltens begünstigen. Darauf aufbauend ist ein breites Angebot an Therapiemodellen entstanden, die gezielte Behandlungsmöglichkeiten für dieses anspruchsvolle Krankheitsbild aufzeigen. Die Effektivität einiger dieser Behandlungsmodelle konnte in randomisiert kontrollierten Studien bewiesen und darüber hinaus sogar eine Kosteneffektivität nachgewiesen werden. Solche Programme können allerdings nicht allein über das Gesundheitswesen finanziert werden, sondern benötigen eine übergeordnete Unterstützung und Zusammenarbeit. Die Auswirkungen von Störungen des Sozialverhaltens beschränken sich ja auch kaum je nur auf den Bereich des Gesundheitssystems, sondern zeigen sich ebenso vehement in Schule, Ausbildung und Justiz.

Im Kanton Thurgau in der Schweiz ist es gelungen, die Kostenträger – Gesundheitssystem, Schule, Ausbildung und Justiz – an einen Tisch zu bringen und gemeinsam für die Finanzierung des evidenzbasierten Programms der *Multisystemischen Therapie* zu gewinnen. Der folgende Beitrag stellt aus einer versorgungspolitischen Perspektive einen Überblick und eine Auswahl einiger der besten und am breitesten abgestützten Programme im Bereich der Störung des Sozialverhaltens vor. Gleichermaßen will der Beitrag dazu ermutigen, evidenzbasierte, manualisierte und deshalb oft lizenzierte Programme aus dem angloamerikanischen Bereich in unseren Kulturraum zu übertragen und sich auf die teils auch schwierigen, politischen Prozesse im Rahmen der finanziellen Verhandlungen vor deren Implementierung einzulassen.

6.1 Faktoren, die die Entwicklung einer Störung des Sozialverhaltens begünstigen

Die Literatur zu den Faktoren und Ursachen die zur Störung des Sozialverhaltens beitragen, ist in den vergangenen gut zwei Jahrzehnten enorm gewachsen. Sie zeigt deutlich auf, dass für das Verständnis dieser Krankheit ein multifaktorielles Konzept, das biologische, psychobiologische, psychologische, psychosoziale und gesellschaftsbezogene Faktoren integriert, unabdingbar ist. ▶ **Abbildung 1** ordnet die Faktoren den verschiedenen sozialen Systemen zu.

Auf *individueller Ebene* kann ein schwieriges Temperament das Risiko zur Entwicklung von externalisierenden Verhaltensstörungen erhöhen. Temperamentseigenschaften wie ein ausgeprägtes Neugierverhalten bei gleichzeitig schwachen Verhaltenshemmungen führen, beispielsweise zu einem gefahrenreichen Explorationsverhalten, ohne dass eine ausreichende Angst die Kinder und Jugendlichen vor möglichen negativen Konsequenzen schützen würde (Schmeck 2001). Kinder und Jugendliche mit Störungen des Sozialverhaltens weisen tatsächlich – auch in prospektiven Erhebungen – häufiger eine unterdurchschnittliche Intelligenz auf. Es wäre daher falsch, anzunehmen, die niedrige Intelligenz sei eine Folge des dissozialen Verhaltens. Erhöhte Impulsivität, aber auch Aufmerksamkeitsprobleme, wie wir sie beispielsweise bei der komorbid vorhandenen Aufmerksamkeitsdefizitstörung sehen, bergen ebenfalls das Risiko für eine Störung des Sozialverhaltens. Einen hohen genetischen Einfluss scheint sich für das Konstrukt der psychopathischen Persönlichkeit zu ergeben. Die sogenannten callous-unemotional traits (CU-Traits) – gekennzeichnet durch einen Mangel an Schuld, Gewissensbissen, einer verminderten Schmerzschwelle mit einer veränderten affektiven Wahr-

Individuum

- Schwieriges Temperament
- Teilleistungsstörungen
- Aufmerksamkeitsprobleme
- Erhöhte Impulsivität
- Kognitive Schwierigkeiten
- CU Traits
- Psychiatrische Krankheiten

Familie

- Geringes elterliches Monitoring
- Inkonsistente Erziehungsstrukturen
- Permissive Erziehungshaltung
- Dürftige emotionale Beziehungen
- Psychiatrische Erkrankungen oder Abhängigkeitserkrankungen der Eltern

Peers

- Zusammen mit anderen dissozialen Peers
- Schlechte Beziehungen zu Peers, Außenseitertum
- Keine positiven Freizeitaktivitäten
- Wenige oder wenig tiefgehende Freundschaften
- **Assoziation mit dissozialen Peers ist der kräftigste Prädiktor für weiteres dissoziales Verhalten!**

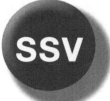

Schule

- Schlechte Schulleistungen
- Repetitionen
- Verhaltensprobleme in der Schule
- Schule schwänzen
- Unklare schulische Strukturen
- Wenig Wertschätzung
- Schwierige Klasse
- Überforderte Lehrpersonen/Schulleitung
- Zusammenarbeit mit den Eltern

Gemeinschaft

- Erleichterter Zugang zu Drogen und Waffen
- Wohnviertel mit hohem psychosozialem Stress und mit gewalttätigem Klima
- Hohe Fluktuation der Nachbarn
- Geringe soziale Verantwortung
- Fehlende Freizeitangebote für Kinder und Jugendliche

Abb. 1: Pathogenese der Störung des Sozialverhaltens bei Kindern und Jugendlichen in einem multifaktoriellen Konzept

nehmung, einer generell geringeren Empathie – führen in der Folge zu einem manipulativen Gebrauch der Mitmenschen zum eigenen Vorteil. Betroffene Kinder und Jugendliche sprechen wenig auf klassische Erziehungsstrategien an, Bestrafungen haben keinen Effekt, deren Eltern befinden sich so verständlicherweise in einer äußerst anspruchsvollen, nicht selten überfordernden erzieherischen Situation. Die CU-Traits, aber auch erhöhtes, impulsiv unverantwortliches Verhalten zeigen eine hohe Erblichkeit (Larrson 2006). Einerseits gilt allgemein: je früher dissoziales Verhalten in der Entwicklung auftritt, desto stärker scheinen biologische Einflüsse vorzuliegen, und je später eine Störung des Sozialverhaltens auftritt, umso bedeutsamer sind jene der Umwelt. Andererseits werden bestimmte genetisch vorhandene Risikokonstellationen erst durch entsprechend unvorteilhafte Umweltfaktoren getriggert und zum Ausdruck gebracht. Beispielsweise haben Kinder mit einem MAO-A-Gen Polymorphismus zusammen mit kindlicher Vernachlässigung ein deutlich höheres Risiko, eine Störung des Sozialverhaltens zu entwickeln (Caspi 2002; Foley 2004).

Auf familiärer Ebene zählt geringes elterliches Monitoring – speziell im Zusammenhang mit inkonsistenten Erziehungsstrukturen und einer permissiven Erziehungshaltung – zu dem am besten abgesicherten Risikofaktor für die Entwicklung einer Störung des Sozialverhaltens (Farrington 1995). Die entscheidende Grundlage aber, um überhaupt erzieherisch Einfluss nehmen, Strukturen und auch klare Grenzsetzungen einfordern zu können, ist und bleibt eine ausreichend gute emotionale Beziehung der Eltern zu den Kindern. Daher sind gerade psychiatrische Erkrankungen der Eltern ebenfalls ein Risikofaktor für die Entwicklung einer Störung des Sozialverhaltens.

Die Assoziation mit dissozialen Gleichaltrigen ist der kräftigste Prädiktor für weiteres dissoziales Verhalten überhaupt. In der Entwicklungsphase der Adoleszenz nimmt der Einfluss der Gleichaltrigengruppe stark zu, während die Erwachsenenwelt kritisch betrachtet wird. Das Zusammensein mit fast ausschließlich ebenfalls dissozialen Peers in Kombination mit fehlenden positiven Freizeitaktivitäten und einem Mangel an tiefer gehenden Freundschaften sind ebenfalls deutliche Risikofaktoren.

Schlechte Schulleistungen, häufige Repetitionen oder andere schulische Schwierigkeiten führen zu geringen Erfolgserlebnissen in der Schule, zu wenig Wertschätzung und Bestätigung. Ungünstige Bedingungen in der Schule selber, mit überforderten Lehrpersonen oder einer Schulleitung ohne klare Strukturen heizen diesen Teufelskreis zusätzlich an. Kommen dazu auch noch die Kommunikationsschwierigkeiten zwischen Schule und Elternhaus, sind Ausstoßungsprozesse sehr wahrscheinlich und eine spätere gute berufliche Entwicklung des Jugendlichen in höchster Gefahr.

Auf der Ebene der Gemeinschaft zeigt sich, dass Jugendliche, die in Wohnvierteln mit erhöhtem psychosozialem Stress, gewalttätigem Klima und erleichtertem Zugang zu Drogen, ein erhöhtes Risiko für eine Störung des Sozialverhaltens haben. Familien in solchen Wohnquartieren erleben zudem eine weit geringere Unterstützung durch die Nachbarn. Allgemein wird in solchen Wohngegenden weniger soziale Verantwortung übernommen. Ein attraktives Freizeitangebot mit der Möglichkeit, sich in adäquat begleitetem Rahmen unter Gleichaltrigen zu treffen oder sportlich aktiv zu sein, stellen selbstverständlich Schutzfaktoren dar, die eine Gemeinschaft zur Verhinderung der Störung des Sozialverhaltens der Jugendlichen anbieten kann.

6.2 Multisystemische Therapie (MST)

Die Multisystemische Therapie (MST) ist ein evidenzbasiertes Therapieverfahren, das von Henggeler an der Medical University of South Carolina entwickelt und seither intensiv beforscht wurde (Henggeler 2009). MST ist das international am weitesten verbreitete Therapieverfahren bei einer schweren Störung des Sozialverhaltens im Alter von 12 bis 17 Jahren. In über 84 Teams weltweit (März 2011) werden jährlich über 23 000 Jugendliche behandelt. In über 30 Staaten der USA, in europäischen Ländern wie Norwegen, Dänemark, England, Irland, Schweden, Holland und nicht zuletzt in der Schweiz, aber auch in Island, Australien, Kanada und Neuseeland wird das Verfahren, teils flächendeckend über ein Ländernetzwerk, angeboten. Die MST blickt auf 22 publizierte Outcome-Studien mit insgesamt 19 randomisierten Studien zurück. Dabei erreichte die MST im Vergleich zu Kontrollgruppen:

- Eine langfristige Senkung von erneuten Verhaftungen von 25–70 %,
- eine Senkung des Drogenmissbrauchs,
- eine verbesserte familiäre Beziehung,
- Erhöhung und Verbesserung der Präsenz im Schulunterricht,
- Verringerung von jugendpsychiatrischen Symptomen und Hospitalisationen,
- zwischen 47 und 64 % weniger Fremdunterbringungen,
- eine deutlich größere Zufriedenheit der Familien.

Darüber hinaus konnte MST diese Effekte auch in langfristigen Katamnesestudien nachweisen und die Überlegenheit der Therapie sogar 21 Jahre nach Abschluss im Vergleich zur individuellen Behandlung deutlich machen (Sawier und Borduin 2011). MST erreicht den höchsten Grad der wissenschaftlichen Evidenz in der Einteilung nach Kunz et al. (2000). Es gibt ausreichend Nachweise der Wirksamkeit in systematischen Überblicksarbeiten (Metaanalysen) über zahlreiche, randomisiert-kontrollierte Studien. Eine entsprechende Metaanalyse wurde von Curtis (2004) anhand von sieben primären und vier sekundären Outcome-Studien mit einer Fallzahl von 708 erbracht. Dabei zeigte sich MST im Vergleich zu alternativen Behandlungen mit einer durchschnittlichen Effektstärke von $d = 0.55$ überlegen. Diese hervorragenden Ergebnisse konnten allerdings in Kanada (Leschied 2002) und Schweden (Sundell 2008) nicht repliziert werden. Dies lag jedoch in hohem Maße daran, dass in diesen beiden kontrollierten Studien die Voraussetzungen der Therapeutenfähigkeiten und der Manualtreue ungenügend erfüllt waren. MST hat in der Folge ein stringentes System der Prozesskontrolle und der Qualitätsevaluation aufgebaut. Die hohe Qualität wird erreicht durch ständige, regelmäßige Weiterbildung, ein einwöchiges Einführungstraining, kontinuierliche Supervision der Therapeuten, das vierteljährlich stattfindende, zweitägige Boostertraining, die wöchentlich zwei- bis dreistündige Supervision und die zusätzlichen Telefonkonsultationen durch einen externen Berater (Consultant). Alle behandelten Familien werden regelmäßig einmal monatlich mit einem standardisierten Interview bezüglich der Therapeutentreue zum Manual überprüft, was den sogenannten TAM-Wert (therapist adherence measurement) ergibt. Die Therapeuten werden ebenfalls zur Qualität- und Manualtreue des Supervisors befragt, die verschiedenen Supervisoren qualifizieren den Consultant. Die entsprechenden TAM-, SAM- und CAM-Werte aller international tätigen Teams werden gemeinsam mit den Kern-Outcome-Daten untereinander vergleichen, sodass ein ständiges Benchmarking gegeben ist. Die Ergebnisse werden regelmäßig analysiert und haben Anpassungen der Prozessabläufe, aber auch gezielte Weiterbildungsangebote für die Teams zur Folge.

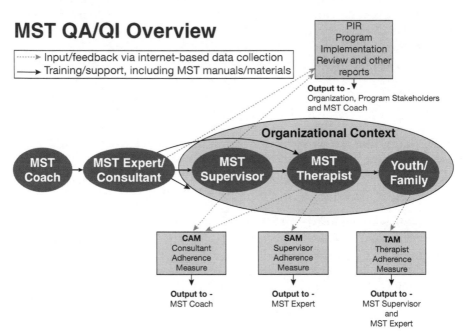

Abb. 2: Ständige Qualitätskontrolle MST

Die Multisystemische Therapie kann nur im Team angeboten werden. Die Therapeuten arbeiten alle zu 100 % und bewältigen eine Fallbelastung von vier bis maximal sechs Familien. Ein komplettes Team von vier Therapeuten hat eine Kapazität von 16 bis 20 Familien. Die Behandlungslänge umfasst in der Regel 120, maximal 150 Tage. Die Therapeuten arbeiten in hoher Intensität im aufsuchenden Setting mit den Familien, sind als Team das ganze Jahr rund um die Uhr erreichbar und auf Notfalleinsätze eingestellt. Im Fokus der Behandlung stehen nicht nur die betroffenen Jugendlichen und deren Eltern, sondern die gesamte Ökologie des Jugendlichen, mit Gleichaltrigen, Schule, Arbeitsplatz, mit Nachbarn und weiteren wichtigen verantwortlichen Erwachsenen um den Jugendlichen herum. Die Kosteneffektivität des Behandlungsmodells konnte in mehreren gesundheitsökonomischen Studien nachgewiesen werden. Am deutlichsten zeigen sich die großen Vorteile in der Evaluation des Washington State Institut of Public Policy (Aos 2001, 2006). Darin konnte aufgezeigt werden, dass der Return on Invest bei MST – sofern die gesamten Opferfolgekosten mit eingerichtet werden – 28.3-fach zurückgegeben werden. In einer eigenen, weniger umfangreichen Evaluation konnten wir nachweisen, dass die Einsparungen zu anderen Maßnahmen bereits während der laufenden Behandlung 40–60% umfassen. Dabei sind in unserer Studie die langfristigen Kosteneinsparungen noch nicht einmal eingerechnet (Rehberg 2011). Wir selber blicken unterdessen auf eine über dreijährige Erfahrung zurück. Seit Oktober 2007 bis Ende Dezember 2010 konnten wir an total 102 abgeschlossenen Fällen in den Katamnesebefragungen auch 18 Monate nach Abschluss der Behandlung aufzeigen, dass 93 % der Jugendlichen keine neuen Delikte verübt hatten, 87 % weiterhin in Schule und Arbeit integriert waren und 84 % weiterhin zu Hause lebten (► **Abb. 3**; Fürstenau 2010; Rhiner 2011).

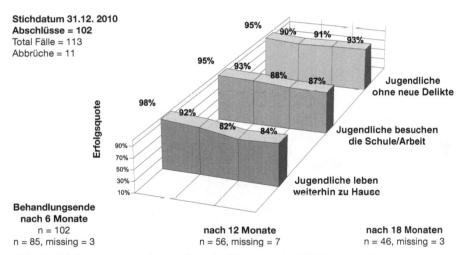

Abb. 3: Erfolgsquoten nach Angaben der Eltern zu den Schlüsselergebnissen

Obwohl die MST auf einem manualisierten Konzept basiert, wird jeder Therapieplan individuell auf den betroffenen Jugendlichen, dessen Familie und Umfeld zugeschnitten. Dabei werden die Ergebnisse aus der jahrelangen Forschung zu den Ursachen und zur Pathogenese von Störung des Sozialverhaltens (► **Abb. 1**) konsequent in das Therapiekonzept integriert. Zwingend leitet sich daraus der Ansatz ab, in allen Systemen – dem Jugendlichen selber, den elterlichen Bezugspersonen, den gleichaltrigen Freunden, der Schule oder Arbeitssituation, aber auch der Nachbarschaft – die jeweiligen Einflussfaktoren zu erkennen und in das Therapiekonzept zu integrieren. Nach einer sorgfältigen Analyse der Stärken und Schwächen auf all diesen Ebenen werden gemeinsam mit dem Jugendlichen und der Familie drei bis vier konkrete und messbare,

109

übergeordnete Therapieziele definiert. Diese werden sodann in kleine bewältigbare Schritte unterteilt. Die einzelnen therapeutischen Schritte werden wöchentlich benannt und in einem umfassenden System in der Gesamtschau überprüft. Dies erlaubt es, die Übersicht und den Blick auf das Wesentliche in diesen komplexen Therapiesituationen zu behalten. Die wöchentlichen Teilziele werden so im MST-analytischen Prozess im Zusammenhang mit den übergeordneten Therapiezielen gestellt (▶ Abb. 4).

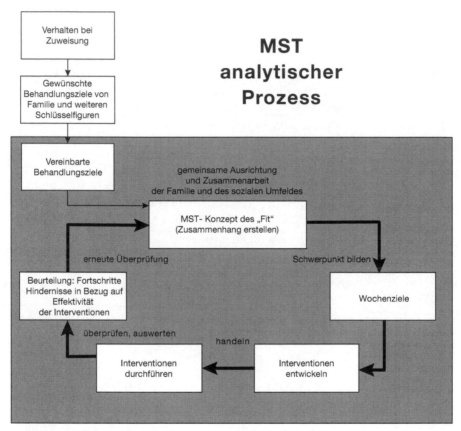

Abb. 4: MST-analytischer Prozess

Während die MST sozusagen als Intensivstation zu Hause dem Jugendlichen und seiner Familie in einer begrenzten Behandlungszeit eine umfassende Unterstützung zukommen lässt, werden chronische Verhaltensmuster und Fehlfunktionen innerhalb der Systeme sowie Verwicklungen gelöst. Die Eltern, die erwachsenen Bezugspersonen generell werden befähigt, mit vergleichbaren, zukünftigen Situationen besser umzugehen.

6.3 Functional Family Therapy (FFT)

Die Functional Family Therapy (FFT) wurde von Alexander an der Psychological University of Utah (Alexander 2002) entwickelt. Während die Multisystemische Therapie das gesamte Umfeld um den Jugendlichen in die Behandlung einbezieht, beschränkt sich die FFT auf die Behandlung des Jugendlichen und seiner Familie. Mit durchschnittlich acht bis 12 Sitzungen bei milden Fällen, bis maximal 30 Stunden direktem Patientenkontakt in schwierigeren Fällen, ist FFT vom zeitlichen Aufwand her eher als Kurzintervention konzipiert. So kann in den meisten Fällen in einer Behandlungsperiode von drei Monaten die Therapie beendet werden. In vielen anderen Charakteristika ist FFT aber ein mit MST durchaus vergleichbares Behandlungsmodell. Auch die FFT stützt sich auf eine breite Basis an randomisiert kontrollierten Studien und hat Evidenz und Kosteneffektivität in zahlreichen Studien nachweisen können.

Die FFT ist ebenfalls eine aufsuchende Therapie. Im Vergleich zu MST ist hier eine deutlich höhere Fallbelastung pro Therapeut möglich, womit auch die Fallkosten entsprechend niedriger sind. Jeder FFT-Therapeut hat zehn bis fünfzehn Familien in Behandlung. Der ebenfalls multidimensionale Zugang von FFT fundiert auf den fünf Hauptelementen:

1. Engagement
2. Motivation
3. Beziehung
4. Verhaltensänderung
5. Generalisation

Die FFT untersteht ebenfalls einer ständigen klinischen Qualitätskontrolle, die ebenso auf eine konsequente und stabile Ausbildung der Therapeuten, eine intensive und regelmäßige Supervision wöchentlich fokussiert und ebenfalls die Outcome-Daten regelmäßig überprüft.

6.4 Multi Dimensional Treatment Foster Care (MTFC)

Das MTFC-Modell wurde entwickelt von einer Forschergruppe um Chamberlain an der University of Oregon (Chamberlain 2005). Hat sich die Situation eines Jugendlichen mit einer schweren Störung des Sozialverhaltens bereits derart verkompliziert, dass er in einer Institution platziert werden musste, oder ist seiner Herkunftsfamilie aus bestimmten Gründen eine Betreuung dieses Jugendlichen nicht zuzumuten oder zuzutrauen, ist eine MTFC-Behandlung indiziert. MTFC arbeitet genauso wie die beiden Geschwisterprogramme FFT

111

und MST als Team, nach einem manualisierten Konzept und in intensiv aufsuchender Weise mit den Familien und dem gesamten Umfeld. Das Therapeutenteam wird hier zusätzlich durch speziell ausgebildete Pflegefamilien ergänzt, in die die Jugendlichen einzeln für eine Periode von sechs bis neun Monaten gebracht werden. MTFC-Pflegeeltern sind Teil des Behandlungsteams, sie sind in die regelmäßigen Besprechungen involviert und werden speziell auf ihre Aufgabe hin geschult. Beim Jugendlichen implementieren sie ein individualisiertes und hoch strukturiertes Erziehungsprogramm, das gleichzeitig auf dessen vorhandenen Stärken aufbaut, aber auch klare Regeln, Grenzen und Erwartungen setzt. Die MTFC-Pflegeeltern sind täglich in telefonischem Kontakt mit dem Behandlungsteam, sie werden zum Verhalten des Jugendlichen befragt, Schwierigkeiten werden eingehend diskutiert und Pläne für den nächsten Tag beschlossen. Im Zentrum des Behandlungsteams steht ein Program Supervisor, der im Sinne eines Case Managers die ganzen Aktivitäten um den Jugendlichen koordiniert. Der Jugendliche selber wiederum hat einen Einzeltherapeuten zur Seite. Die Einzeltherapie zielt darauf ab, den Jugendlichen in der Selbstregulation zu unterstützen, Selbstwert aufzubauen, die Kommunikationsfähigkeit zu verbessern, Achtsamkeit gegenüber sich selber zu pflegen und verbesserte soziale Kontakte aufzubauen. Ebenfalls direkt dem Jugendlichen zugeordnet ist ein Skills-Trainer. Dieser arbeitet praktisch orientiert im sozialen Umfeld mit dem Jugendlichen mit dem gemeinsamen Ziel, Kontakte zu prosozialen Jugendlichen zu knüpfen und zu pflegen und geeignete Freizeitaktivitäten zu koordinieren. Ein Sozialarbeiter ist der Schule oder Ausbildung zugeordnet. Er unterstützt die Ausbildungsverantwortlichen im Kontakt mit dem Jugendlichen. Gleichzeitig wird die Herkunftsfamilie des Jugendlichen durch einen Familientherapeuten unterstützt, mit dem Ziel, das Engagement der Familie wieder aufzubauen und die familiären Beziehungen innerhalb der Herkunftsfamilie zu verbessern. Die Eltern lernen wertschätzende, aber klare, konsistente Erziehungsstrategien nach dem gleichen Konzept, die sie der Jugendliche in der temporären Pflegefamilie kennengelernt. Während der laufenden Behandlung wird langsam, mit erst eher kurzen, zwei- bis dreistündigen Besuchen in der Herkunftsfamilie begonnen, die sich dann zu Wochenendbesuchen hin steigern, bis schließlich Sicherheit besteht, dass der Herkunftsfamilie und dem Jugendlichen ein gemeinsames Zusammenleben wieder gelingt. Die Herkunftsfamilie wird, wie die MTFC-Pflegeeltern, regelmäßig telefonisch unterstützt und kann sich bei Schwierigkeiten jederzeit an den 24-Stunden-Bereitschaftsdienst im Hintergrund wenden.

Die Dauer der Therapie von sechs bis neun Monaten führt zusammen mit dem enormen personellen Aufwand durch die vielen involvierten Therapeuten und die MTFC-Pflegeeltern selbstverständlich zu deutlich höheren Programmkosten. Dennoch sind die Kosten für den einzelnen Jugendlichen aber als Investition sehr lohnenswert, angesichts der längerfristig vermiedenen Kosten zum Beispiel einer Einweisung in ein Heim oder Arbeitslosigkeit. Auch die MTFC legt hohen Wert auf Manualtreue und überprüft die Outcome-Daten und die

Therapeutenqualität regelmäßig, sie verfügt über einen breiten Fundus an randomisiert kontrollierten Studien und hat ihre Wirksamkeit und Kosteneffektivität breit abgestützt nachgewiesen.

Die MTFC gibt es in drei Adaptationen: MTFC-A für die Adoleszenz der 12- bis 17-Jährigen, MTFC-B für die mittlere Kindheit der 7- bis 11-Jährigen und MTFC-P für das Vorschulalter der 3- bis 6-Jährigen.

6.5   Therapie und Prävention vor der Adoleszenz

Aus versorgungspolitischer Sicht ist es sinnvoller, die Störung des Sozialverhaltens nicht erst bei voll ausgebildeter Symptomatik in der Adoleszenz zu therapieren, sondern bereits in der mittleren Kindheit oder noch besser im Kleinkindalter mit Prävention und Frühintervention anzusetzen. Wie bereits im vorangehenden Abschnitt erwähnt, bietet die MTFC Adaptationen für diese beiden Altersstufen an. Auch die MST hat mit dem spezialisierten Programm im Kinderschutzbereich MST-CAN (Child abuse and neglect) ein spezialisiertes Therapieangebot geschaffen, das teilweise das Spektrum der Störung des Sozialverhaltens streift. In beiden Fällen ist die Situation bereits derartig eskaliert, dass die betroffenen Kinder unmittelbar vor einer Fremdplatzierung in einer Pflegefamilie oder in einem Heim stehen oder bereits fremdplatziert werden mussten.

Im Sinne einer Prävention oder Frühintervention sind an dieser Stelle Programme zu erwähnen, die erzieherische Kompetenzen der Familie und der Eltern unterstützen. Auch dafür existieren evidenzbasierte und bewährte Programme, die in einem gestuften modularen Aufbau einer größeren Bevölkerungsgruppe zugutekommen können.

6.6   Positive Parenting Program – Triple P

Triple P wurde in Brisbane, Australien, durch Sanders und Mitarbeiter an der Universität von Queensland am dortigen Parenting and Family Support-Center als manualisiertes Erziehungsprogramm entwickelt (Sanders 2002). Das Positive Parenting Program Triple P ist ein Familieninterventionsprogramm, das Verhaltensauffälligkeiten genauso wie emotionale Probleme bei Kindern und Jugendlichen vermindert über den konsequenten Aufbau von positiver und wertschätzender Beziehung zwischen Eltern und Kindern. Neben einer

Steigerung der elterlichen Erziehungsfähigkeit wird dabei die Zusammenarbeit zwischen den Eltern verbessert, es werden stabile, klar vorausschauende Regeln und erzieherische Strukturen etabliert und damit die elterliche Belastung vermindert. Das Programm hat verschiedene Stufen und entsprechende Tiefen der Intervention. Die erste Stufe vermittelt universelle Informationen über die Erziehung, die als schriftliche Materialien an die Eltern abgegeben werden können. Stufe II umfasst eine Kurzberatung für spezifische Erziehungsprobleme. Stufe III ergänzt mit einem aktiven Skills-Training. Stufe IV vermittelt ein intensives Elterntraining in Form von Gruppentraining in einem standardisierten Ablauf und der Möglichkeit, im Anschluss eine maßgeschneiderte spezifische Beratung zu erhalten. Stufe V bietet eine spezifische, intensive Intervention auf Familienebene, die beispielsweise auch Paarkonflikte, psychische Schwierigkeiten oder Abhängigkeitserkrankungen eines Elternteils beinhalten können. Die Vielfalt an verschiedenen Interventionsebenen macht es möglich, ein individuelles, maßgeschneidertes Behandlungsprogramm für die jeweiligen Bedürfnisse der Familie zu entwerfen und dabei auf evidenzbasierte Methoden und Materialien zurückzugreifen. Triple P verfügt über verschiedene altersspezifische Module vom Kleinkindalter bis zum Jugendalter. In mehreren international publizierten Studien wurde seine Wirksamkeit in randomisiert kontrollierten Studien nachgewiesen und der Beweis der Kosteneffektivität erbracht.

Ein weiteres, vergleichbar gut evaluiertes Programm ist *Incredible Years*, das von einer Forschergruppe um Carolyn Webster-Stratton entwickelt wurde. Seit 1982 wird das Programm ständig weiterentwickelt und hat sich international, vor allem im englischsprachigen Raum, in den USA, in England, aber auch in Australien und Neuseeland weitverbreitet. Die Vorzüge von Incredible Years liegen in den lebendig gestalteten Materialien, die neben den Eltern auch direkt die Kinder und die Lehrpersonen ansprechen. Incredible Years bietet ebenfalls altersspezifische Module an.

6.7 Nurse Family Partnership

Nurse Family Partnership NFP ist eine gezielte frühe Intervention, die bereits während der 26. Schwangerschaftswoche beginnt und bis Ende des zweiten Lebensjahres des erstgeborenen Kindes andauert. Das Programm wurde von einer Forschergruppe um David Olds (1986) entwickelt. Erstgebärende Mütter mit zusätzlichen Risikofaktoren werden durch speziell ausgebildete Hebammen und Kinderkrankenschwestern im aufsuchenden Setting unterstützt und begleitet. Als Risikofaktoren werden tiefer sozioökonomischer Status, soziale Isolation, psychische Erkrankungen und junges Alter der Mütter benannt.

Das Programm hat drei Hauptziele:

1. Verbesserte Grundbedingungen für die Schwangerschaft über die Vermittlung von gesundheitsförderlichem Verhalten.
2. Verbesserte Gesundheit, Entwicklung und Sicherheit des Kindes durch Optimierung der erzieherischen Kompetenz der Mutter.
3. Erhöhung der elterlichen Lebensqualität mit sicherer, weiterer Geburtenplanung, verbesserte soziale und berufliche Einbettung.

Ebenfalls versucht dieses Programm die Integration der jungen Familie in die soziale Gemeinschaft der Nachbarn, von Freunden und Familienmitgliedern zu verbessern, aber auch die Eingliederung ins lokale Gesundheitssystem. Über den aufsuchenden Ansatz und die Begleitung durch speziell ausgebildete Hebammen schon während der Schwangerschaft gelingt den Therapeutinnen ein stabiler Zugang zu einer belasteten und sonst kaum zu erreichenden Risikogruppe. Dem Programm gelingt so der Zugang zu einer Gruppe gefährdeter Kinder zum frühestmöglichen Zeitpunkt, und das hat weitreichende Effekte auf die Prognose ihrer späteren Entwicklung. In einer Katamnesestudie nach 15 Jahren konnte nachgewiesen werden, dass die Kinder ein deutlich geringeres Risiko hatten, vernachlässigt, misshandelt oder delinquent zu werden. Die Familien mussten zudem weniger oft Gesundheitsleistungen in Anspruch nehmen, die Kinder zeigten weniger Verhaltensauffälligkeiten und litten weniger unter schulischen Leistungsproblemen. Auch die Kosteneffektivität dieses frühen Interventionsprogramms ist nachgewiesen (Aos 2006).

6.8 Zusammenfassung

Die kleine Auswahl an evidenzbasierten Therapieprogrammen, die hier für Störungen des Sozialverhaltens bei Kindern und Jugendlichen vorgestellt wurden, sollen Mut machen, dieses anspruchsvolle und mit eher düstereren Verlaufsprognosen behaftete Krankheitsbild mit geschickten Therapieprogrammen anzupacken. Die breit abgestützten evidenzbasierten Forschungsergebnisse stehen dabei ebenso hilfreich zur Seite wie die vielversprechenden gesundheitsökonomischen Untersuchungen, die auch skeptische Gesundheitspolitiker überzeugen helfen. Aber auch noch so exzellente Programme können wenig Effekt zeigen, wenn sie nicht sorgfältig und genau implementiert werden. Die Unterstützung der Therapeuten durch ausreichende Ausbildung, gute Begleitung und ständige Schulung sind dafür wichtige Rahmenbedingungen. Seriös aufgebaute Programme verlangen denn auch zwingend eine ständige Qualitätskontrolle, gleichermaßen im Hinblick auf die Prozess- und Ergebnisqualität. Vernachlässigung dieser zweifachen Qualitätskontrolle führt oft zu deutlich schlechteren Resultaten als die evidenzbasierten Studien versprochen haben, im schlimmsten Fall kann es sogar zur Schädigung des Patienten führen (Henggeler 1997).

Wenn wir nur mit jenen Patienten therapeutisch arbeiten, die regelmäßig kommen und ihre Therapiestunden korrekt bezahlen, kommen gerade diejenigen, die das therapeutische Angebot oft am ehesten benötigen, nicht in den Genuss der entsprechenden Behandlung. Faire Therapieangebote sollten deshalb den Blick schärfen für diejenigen Familien, die Therapieprogramme quasi unverständlicherweise abbrechen oder für die Kinder und Jugendlichen, die mit unseren bestehenden Therapieangeboten schon gar nicht erreicht werden. Dies erfordert von den Therapeuten unter Umständen aufsuchende Therapiemodelle und Arbeitszeiten, die sich an den Bedürfnissen der Patienten orientierten. Die regelmäßige Qualitätsevaluation ist eine unabdingbare Voraussetzung, um zu wissen, ob mit den angebotenen Therapieprogrammen Effekte erreicht werden und die behandelten Patienten mit den epidemiologischen Notwendigkeiten übereinstimmen. Die besten und aufwendigsten Datenevaluationen bringen wenig, wenn nicht im Lichte der Ergebnisse entsprechende Maßnahmen und Weichenstellung getroffen werden. Sind einzelne, häufig auftretende Krankheitsbilder im Therapieangebot zu wenig berücksichtigt? Sind vorhandene Therapieangebote genug wirksam? Die teilweise unbeliebten statistischen Evaluationen, die anscheinend nur administrativen Aufwand bedeuten, entfalten ihren Sinn und ihre Bedeutung erst, wenn die entsprechenden Schlussfolgerungen auch konsequent umgesetzt werden, Anpassungen und Korrekturen der Therapieangebote in der Klarheit der gewonnenen Ergebnisse getroffen werden. Der in Institutionen weitverbreitete Fokus auf die Budgetziele oder gar die reine Gewinnorientierung bei frei praktizierenden Kollegen im Sinne eines Kostenbewusstseins, ist nicht zu verwechseln mit einem Bewusstsein für Kosteneffektivität. Oft wäre es besser, keine Dienstleistung anzubieten, als einen teuren Service, der keine Veränderung bringt. Der Nachweis der Wirksamkeit einer Therapie alleine kann nicht genügen, sondern muss in Beziehung zu den verursachten Kosten gesetzt werden. Kostenbewusstsein allein wiederum genügt auch nicht, der Schwerpunkt sollte auf der Kosteneffektivität liegen (Scott 2008).

Im Bewusstsein dieser Fakten und Grundsätze, gut vorbereitet und gewappnet mit den Informationen der gegebenen gesundheitsökonomischen Daten sollte es möglich werden, sich mit beherztem Mut der angeregten Diskussion mit kostenbewussten Versorgungspolitikern zu stellen und gemeinsam auch in einem schwierigen Krankheitsgebiet wie der Störung des Sozialverhaltens sinnvolle therapeutische Interventionen zu schaffen.

Literatur

Aos S, Miller M, Drake E (2006) Evidence-based public policy options to reduce future prison construction, criminal justice costs, and crime rates. Olympia: Washington State Institute for Public Policy. S. 1–44.

Aos S, Phipps P, Bamoski R, Lieb R (2001) The comparative costs and benefits of programs to reduce crime. Olympia: Washington State Institute for Public Policy.

Alexander JF, Sexton TL (2002) Functional familiy therapy: A model for treating highrisk, acting-out-youth. In: Kaslow FW (Hrsg.) Comprehensive handbook of psychotherapy: Integrative/eclectic Vol. 4. New York: John Wiley & Sons. S. 111–132.

Chamberlain P, Smith DK (2005) Treatment Foster Care: A community solution for boys and girls referred from juvenile justice. In: Hibbs ED, Jensen PS (Hrsg.) Psychosocial treatments for child and adolescent disorders: Empirically based strategies for clinical practice. 2nd ed. Washington DC: American Psychological Association. S. 557–573.

Curtis NM, Ronan KR, Borduin CM (2004) Multisystemic Treatment: A Meta-Analysis of Outcome Studies. Journal of Family Psychology 18(3): 411–419.

Fürstenau U, Rhiner B (2009) Multisystemische Therapie, PiD. Psychotherapie im Dialog 11:222–225.

Henggeler SW, Schoenwald SK, Borduin CM, Rowland MD, Cunningham PB (2009) Multisystemic therapy for antisocial behavior in children and adolescents. 2nd ed. New York: Guilford Press.

Henggeler SW et al. (1997) Multisystemic therapy with violent and chronic juvenile offenders and their families: The role of treatment fidelity in successful dissemination. Journals of Consulting and Clinical Psychology 65:821–833.

Kunz R, Ollenschläger G, Raspe HH, Jonitz G, Kolkmann FW (2000) Lehrbuch Evidenzbasierte Medizin in Klinik und Praxis. Köln: Deutscher Ärzteverlag.

Leschied A, Cunningham A (2002) Seeking effective interventions or serious young offenders: Interim results of a four-year randomized study of multisystemic therapy in Ontario, Canada. London: Centre for Children & Families in the Justice System.

Olds D et al. (1986) Improving the Delivery of Prenatal Care and Outcomes of Pregnancy: A Randomized Trial of Nurse Home Visitation. Pediatrics 77:16–28.

Scott S, Knapp M, Henderson J, Maughan B (2001) Financial cost of social exclusion: follow up study of antisocial children into adulthood. British Medical Journal 323:1–5.

Scott S (2006) Improving children's lives, preventing criminality where next? The Psychologist 19(8):484–487.

Moffitt TE, Caspi A, Harrington H, Milne BJ (2002) Males on the life-course-persistent and adolescence-limited antisocial pathways: Follow-up at age 26 years. Development and Psychopathology 14:179–207.

Rehberg W, Fürstenau U, Rhiner B (2011) Multisystemische Therapie (MST) für Jugendliche mit schweren Störungen des Sozialverhaltens – Ökonomische Evaluation der Implementierung im deutschsprachigen Raum. Zeitschrift für Kinder- und Jugendpsychiatrie und Psychotherapie 39 (1):41–45.

Rhiner B et al. (2011) Multisystemische Therapie (MST) für Jugendliche mit schweren Störungen des Sozialverhaltens – Implementierung in der deutschsprachigen Schweiz und erste Ergebnisse. Zeitschrift für Kinder- und Jugendpsychiatrie und Psychotherapie 39 (1): 33–39.

Sanders MR, Turner KM et al. (2002) The Development and Dissemination of the Triple P-Positive Parenting Program: A Multilevel, Evidence-Based System of Parenting and Family Support, Prevention Science 3: 173–189.

Sawyer AM, Borduin CM (2011) Effects of Multisystemic Therapy Through Midlife: A 21.9-Year
Follow-Up to a Randomized Clinical Trial With Serious and Violent Juvenile Offenders. Journal of Consulting and Clinical Psychology 79 (5): 643–652.

117

Sundell K, Hansson K, Löfholm CA, Olsson T, Gustle LH, Kadesjö C (2008) The transportability of a multisystemic therapy to Sweden: Short-term results from a randomized trial of conduct disordered youth. Journal of Family Psychology 22:550–560.

Schmeck K, Poustka F (2001) Temperament and disruptive behavior disorder. Psychopathology 34:159–163.

7 Essstörungen in der Adoleszenz und ihre Behandlung

Isa Sammet

7.1 Essstörungen: Erkrankungen der weiblichen Adoleszenz

Essstörungen wie die Magersucht (Anorexia nervosa) oder die Ess-Brechsucht (Bulimia nervosa) entwickeln sich überwiegend in der frühen oder späten Adoleszenz. Die Altersverteilung der Erstmanifestation ist bei der Anorexia nervosa zweigipflig und liegt bei 15 bis 19 bzw. 20 bis 21 Jahren, bei der Bulimia nervosa bei 17 bis 19 Jahren. Betroffen sind überwiegend junge Frauen. Das Verhältnis Frauen : Männer beträgt für die Anorexia nervosa 19 : 2, für die Bulimia nervosa 29 : 1 (Fairburn und Harrison 2003). Insofern sind Anorexia nervosa und Bulimia nervosa an sich Erkrankungen der weiblichen Adoleszenz. Da hauptsächlich Frauen betroffen sind, wird im Folgenden der Einfachheit halber von »Patientinnen« gesprochen.

Bei der Magersucht handelt es sich um die absichtliche Herbeiführung von Untergewicht, entweder durch das Vermeiden hochkalorischer Nahrung (»restriktiver Typ«) und/oder durch andere gewichtsreduzierende Maßnahmen wie selbstinduziertes Erbrechen (»bulimischer Typ«), Einnahme von Abführmitteln und übermäßige sportliche Aktivität. Zentral ist die Körperschemastörung: Die Patientinnen fühlen sich auch bei extremem Untergewicht als zu dick. In der Folge entwickeln sich neben psychischen Störungen auch körperliche, die nahezu alle Organsysteme betreffen können, darunter das endokrine System, mit der Folge der Amenorrhoe. Die Bulimia nervosa unterscheidet sich definitionsgemäß vom bulimischen Typ der Anorexia nervosa durch das Vorliegen von Normalgewicht.

Mit einer Lebenszeitprävalenz von bis zu 1 % (Anorexia nervosa) bzw. 2 % (Bulimia nervosa) handelt es sich um häufige Störungen. Im Gegensatz zur Bulimia nervosa zeigt sich bei der Anorexia nervosa nur ein geringer Anstieg im Verlauf des 20. Jahrhunderts (Keel und Klump 2003). Für die Anorexia nervosa liegt die Wahrscheinlichkeit einer Vollremission bei 40 %. Schwer chronifizierte Verläufe finden sich bei ca. 20 % der Patientinnen, 5–10 % versterben. Daran zeigt sich die gesellschaftliche Tragweite der Störung.

7.2 Entstehung der Essstörungen im Kontext der Adoleszenz

7.2.1 Ätiologische Faktoren

Allgemeiner wissenschaftlicher Konsens herrscht hinsichtlich einer multifaktoriellen Ätiologie. Einen Überblick über das Zusammenwirken genetischer und biografischer Faktoren geben Holtkamp und Herpertz-Dahlmann (2005). Das Modell sieht vor, dass die genetische Ausstattung, die familiären Strukturen sowie die soziokulturellen Faktoren und Erfahrungen der frühen Kindheit und Jugend in gegenseitiger Wechselwirkung darauf Einfluss haben, ob biologische und persönlichkeitstrukturelle Vulnerabilitäten mit der Folge der Essstörungssymptomatik entstehen.

Dem Schwerpunkt dieses Buches – der Adoleszenz – entsprechend werden im Folgenden einige ätiologische Faktoren beleuchtet, die spezifisch mit diesem Lebensabschnitt verbunden sind. Dabei handelt es sich nicht um eine systematische Darstellung, sondern es werden einige pathogenetische Aspekte diskutiert und deren Relevanz anschließend an einem Fall veranschaulicht. Biologische Faktoren sind nicht Thema dieser Abhandlung, ebenso nicht Essstörungen mit der Folge der Adipositas. Für einen umfassenden und systematischen Überblick über den Stand der Erkenntnis auf dem Gebiet der Essstörungen sei auf die Literatur verwiesen (z. B. Herpertz et al. 2008).

7.2.2 Entwicklungsaufgaben in der Adoleszenz und familiäre Dynamiken

1952 beschrieb Havighurst u. a. folgende Entwicklungsaufgaben der Adoleszenz, die weithin akzeptiert wurden und auch heute noch in Bezug auf die Entwicklung von Essstörungen besondere Relevanz besitzen: Erreichung emotionaler Unabhängigkeit von den Eltern, die Akzeptanz des eigenen Körpers, der Erwerb einer männlichen bzw. weiblichen sozialen Rolle, Aufbau von Beziehungen zu Gleichaltrigen beiderlei Geschlechts, Berufswahl und -vorbereitung mit Herstellung ökonomischer Unabhängigkeit (Flammer 2009).

Es gibt familiäre Strukturen und Dynamiken, die die Bewältigung dieser Aufgaben entweder fördern oder behindern. In Familien essgestörter Patientinnen finden sich im Vergleich zu gesunden Familien häufiger pathologische Beziehungsmuster. Diese können Ursache oder Folge der Erkrankung sein. Die familiäre Regulation von Grenzen und die Abhängigkeit Adoleszenter von der Primärfamilie sind Faktoren, deren Einfluss auf die Essstörung gesichert ist. Familiäre Interaktionsmuster wie Verstrickung, Rigidität, Überbehütung, Konfliktvermeidung und wechselnde Koalitionsbildungen gelten als ungünstige Bedingungen für eine stabile Identitäts- und Selbstwertentwicklung (Groß

2008, S. 55), die ihrerseits wiederum präventiv gegen die Essstörung wirksam ist.

Zu einer förderlichen innerfamiliären Dynamik (Bruch 1982) gehört hingegen, dass Wünsche und Bedürfnisse geäußert werden können und nicht aus Angst vor einer Veränderung des familiären Gleichgewichts zurückgehalten werden. Falls keine Konflikte ausgetragen werden, behindert dies die Chance des Adoleszenten, neue Rollen, Positionen sowie einen veränderten Umgang des Miteinanders auszuhandeln. Wenn die Familiengrenze sehr dicht ist, verhindert dies die Außenorientierung. Der Auf- und Ausbau außerfamiliärer Beziehungen wird erschwert; Gleichaltrige können dann keinen Beitrag zur Entwicklung und Sozialisation leisten.

Adoleszente sollten nicht zu »Ersatzpartnern«, und Eltern nicht zu »Ersatzgeschwistern« werden. Beziehungsprobleme der Eltern bzw. Partner sollten nicht über die Adoleszenten ausgetragen werden. Versuchen Elternteile den Adoleszenten auf die eigene Seite zu ziehen, so kommt es zu Loyalitätskonflikten. Alle diese Faktoren behindern die Ablösung mit der Artikulation eigener Bedürfnisse. Identitätsfindung und Selbstwertstabilisierung können am besten in einer familiären Atmosphäre stattfinden, in der das Zuhause eine stabile sichere Basis und einen »Spielraum« bildet, von dem aus sich der/die Adoleszente in der Welt erproben kann.

Obwohl es sich hier um unspezifische Aspekte einer günstigen bzw. ungünstigen Familiendynamik in Bezug auf die Identitätsfindung und Stabilisierung Adoleszenter handelt, wurden in einer qualitativen Studie doch viele Ähnlichkeit in den Familiendynamiken Essgestörter gefunden (Wechselblatt et al. 2000): Alle befragten Patientinnen erlebten, dass wenigstens einer der Elternteile mehr mit sich selbst als mit den Bedürfnissen der Patientin beschäftigt war. Von den Patientinnen wurden eigene Bedürfnisse zugunsten der Bedürfnisse anderer Familienmitglieder mehr oder weniger bewusst zurückgestellt. Phänomenologisch äußerte sich dies als vermeintliche völlige Bedürfnislosigkeit. Die Patientinnen brauchen nichts, Grundbedürfnisse, einschließlich der Nahrungsaufnahme, werden entweder unbewusst abgewehrt oder bewusst negiert. Dabei kommt es zu einer emotionalen Rollenumkehr. Alle Befragten erlebten sich als »gute Zuhörerinnen«, die emotionale Unterstützung geben. Die Patientinnen nahmen die Rolle der besten Freundin der Mutter an. In der Fantasie geschieht dies, um die Isolierung der Mutter innerhalb der Familie aufzuheben und die Familie zusammenzuhalten. Entsprechend dieser Nähe erlebten die essgestörten Frauen ihre Beziehung zu den Eltern oder zu anderen Bezugspersonen besser als andere Adoleszente. Umgekehrt wurden die Bezugspersonen vermehrt als schlechte Zuhörer wahrgenommen. Bei Konflikten zwischen den Eltern oder den erwachsenen Bezugspersonen kam es vermehrt zu inadäquater Triangulierung: Die Adoleszenten waren zwischen den Eltern positioniert, um durch ihre Vermittlung Familienkonflikte zu minimieren. Damit einher ging ein pathogenes Gefühl der besonderen Bedeutsamkeit (»Specialness«). Dieses ist auch deswegen pathogen, weil es inkonsistent ist. Während die Adoleszente als Vermittlerin die Erwachsenenrolle einnimmt, wird sie an anderer Stelle wieder in die Kind-Position gebracht. Die Adoleszente versucht, ihre besondere Bedeutung immer wieder herzustellen. Energie, die sich darauf richten sollte, eigene Ziele zu verfolgen, wird in diesem Versuch gebunden. Während die Bulimikerin erbricht, »was nicht geschluckt werden kann«, hat die Anorektikerin die Energie zur Rebellion verloren.

7.2.3 Familiäre Einstellungen zu Essverhalten und Körper

In den Familien Essgestörter herrrsch oft eine Atmosphäre, die von starker Beschäftigung mit Gewicht und Essen, Betonung der Bedeutung von Aussehen und Figur sowie gezügeltem Essverhalten geprägt ist (Reich 2008, S. 182). Die Familienmitglieder können eine pathogene Modellfunktion haben. Eventuell können diese spezifischen familiären Einstellungen mit erklären helfen, warum es gerade zu der Symptomwahl Essstörung kommt, obwohl andere Aspekte der ungünstigen familiären Dynamik, wie sie im vorhergehenden Abschnitt genannt wurden, eher störungsunspezifisch sind. Viele essgestörte Patientinnen haben in ihren Familien jedenfalls nicht die Möglichkeit, einen unbekümmerten Umgang mit Ernährung zu erfahren oder Portionierungen einschätzen zu lernen.

7.2.4 Individuelle Aspekte

Einstellung zum Körper

Zu den Entwicklungsaufgaben der Adoleszenz gehört auch, dass Veränderungen des Körpers, die während der Pubertät stattgefunden haben, weiter in das Selbst integriert werden. Eine Beschreibung zu den Veränderungen des Körperbilds, die die Entwicklung von Essstörungen besser verstehen lassen, geben King und Richter-Appelt (2009, S. 115 ff.). Dieser Ansatz wird daher hier ausführlich dargestellt: Es erfolgt in den ersten Lebensjahren eine positive Inbesitznahme der eigenen Körperlichkeit, falls die Umwelt stimulierend und zugewandt ist. Der Körper wird zum integrierten Bestandteil des Selbst. Er wird in der Kindheit wenig bewusst wahrgenommen, ist unauffällig im Hintergrund des Ichs immer präsent. Körperliche Veränderungen in der Pubertät führen zu einer neuen »Aufdringlichkeit« des Körpers. Die vorher ins Selbst integrierte »Eigenleiberfahrung« wird erschüttert. Der Körper gerät wieder ins Bewusstsein. Dies ist die notwendige Basis für die Konstruktion von Geschlechterbedeutungen. Erforderlich wird die Trennung vom kindlichen Körperselbstbild. Es gilt, ein Gleichgewicht herzustellen zwischen der Loslösung von kindlichen Bedeutungswelten und der Hinwendung zu neuen Liebesobjekten bei erwachender Sexualität. Ängste werden geschlechtsspezifisch unterschiedlich abgewehrt, d. h., es entstehen unterschiedliche Arten der Körperkontrolle. Frauen neigen dazu, Kontrolle eher über das Innen auszüüben, über das Essen, das in den Körper hinein kommt, und über die körperliche Erscheinungsform im Ganzen (ebd., S. 119). Erst wenn eine stabile Selbstabgrenzung hergestellt wurde, kann die Überschreitung von Körpergrenzen in intimen Beziehungen lustvoll genossen werden. Je weniger Raum zur Verfügung steht, um Selbstanteile zu stärken und mit Grenzüberschreitung zu experimentieren, desto größer wird die Tendenz zur Körperkontrolle. Durch familiäre Dynamiken, in denen die Selbstabgrenzung behindert wird (s. o.), kommt es vermehrt zum Versuch, den eigenen Körper zu beherrschen und zu kontrollieren. Eine pathologische Form dieser Kontrolle führt zu Essstörungen, »bei denen über das Verschlingen, Auskotzen oder Verweigern der Nahrung der Körper als Objektbehältnis manipuliert, das Objekt in eigener Verfügung hineingenommen oder ausgestoßen oder schließlich das Objekt im Körper ausgehungert wird« (ebd., S. 121). Grenzüberschreitende Kommentare der Bezugspersonen zu Sexualität »können die selbstregulative Aneignung des sexuellen adoleszenten Körpers weiter behindern« (ebd. S., 123). Männliche Adoleszente dagegen versuchen eher, Kontrolle im Außen zu üben, beispielsweise über das Beherrschen gefährlicher Sportarten.

Autonomie und Kontrolle

Es gibt keine Persönlichkeitskonstellationen, die zwingend mit Essstörungen verbunden sind (Herzog et al. 2008, S. 191). Allerdings lassen obige Ausführungen zum Körper-Selbst verstehen, dass Autonomie und Kontrolle als zentrale Konfliktthemen essgestörter adoleszenter Frauen gelten. Das Ringen um Autonomie vor dem Hintergrund zu geringer Selbstbehauptung und unzureichender Stabilisierung der eigenen Körpergrenzen wird als zentraler Fokus gesehen. Dabei lösen die Entwicklungsschritte der Ablösung von der Herkunftsfamilie oft hochgradige Verunsicherungen aus. Die Überwältigungserfahrung wird über den sicheren Mechanismus der Kontrolle von Gewicht und Hunger beherrscht. Anorexia nervosa kann unter dieser Perspektive als die Folge maladaptativer Suche nach Autonomie und Selbstwert betrachtet werden. Mit der Anorexia nervosa stellt die Adoleszente vermeintliche Unabhängigkeit in Bezug auf ihren Körper her. Perfektionismus erwies sich als einer der Persönlichkeitszüge, die mit einer langen Erkrankungsdauer in Zusammenhang stehen (Nilsson et al. 2008). Vermutlich ist Perfektionismus eine begünstigende Bedingung für das Entstehen einer restriktiven Anorexia nervosa, die es erst »möglich« macht, eine lang dauernde Diät und Hungern durchzuhalten. Vielleicht ist dieser übermäßige Perfektionismus die Grundlage gleichzeitig für das Durchhalten des Fastens, wie auch für die überdurchschnittlich guten Leistungen, die Anorektikerinnen oft zustande bringen. Im Aspekt des Perfektionismus zeigt sich eventuell auch, dass die Anorexia nervosa besser verstanden werden kann, wenn sie als Zwangsstörung aufgefasst wird (Rothenberg 1990). Die scheinbar perfekte Kontrolle über den Körper stellt allerdings einen Realitätsverlust dar. Die Patientin verliert in der Realität an Kontrolle, etwa durch Einweisung in eine Klinik. Die Zwangsernährung durch Sondennahrung stellt den Extremfall des kompletten Kontrollverlusts dar.

Trotz der vielen Theorien um den Aspekt der Autonomie bei der Anorexia nervosa gibt es hierfür keine eindeutige empirische Evidenz. Dies mag darin begründet liegen, dass es unterschiedliche Dynamiken gibt, die in der symptomatischen Endstrecke zu einer Anorexia nervosa führen. Steiner-Adair (2003, S. 240 ff.) stellt zur Diskussion, dass es weniger um die Sicherstellung von Unabhängigkeit, sondern mehr um die Vermeidung forcierter Autonomie geht. Der Erwerb von Autonomie durch Trennung und Ablösung stelle danach ein männerzentriertes Modell dar, die Selbstdifferenzierung junger Frauen finde dagegen mehr in persönlichen Bindungen und Beziehungen statt. Auf die Anforderung, unabhängig und selbstständig zu werden, werde deswegen mit der Weigerung, erwachsen zu werden und einem »Kindbleiben« des Körpers reagiert. Insofern kann in der Anorexia nervosa der Versuch liegen, Unabhängigkeit zu vermeiden. Dieser Dynamik ähnlich ist die in der Symptomatik gebundene Abhängigkeit aus meist unbewusster Trennungsschuld. Die Adoleszente hat die pathogene Überzeugung, dass die eigene Unabhängigkeit, z. B. ihr Auszug aus dem Elternhaus, zum Unglücklichsein der Eltern führt. Es zeigt sich daran, dass die Dynamiken zum Thema Unabhängigkeit und Kontrolle sich in unterschiedlichem, passiven oder aktiven Modus präsentieren können. Daraus ergibt sich die Notwendigkeit einer detaillierten individuellen Diagnostik unter Einbeziehung der Biografie, was passgenaue therapeutische Interventionen erst möglich macht.

7.2.5 Soziokulturelle Einflüsse

Für die Ausgestaltung eines eigenen Lebensentwurfs haben die Gleichaltrigenbeziehungen eine besondere Bedeutung. Sie bieten die Möglichkeit zum Ausloten von Rollen- und Identitätsmustern und stellen Ersatz für die abnehmende Autorität der Eltern dar. Allerdings sind diese Beziehungen nicht konflikt- bzw. risikofrei. Das »Ausgegrenzt-Sein«, das »Nicht-Dazugehören« zu der informellen Jugend-Kultur ruft bei vielen Jugendlichen das Gefühl des »Am-Rande-Stehens« hervor. Die Werte der Peergroup sind besonders wichtig, weil Abweichung oft mit Ausschluss beantwortet wird.

In diesem Zusammenhang wird das in den Medien propagierte Schlankheitsideal wichtig. In der adoleszenten Phase müssen neue Werte erst definiert werden. Hier werden oft »ready-made values« aus den Medien verinnerlicht. Diese helfen, die Lücke in der eigenen Identitätsfindung zu füllen. Ihre Akzeptanz verhindert gleichzeitig eine Außenseiterposition. Zu diesen allgemein akzeptierten Werten gehört ein hohes Schlankheitsideal, gerade für junge Frauen. Die Folgen zeigen die Ergebnisse einer repräsentativen Studie des Deutschen Bundesministeriums für Gesundheit (2000) an 1 000 Frauen zwischen 20 und 30 Jahren: Jede zweite Frau möchte weniger wiegen und hat bereits eine längerfristige Diät gemacht. Für 47 % der Frauen gibt es »verbotene Lebensmittel« wie Schokolade, Kuchen etc. Jedes dritte Mädchen unter 10 Jahren und 60 % der 15-Jährigen haben schon Diäterfahrung.

Frauen in Industrienationen werden mit einem Überangebot von Nahrungs-
mitteln auf der einen Seite und mit spezifischen Wertvorstellungen der Schlankheit und Schönheit auf der anderen Seite konfrontiert. Sie stellen deswegen eine
besondere Risikogruppe für Essstörungen dar.

Wertvorstellungen sind stets stark kulturell überformt (Mc Goldrick et al.
2011). Zum Beispiel ist Übergewichtigkeit in manchen Ländern ein gesellschaft-
liches Ideal. Eine 25-jährige Patientin mit einer Größe von 158 cm und einem
Gewicht von 118 kg berichtete, dass sie während ihres sozialen Jahres in einem
afrikanischen Staat als Schönheit verehrt wurde, während sie in unsrem Kul-
turkreis Hänseleien ausgesetzt ist. Auch die Forderung nach Erreichung früher
Unabhängigkeit in der Adoleszenz ist kulturell überlagert. Während dies im
angloamerikanischen Raum und in Deutschland ein hoher Wert ist, verbleiben
Adoleszente in Ländern wie Italien oder Brasilien viel länger im Elternhaus.
Die Beachtung solcher unterschiedlicher Wertesysteme relativiert die Forderungen an die Adoleszenten.

7.3   Ein Fallbeispiel

*Die 21-jährige Studentin der Musikwissenschaft Britta S. (Initialen geändert),
die noch im Elternhaus wohnhaft ist, wird zur psychotherapeutischen Behandlung einer Anorexia nervosa mit einem Gewicht von 55 kg bei einer Körpergröße von 185 cm (BMI=16,1 kg/cm²) stationär aufgenommen. In den letzten
6 Monaten hat sie 7 kg abgenommen. Sie kommt auf Drängen ihrer Freundin,
die bemerkt hatte, dass frühere gemeinsame Freizeitaktivitäten wegen nachlas-
sender Körperkraft fast nicht mehr möglich waren.*

*Die Erhebung der Lebens- und Krankheitsgeschichte bringt Folgendes zu-
tage: Die Patientin ist eine ausgezeichnete Violinistin, sie hat bereits mehrere
Preise erhalten. Bereits im Alter von 15 Jahren wurde sie zur Vorbereitung
ihres Hochschulstudiums als sogenannte »Jungstudentin« an einer Musikhochschule akzeptiert. Dies bedeutete zusätzlich zu der normalen Schulzeit weitere
10 Wochenstunden an der Hochschule. Da die Familie auf dem Land wohnte
und eine einstündige Anreisezeit zur Hochschule erforderlich war, war die
Patientin in der Familie nur noch wenig präsent. Im Alter von 17 Jahren erhielt
sie aufgrund ausgezeichneter Leistungen ein sechsmonatiges Stipendium an
einer ausländischen Musikschule. Dieser Auslandsaufenthalt war die Zeit, in
der sie erstmals deutlich an Gewicht verlor (5 kg in 6 Monaten). Er fiel zeitlich
zusammen mit einer Ehekrise der Eltern, die sich schon seit etwa fünf Jahren
angebahnt hatte.*

*Als die Patientin etwa 12 Jahre alt war, änderte die Mutter, eine in Teilzeit-
arbeit tätige Deutschlehrerin und begeisterte Hobbymusikerin, ihren Lebensstil
grundlegend. Bis dahin leicht übergewichtig, besuchte sie nun täglich ein Fit-*

125

ness-Studio, veränderte ihre Ernährungsgewohnheiten und wurde sehr schlank. Der Vater, Manager eines internationalen Konzerns, war immer viel beruflich unterwegs. Er schätzte im Privaten die Gemütlichkeit, blieb bei den alten Gewohnheiten. Auf diese Weise, so stellte es Britta dar, lebte sich das Ehepaar auseinander. Der Vater, nun oft abends vor dem Fernseher allein, sprach vermehrt dem Alkohol zu. Dies führte wiederum zu Konflikten und Auseinandersetzungen zwischen den Eltern, die in der Zeit vor dem Auslandsaufenthalt der Patientin im Erleben der Patientin sehr heftig ausgetragen wurden. Das Ehepaar entschied sich »wegen der Kinder« zur Fortsetzung der Ehe bei insgesamt unveränderten Verhältnissen. (Britta hat noch eine um drei Jahre ältere Schwester, die bereits aus dem Elternhaus ausgezogen ist). Als die Patientin aus dem Ausland zurückkehrte, fand sie aus ihrer Perspektive eine unverändert belastende emotionale Situation vor. Die Mutter, weiterhin einen Großteil des Tages im Fitness-Studio, hatte inzwischen mit Wissen des Vaters eine außereheliche Beziehung begonnen. Sie bezog die Patientin »wie eine gute Freundin« in ihre Erfahrungen mit dem Liebhaber ein. Gleichermaßen geschmeichelt von der Offenheit der Mutter wie auch interessiert an den »Männergeschichten«, entwickelte sich dadurch eine als eng erlebte Beziehung zur Mutter, die allerdings die eigenen Sorgen und Nöte der Patientin kaum einschloss. Mit diesem Näherrücken an die Mutter distanzierte sich Britta gleichzeitig zunehmend emotional vom Vater, der in ihrem Erleben im Familienleben immer passiver wurde und immer mehr dem Alkohol verfiel, während er im Beruflichen weiterhin gut funktionierte, was sie zu ihrem großen Erstaunen während eines Besuchs in seiner Firma erlebte.

Beide Elternteile förderten weiter die musische und schulische Ausbildung ihrer Tochter, hinsichtlich anderer Belange erwiesen sie sich aus deren Perspektive als blind. Die fortschreitende Gewichtsabnahme wurde entweder nicht bemerkt oder von der Mutter gar positiv kommentiert. In dieser Zeit entwickelte Britta erstmalig depressive Symptome. Diese besserten sich vorübergehend, als sie eine erste Liebesbeziehung zu einem zehn Jahre älteren Studenten einging, der sehr früh die Vision einer gemeinsamen Zukunft mit Kindern und Familie entwickelte. Während sie sich am Anfang sehr geborgen fühlte, löste sie die Beziehung nach einem Jahr, da sie der Nähe-Wunsch des Freundes nun erdrückte. In zeitlicher Koinzidenz mit der Trennung (21. Lebensjahr) kam es zu der beschriebenen weiteren Gewichtsabnahme, die dann zur stationären Aufnahme führte. Britta schilderte in der Aufnahmesituation typische depressive Symptome. Sie sagte auch, dass sie in ihrem Studium keinen Sinn mehr sehe, ihr das Musizieren keine Freude mehr bereite, sie sich nicht mehr dazu aufraffen könne und dass die Geige schon seit Monaten unberührt in ihrem Kasten liege. Sie könne sich von ihren Gedanken an Nahrungsmittel nicht mehr ablenken, fürchte gleichzeitig jedes zusätzliche Gramm Gewicht.

Sie erhielt das übliche Therapieangebot von auf Essstörungen spezialisierten Therapie-Stationen. Neben essstörungsspezifischen Maßnahmen (wie Essbegleitung, störungsspezifische Gruppentherapie, Ernährungsberatung, kogniti-

ve Therapie der Körperschemastörung) wurden einsichtsorientierte therapeutische Gespräche mit Fokus auf die Aufarbeitung biografischer Zusammenhänge im Kontext der Krankheitsentstehung geführt. Es entwickelten sich während der Behandlung schnell die typischen Konflikte um Nahrungsmengen und die zu erreichende Gewichtszunahme. Es konnte ein für Britta einhaltbarer Behandlungsvertrag so ausgehandelt werden, dass sie auf dieser Basis innerhalb der 12-wöchigen Therapie eine Gewichtszunahme von 5 kg erreichte. Hinsichtlich des Gewichts und hinsichtlich der depressiven Symptome deutlich stabilisiert, aber hinsichtlich der Einsicht bezüglich der Krankheit und ihrer Ursachen im Wesentlichen unverändert, verließ sie die Klinik mit der Empfehlung zur Fortsetzung einer ambulanten stabilisierenden Therapie.

Noch während der laufenden stationären Therapie wurde sie während eines Stadtausflugs von der Agentin einer als seriös geltenden Model-Agentur »wegen ihrer anschaulichen Körpergröße« auf der Straße angesprochen und zu einem Casting eingeladen. Die Patientin bewarb sich, bestand das Casting und erhielt einen begrenzten Vertrag als Model für eine Bekleidungsfirma, was sie in einem katamnestischen poststationären Gespräch stolz berichtete.

Diagnostische Einordnung

Aus phänomenologisch-deskriptiver Perspektive liegen mit einem BMI kleiner als 17,5 bei selbst herbeigeführtem Gewichtsverlust, endokriner Störung mit Amenorrhoe und Körperschemastörung typische Symptome einer Anorexia nervosa gemäß Internationaler Klassifikation psychischer Störungen ICD-10 vor. Es handelt sich um den restriktiven Typus, da die Nahrungsverweigerung im Vordergrund der gewichtsreduzierenden Maßnahmen steht. Eine Bulimia nervosa ist aufgrund der Untergewichtigkeit definitionsgemäß ausgeschlossen, auch kommen Heißhungerattacken und Erbrechen nur selten vor. Hinweise auf somatische Erkrankungen, die die Gewichtsreduktion erklären könnten, bestehen nicht. Insofern ist die Diagnose einer liegen Anorexia nervosa (ICD-10 F50.0) zu stellen.

Hinsichtlich der Familiendynamik und der individuellen Aspekte liegen gleich mehrere Risikofaktoren vor. Diese beziehen sich auf die familiäre Einstellung zur Ernährung und zum Körper, die drohende Ehescheidung der Eltern, die Rollenwechsel von Britta und der Mutter, die forcierte Autonomie durch den Auslandsaufenthalt, die mangelnden Peerkontakte sowie die hohe Leistungsbereitschaft. Dies sei im Folgenden etwas genauer ausgeführt.

In Brittas Familie kommt dem Essverhalten und der Einstellung zum Körper großes Gewicht zu. Die Mutter hat eine starke Modellfunktion. Sie ändert etwa um die Zeit von Brittas Pubertät ihren Lebensstil hin zu einer sportaktiven und übermäßig ernährungsbewussten Person mit der Folge, dass sie innerhalb relativ kurzer Zeit zur einer auffällig schlanken und – nach den üblichen Kriterien unserer Gesellschaft – attraktiven Mittvierzigerin wird. Die leichte Übergewichtigkeit des Vaters führt dazu, dass das Thema Diät oft um Thema wird.

127

Für die Mutter gibt es viele Lebensmittel, die sie als »verboten« betrachtet (Schokolade, Kuchen etc.). Insgesamt herrscht in der Familie eine Atmosphäre, die von starker Beschäftigung mit Gewicht und Essen, Betonung der Bedeutung von Aussehen und Figur sowie gezügeltem Essverhalten seitens der Mutter geprägt ist. Britta hatte ab dem Alter von etwa 12 Jahren wenig Gelegenheit, normale Portionierungen zu erfahren und einen unbekümmerten Umgang mit Ernährung zu erlernen.

Mit dem veränderten Lebensstil der Mutter bahnte sich ein emotionales Auseinanderleben der Eltern an. Aus Sicht Brittas entfernten sie sich emotional, was schließlich in heftigen Streits eskalierte, die sich besonders kurz vor dem Auslandsaufenthalt Brittas abspielten. Schon in den Jahren vorher waren die Eltern hauptsächlich mit sich selbst beschäftigt. Der Vater war beruflich oft abwesend und reagierte auf die Ehekrise mit Depressivität, starkem Rückzug und Alkoholkonsum, war damit für Britta nicht greifbar. Die Mutter war aufgrund ihrer Freizeittätigkeiten wenig präsent. Die Entsendung der noch jugendlichen Tochter an die Musikhochschule mag einer narzisstischen Delegation der Mutter, die selbst gern Musikerin geworden wäre, entsprechen. Sie stellte eine hohe zeitliche Belastung für Britta dar, die aber aufgrund ihrer übermäßig hohen Leistungsmotivation das große Übungspensum bewältigte.

Während ihres Auslandsaufenthalts musste sie die Trennung der Eltern befürchten. In diesem zeitlichen Zusammenhang kam es erstmalig zu einem signifikanten Gewichtsverlust. Im Unbewussten mag Trennungsschuld eine Rolle gespielt haben, nämlich die Eltern in der schweren Krise allein und ohne ihre Vermittlung zurückzulassen. Den Auslandsaufenthalt mag sie unbewusst als Abschiebung erlebt haben. In diesem Zusammenhang zu früh, wurde sie in die Selbstständigkeit gezwungen.

Insbesondere gab es im familiären Subsystem keine klare Abgrenzung. Nach ihrer Rückkehr aus dem Ausland wurde sie zur besten Freundin der Mutter in Bezug auf deren außereheliche Beziehung, was sie in Loyalitätskonflikte gegenüber dem Vater brachte. Auslöser für die krankheitswertige Symptomatik war dann die eigene erste Liebesbeziehung mit einem um zehn Jahre älteren Partner, die ihr schnell zu eng wurde. Der Wunsch des Partners, schnell eine Familie zu gründen, behinderte einerseits ihre noch nicht abgeschlossene adoleszente Identitätsfindung und hätte andererseits die Ablösung aus dem Elternhaus erfordert, was Britta aber aufgrund des Triangulierungsaspekts (Vermittlung in der Auseinandersetzung der Eltern) nicht möglich war.
Die Anwerbung als Model während der noch laufenden stationären Therapie zeigt einerseits die Absurdität des gesellschaftlichen Werts von übermäßiger Schlankheit und andererseits, wie schwer es für Adoleszente sein kann, ein intaktes Körperselbst entgegen den in den Medien verbreiteten Wertvorstellungen zu entwickeln.

7.4   Therapie

Die weitreichenden therapeutischen Konzepte können in diesem Rahmen nur kurz umrissen werden. Aus einer methodenkritischen Übersicht, die Literatur und Studien bis 1995 einbezog, schlussfolgerten Herzog und Hartmann (1997, S. 230) für die Behandlung, dass zumindest anfangs eine »wie immer geartete Symptomorientierung der Behandlung unerlässlich ist, dass es ansonsten bei den von den meisten Kliniken als nützlich erachteten Kombinationsbehandlungen wahrscheinlich mehr auf das Gelingen der Integration zu einem kohärenten, hinlänglich flexiblen und von allen Beteiligten getragenen Behandlungskonzept ankommt als auf spezifische Verfahren oder Therapiekomponenten«. Dieses Statement dürfte bis heute unverändert gelten.

Es braucht eine therapeutische Haltung, »die zwischen einer reflektierten engagierten Parteilichkeit und der notwendigen Abstinenz keine unüberbrückbaren Differenzen sieht und die ein dynamisches Wechselspiel aus psychoedukativen und genuin psychotherapeutischen Behandlungsstrategien zulassen kann. Dazu gehört neben der empathischen Solidarisierung auch das Sprechen eines ›Machtworts‹ im Sinne einer strukturierenden Maßnahme« (Herpertz 2008, S. 61).

Auf der ersten Behandlungsstufe der Symptomorientierung geht es um das Erlernen einer regelmäßigen, ausgewogenen und ausreichenden Ernährung. Auf störungsspezifischen Therapiestationen erhalten Patientinnen hierfür meist ein standardisiertes Programm. Sie bekommen einen Essensplan mit Integration »angstbesetzter« Nahrungsmittel, meist individualisiert erstellt mithilfe einer Ernährungsberatung. Es erfolgt in Abhängigkeit des Gewichts gegebenenfalls ein Ernährungsaufbau in Stufen (Magensonde, Trinknahrung, Vollkost). Meistens erhalten die Patientinnen in Kochgruppen die Möglichkeit, angemessene Mahlzeiten zuzubereiten und Mengen abzuschätzen.

Gewichtsaufbau erfolgt oft über einen Gewichtsvertrag. Die Patientinnen verpflichten sich zu einer kontrollierten Gewichtszunahme. Als unterstützende Maßnahmen gelten die Vereinbarung von Bewegungseinschränkung sowie die Essbegleitung.

In einer kognitiven Therapie erfolgt die Identifizierung von Auslösebedingungen von Essanfällen oder Nahrungsrestriktion. Auslöser können Ärger, Frustration oder Enttäuschung sein. Hierfür werden Copingstrategien erarbeitet. Essstörungsspezifisch verzerrte Gedankenmuster (z. B. »Ich bin des Essens nicht wert«) werden identifiziert und modifiziert. Hierzu gehört auch die Bearbeitung der Körperschemastörung.

Meist erst in der zweiten Phase nach einer Gewichtsstabilisation geht es um die gemeinsame Erarbeitung eines Krankheitsverständnisses. Es muss Einsicht in die Verbindung von individueller Konfliktsituation und ständig gezügeltem Essverhalten hergestellt werden. Dabei geht es um die Stärkung der Autonomieentwicklung und der Individuation. Familiengespräche können einerseits die Beziehung der Familienmitglieder untereinander regulieren, aber vor allem

129

auch helfen, die Bedeutung der Erkrankung für das System Familie zusammen mit der Patientin herauszuarbeiten. Im vorliegenden Fallbeispiel läge der Fokus auf dem Abbau von Trennungsschuld unter Bearbeitung der unbewussten Fantasie, für das Fortbestehen der Ehe der Eltern verantwortlich zu sein, außerdem auf der Klarstellung von Rollen im Familien-Subsystem. Eine bessere Abgrenzung von der Mutter sollte es der Patientin möglich machen, ihre eigene Identitätsfindung abzuschließen, u. a. unter Klärung der Frage, ob sie Berufsmusikerin werden will, trotz Realisierung, dass es sich dabei um den narzisstisch delegierten, ursprünglich eigenen Berufswunsch ihrer Mutter handelt. Nach Klärung der eigenen Identität sollte es ihr als Ziel der Therapie zu einem späteren Zeitpunkt möglich werden, eine intime partnerschaftliche Beziehung einzugehen, ohne auf den Nähe-Wunsch des Partners mit einer körperlichen Verkindlichung in Form der Anorexia nervosa reagieren zu müssen.

7.5 Fazit

Bei den Essstörungen handelt es sich um komplexe, vielgestaltige und multifaktorielle Erkrankungen, die trotz weitreichender wissenschaftlicher Bemühungen bis heute noch unzureichend verstanden werden. Forscher und Kliniker haben sich in Netzwerken zusammengeschlossen z. B. dem EDNET, einem Forschungsverbund zur Psychotherapie von Essstörungen (De Zwaan et al. 2009), um die Forschung zu intensivieren und die Erkenntnisse aus Klinik und Praxis zusammenzuführen. In einer großen multizentrischen Studie (»ANTOP«) wurde die Wirksamkeit verschiedener Therapierichtungen bei ambulanten Patientinnen untersucht (Wild et al. 2009). Es haben sich in den letzten Jahrzehnten weitere standardisierte Behandlungsmethoden entwickelt. Ein Durchbruch in der Behandlung der Schwerkranken ist jedoch noch nicht gelungen. Nach wie vor gibt es eine Gruppe von Patientinnen, die auf die gängigen Behandlungsverfahren schwer anspricht. Weitere Forschungsbemühungen sind hier dringend nötig. Bis dahin kommt es – wie immer in der Psychotherapie – darauf an, durch eine detaillierte biografische Analyse ein Bild vom individuellen »Gewordensein« zu entwickeln, woraus der therapeutische Fokus – über die Fokussierung auf die Gewichtssteigerung hinaus – abgeleitet werden kann. Einem intensiven Bemühen um ein Verstehen der Patientin dürfte auch in Zukunft, falls die Erkrankung biologisch besser erklärt werden kann, besonders wichtig bleiben, da die essgestörte Patientin in ihrer nach außen oft harmonisch wirkenden Familie meist die »chronisch Missverstandene« war.

Literatur

Bruch H (1982) Der goldene Käfig. Das Rätsel der Magersucht. Frankfurt: Fischer.

DeZwaan M, Zipfel S, Herzog W, Herpertz-Dahlmann B, Konrad K, Hebebrand J, Schade-Brittinger C, Schäfer H, Fichter M, Quadflieg N, Jacobi C, Herpertz S (2009) EDNET-Forschungsverbund zur Psychotherapie von Ess-Störungen. Psychother Psych Med 59: 110–116.

Fairburn CG, Harrison PJ (2003) Eating disorders. Lancet 361: 407–416.

Flammer A (2009) Entwicklungsaufgaben in der Adoleszenz. In: Fegert J, Streeck-Fischer A, Freyberger H (Hrsg.) Adoleszenzpsychiatrie. Stuttgart: Schattauer. 92–104.

Groß G (2008) Verhaltenstherapeutische Modellvorstellungen. In: Herpertz S, De Zwaan M, Zipfel S (Hrsg.) Handbuch Essstörungen und Adipositas. Heidelberg: Springer. S. 54–57.

Herpertz S (2008) Psychodynamische Modellvorstellungen. In: Herpertz S, DeZwaan M, Zipfel S (Hrsg.) Handbuch Essstörungen und Adipositas. Heidelberg: Springer. S. 59–61.

Herzog T, Hartmann A (1997) Psychoanalytisch orientierte Behandlung der Anorexia nervosa. Eine methodenkritische Literaturübersicht unter Verwendung meta-analytischer Methoden. Psychother Psychosom Med Psychol 47: 299–315.

Herzog W, Friederich H, Wild B, Schauenburg H, Zipfel S (2008) Psychodynamische Therapie. In: Herpertz S, DeZwaan M, Zipfel S (Hrsg.) Handbuch Essstörungen und Adipositas. Heidelberg: Springer. S 189–199.

Holtkamp K, Herpertz-Dahlmann B (2005) Anorexia und Bulimia nervosa im Kindes- und Jugendalter. Dtsch Aerztebl 102: A50.

Keel PK, Klump KL (2003) Are eating disorders culture bound syndromes? Psycho Bull 129: 747–749.

King V, Richter-Appelt H (2009) Körper, Geschlecht, Sexualität – Aspekte körperbezogener Störungen. In: Fegert J, Streeck-Fischer A, Freyberger H (Hrsg.) Adoleszenzpsychiatrie. Stuttgart: Schattauer. S. 112–125.

Mc Goldrick M, Carter B, Garcia-Preto N (2011) The expanded family life cycle. Individual, family and social perspectives. Boston: Allyn & Bacon.

Nilsson K, Sundbom E, Hägglöf B (2008) A longitudinal study of perfectionism in adolescent onset anorexia nervosa – restricting type. Eur Eat Dis Rev 16: 386–394.

Reich G (2008) Familientherapie. In: Herpertz S, DeZwaan M, Zipfel S (Hrsg.) Handbuch Essstörungen und Adipositas. Heidelberg: Springer. S. 182–188.

Rothenberg A (1990) Adolescence and Eating disorder: the obsessive-compulsive syndrome. Psych Clin Nor Amer 13: 469–488.

Steiner-Adair C (2003) Körperstrategien. Weibliche Adoleszenz und die Entwicklung von Ess-Störungen. In: Flaake K, King V (Hrsg.) Weibliche Adoleszenz. Weinheim: Beltz. S. 240–250.

Wechselblatt T, Gurnick G, Simon R (2000) Autonomy and relatedness in the development of anorexia nervosa: a clinical case series using grounded theory. Bull Menninger Clin 64:91–123.

Wild B, Friederich H-C, Gross G, Teufel M, Herzog W, Giel K, DeZwaan M, Schauenburg H, Schade-Brittinger C, Schäfer H, Zipfel S (2009) The ANTOP study: focal psychodynamic psychotherapy, cognitive-behavioral therapy, and treatment as usual in outpatients with anorexia nervosa – a randomized controlled trial. http://www.trialsjournal.com/content/10/1/23.

8 Komplexe Traumafolgestörung und ihre Behandlung in der Adoleszenz

Annette Streeck-Fischer

Es gibt mittlerweile eine überwältigende Datenlage, die verdeutlicht, dass Kindheitsbelastungen für gravierende Verhaltensprobleme bei Kindern und Jugendlichen verantwortlich sind und zu psychiatrischen Störungen führen (Gilbert et al. 2009). In der Studie der Arbeitsgruppe von Felitti (1998) an 17 000 Personen zeigte sich, dass mehr als vier belastende Ereignisse in der Kindheit langfristig mit erheblichen Gesundheitsproblemen verbunden sind. Hierbei wurden Kindheitsbelastungen wie emotionale, körperliche und sexuelle Misshandlungen, emotionale und körperliche Vernachlässigung und Belastungen aufseiten der Eltern, wie Gewalt gegen die Mutter, Drogenmissbrauch, psychische Erkrankung, Trennung und Gefängnisaufenthalt evaluiert. Die Ergebnisse dieser Studie verdeutlichen, dass es bei der Frage, was in der Entwicklung passiert, wenn es bei Kindern zu sozialen, kognitiven und emotionalen Beeinträchtigungen, bei Jugendlichen zu gesundheitsschädlichem Verhalten und bei Erwachsenen zu gravierenden somatischen Erkrankungen kommt, noch erheblicher Forschung bedarf.

Leonore Terr (1991), die als Erste die Traumafolgestörungen im Kindes- und Jugendalter systematisch untersucht hat, schlägt eine Unterscheidung zwischen Traumatyp I und II vor: Traumatyp I liegt bei akuter einmaliger Traumatisierung vor, während Typ II als Folge chronischer Traumatisierungen auftritt. So gehören zum Traumatyp I beispielsweise einmalige Ereignisse wie ein Unfall, eine Verbrennung, der Tod eines Elternteils oder eine Operation, während Traumatyp II vor allem mit sexuellem Missbrauch, familiärer Gewalt, Misshandlung und Vernachlässigung verbunden ist. Vernachlässigung wird als eine Sonderform der Misshandlung angesehen. Als eine Form der Traumatisierung wird sie allerdings bei der diagnostischen Klassifikation einer PTBS (vgl. DSM-IV, ICD-10) nicht aufgeführt, jedoch bei der reaktiven Bindungsstörung erwähnt.

Eine einmalige Traumatisierung bedeutet nicht, dass diese nicht auch mit langfristigen Traumafolgestörungen verbunden ist. Es ist wichtig zu bedenken, dass traumatische Belastungen in der Kindheit immer in den Entwicklungsprozess eingebunden sind und daher auch potenziell die wichtigen Beziehungen und Bindungen mit beeinflussen. Insbesondere dann, wenn einmalige akute Traumatisierungen nicht erkannt werden, können sie fatale Folgen für die weiteren Beziehungen und die Bindungsentwicklung haben.

Ob sich eine akute Belastungsreaktion zu einer länger anhaltenden Störung auswächst, hängt von der Fähigkeit des Kindes ab, mit Belastungen umzugehen, aber auch davon, ob es der unmittelbaren Umwelt bzw. der Pflegeperson gelingt, die akute Belastungsreaktion angemessen aufzufangen. Die normale Verarbeitung reicht auch bei Kindern von Aufschrei bzw. Panik über Konstriktion, Intrusion und Flashbacks bis hin zur Integration. Wie der Verarbeitungsprozess verläuft, ob vollständig oder auch nicht, zeigt sich oft erst in der Adoleszenz, wo durch die Wiederbelebung infantiler Beziehungsmuster die Gefahr von Reaktivierungen und Reinszenierungen besteht (Streeck-Fischer 2011). Häufig stellen sich anhaltende Störungen ein, die die Entwicklung bestimmen.

Wir können zwischen traumatischen Belastungen, die primär den Entwicklungsprozess beeinflussen, und Bindungstrauma unterscheiden, das nicht nur Folgen für die Entwicklung hat, sondern auch mit einer basalen Schädigung der Bindungsfähigkeit einhergeht. Beides kann sich jedoch auch vermischen.

Bei einem primären Bindungstrauma fügt eine der bedeutenden frühen Pflegepersonen (z. B. Mutter/Vater) dem Kind Traumatisierungen zu (Man-made disaster). Ein Kind, das z. B. Misshandlungen durch Personen ausgesetzt ist, die für seine Entwicklung wichtig sind, erfährt mit seinem noch rudimentären Ich traumatische Überwältigungen im Aufbau einer Bindungsbeziehung, die es mit massiver Bedrohung, Schmerz und Panik konfrontieren (Streeck-Fischer 2010). Traumatische Belastungen und Bindungswünsche konfligieren miteinander mit komplexen Folgen (Streeck-Fischer 2011; Fonagy 2008).

8.1 Definition von Trauma in der Entwicklung

Bei der Definition von Trauma in der Entwicklung muss daher Folgendes berücksichtigt werden: Ein psychisches Trauma ist ein Ereignis, das sowohl die psychischen als auch die biologischen Bewältigungsmechanismen einer Person überfordert und »*das nicht durch die Unterstützung einer anderen Person, die die Unfähigkeit dieses Menschen bzw. Organismus ausgleichen könnte, kompensiert werden kann*« (Streeck-Fischer und van der Kolk 2000). Ein Trauma ist somit kein objektives Ereignis, sondern eine Erfahrung, die aufgrund der persönlichen Interpretation des Opfers und seines Entwicklungsstandes sowie seiner konstitutionellen Voraussetzungen – in Verbindung mit der frühen Pflegeperson – überwältigend ist.

Fischer und Riedesser (1998) haben darauf aufmerksam gemacht, dass es wichtig ist, zwischen der traumatischen Situation (dem Zusammenspiel von Innen- und Außenperspektive, traumatischen Umweltbedingungen und subjektiver Bedeutungszuschreibung), der traumatischen Reaktion und dem traumatischen Prozess zu unterscheiden. Im Falle der Traumatisierung von Kindern und Jugendlichen – das heißt, bei Traumatisierung in der Entwicklung – bekommen die (traumatischen) Umweltbedingungen eine hervorgehobene Bedeutung. Sie beeinflussen, wie die traumatische Belastung verarbeitet wird und ob es zu Chronifizierungen kommt.

8.2 Diagnostische Probleme bei traumatischen Belastungen in der Entwicklung

Offiziellen Statistiken zufolge werden jedes Jahr zwischen vier und 16 von 100 Kindern körperlich misshandelt, vernachlässigt oder emotional missbraucht. 5 bis 10 % der Mädchen und über 5 % der Jungen werden sexuell durch Penetration missbraucht und mehr als dreimal so viele Kinder sind anderen Formen sexuellen Missbrauchs ausgesetzt. Annähernd drei von vier Erwachsenen haben in ihrer Kindheit Gewalterfahrungen gemacht. Angesichts einer hohen Dunkelziffer ist allerdings Zurückhaltung bei der tatsächlichen Häufigkeit geboten. Die Folgen gehen mit einer Vielzahl von psychischen und Verhaltensstörungen einher, die nicht unbedingt auf die Traumatisierung rückschließen lassen. Es handelt sich dabei um Angststörungen, depressive Reaktionen, regressives Verhalten wie Einkoten, Einnässen, sozialer Rückzug sowie den Verlust bisheriger Entwicklungspfade. Gordon und Wraight (1993) haben in ihrer Studie zu Traumafolgen verdeutlicht, dass auf eine Traumatisierung hin zunächst Kurzzeitantworten auftreten, die sich z. T. mit posttraumatischen Reaktionen, aber auch mit unspezifischen Symptomen verbinden lassen. Mittelfristig folgen ggf. Rückzug, Somatisierung, antisoziales Verhalten, deutliche Störungen in der Entwicklung, die langfristig in Persönlichkeitsveränderungen, einer schlechten körperlichen Gesundheit und Schulversagen münden. Die traumatische Belastung wird in die Persönlichkeit gleichsam eingewoben.

Traumafolgestörungen in der Adoleszenz zeigen sich vor allem bei komplextraumatisierten Jugendlichen, die Misshandlung, Missbrauch und/oder Vernachlässigung erfahren haben und deren Symptomatik sich am ehesten der Borderline-Störung zuordnen lässt. Damit wird jedoch das Ausmaß der Traumafolgen nur teilweise erfasst. Wir befinden uns hier in einem Streitthema, inwieweit Borderline-Störungen Traumafolgestörungen sind oder auch nicht (Kernberg 1999; Herman et al. 1989; Zanarini 1997). Kernberg (1999, 2011) stellt sich Bestrebungen entgegen, die Folgen früher Traumatisierung in der Entwicklung von Borderline-Störungen übermäßig zu gewichten bzw. die Borderline-Störung als komplexe traumatische Belastungsstörung zu sehen. Körperliche Misshandlung, sexueller Missbrauch oder das Miterleben körperlicher und sexueller Gewalt sind für Kernberg (1999) als schmerzhafte Erlebnisse relevant, die reaktive Aggression auslösen und zu einem Vorherrschen primitiver Aggression als zentralem Element für die Entwicklung von Persönlichkeitsstörungen führen. Chronische Aggression und traumatische Erfahrungen miteinander zu verbinden, heißt aus Kernbergs Sicht, ätiologische Faktoren zu verwischen. Kernberg lehnt das Konzept chronischer und komplexer Traumata ab. Die posttraumatische Belastungsstörung geht – so Kernberg – ausschließlich auf einmalige, intensiv überwältigende und desorganisierende Erfahrungen zurück. Er meint damit den Traumatyp I nach Terr (1991).

In der Regel sind die traumatischen Belastungen von Kindern und Jugendlichen jedoch nicht einmalig, sondern vielfältig und komplex und stellen oft eine Kombination aus emotionaler Vernachlässigung sowie sexuellem und körperlichem Missbrauch dar. Diese komplexen Traumatisierungen in der Entwicklung haben gleichermaßen zerstörerische Folgen für die Fähigkeit zur Integration. Darüber hinaus spielt die Faktizität der jeweiligen Traumatisierung – ob Misshandlung und/oder Missbrauch – eine wichtige Rolle.

Frühe und komplexe Traumatisierungen haben weitreichende Folgen für die Entwicklung des Kindes, die sich nicht nur in den von O. Kernberg (1973) beschriebenen pathologischen Objektbeziehungen zeigen, sondern auch in komplexen Entwicklungsstörungen und traumatischen Reinszenierungen. Aus der Perspektive der Traumaforschung kann der Abwehrmechanismus der Spaltung anders verstanden und interpretiert werden. Das Kind/der Jugendliche gerät – ausgelöst durch äußere Trigger – in verschiedene Zustände (States). Es/er kippt gleichsam in Verbindung mit bedrohlichen, beängstigenden Auslösern, die mit verzerrten Wahrnehmungen verbunden sind, aus altersentsprechenden Zuständen in Verhaltensweisen, die früheren Entwicklungsphasen entsprechen (Streeck-Fischer 2011). Die beeinträchtigte Selbst-, Affekt- und Impulsregulation wird im Zusammenhang mit der neuropsychobiologisch gestörten Stressregulation gesehen. Gedächtnisstörungen führen zu massiven Erinnerungslücken und dazu, dass diese Kinder sich so verhalten, als sei die Vergangenheit gegenwärtig (vgl. Fonagy et al. 2004). Infolge ausgeprägter Mentalisierungsstörungen wird gehandelt, statt sich mit Worten mitzuteilen. Die verschiedenen dissoziativen Phänomene erklären Beeinträchtigungen dieser Kinder und Jugendlichen wie affektive Blindheit, Lernstörungen und Körperwahrnehmungsstörungen.

Es gibt Bestrebungen, eine entwicklungsbezogene Diagnose zu den Traumafolgestörungen im DSM-V einzubringen, um damit den Kindern und Jugendlichen verbesserte Behandlungsbedingungen bieten zu können, denn heutzutage werden häufig Angststörungen oder Aufmerksamkeitsdefizitstörungen u. a. nicht im Kontext einer zugrunde liegenden traumatischen Belastungsstörung erkannt. Hier ist dringender Forschungs- und Handlungsbedarf. Die vorgeschlagene Diagnose der Entwicklungstraumastörung (Developmental Trauma Disorder) (van der Kolk 2009) bezieht die Traumaexposition sowie die multiplen getriggerten Muster wiederholter Dysregulation im Bereich der Affekte, des Verhaltens, der Stressregulation ein und die sozialen, kognitiven und emotionalen Einschränkungen usw.

8.3 Was hat die Traumatisierung in der Entwicklung zur Folge?

Grundsätzlich sind die Folgen der Traumatisierung nicht nur vom Ausmaß des Traumas, sondern auch vom Entwicklungsstand, den bisherigen Entwicklungsbedingungen, der Konstitution, der genetischen Ausstattung und den jeweiligen Ressourcen des Einzelnen, den Umwelt- und Umfeldbedingungen sowie den Beziehungen abhängig. Dies sind Ergebnisse der Resilienzforschung, die deutlich gemacht haben, dass Kinder und Jugendliche gravierende Traumatisierungen erfahren können, ohne eine Traumafolgestörung zu entwickeln.

Es ist jedoch ein Fehler anzunehmen, bei Traumatisierungen in der Entwicklung käme es zu dem Bild einer PTBS wie im ICD-10/DSM-IV beschrieben. Das Bild einer PTBS bleibt bei Traumatisierungen in der Entwicklung in der Regel subklinisch, andere Störungen stehen im Vordergrund. Das hat bisher zur Folge, dass diese Problematik wenig beforscht wurde. Im DSM-V zeichnen sich Entwicklungen ab, der Komplexität der Traumatisierung im Kindes- und Jugendalter Rechnung zu tragen und einzuräumen, dass nicht alle Kriterien der PTBS erfüllt sein müssen.

Aus den ursprünglichen traumatisch bedingten Zuständen werden Traites (Gordon und Wraight 1993), die mit Persönlichkeitsveränderungen und -störungen verbunden sind. Eine bedeutsame Folge früher und komplexer Traumatisierungen ist der Verlust von Kohärenz. Dabei geht die Einheit des Selbst verloren. Integrationsfähigkeiten, über die der Säugling von Geburt an verfügt, wie z. B die sensomotorische Integration oder die Verbindung von Körper und Psyche, brechen unter derartigen traumatischen Belastungen zusammen (vgl. Dornes 1993). Die Kohärenz des Selbst[3] zerbricht. Es kommt zu einer Verdoppelung der Persönlichkeit, zur Aufspaltung in verschiedene Selbstzustände im affektiven Erleben, in den kognitiven und sprachlichen Fähigkeiten und der somatosensorischen Integration. Ferenczi (1933) hat diese Spaltung des Ichs in einen beobachtenden und preisgebenden Teil, die Lähmung von Affekten und insbesondere die Tendenz zur Identifikation mit dem Täter beschrieben. Dieser Verlust des Einheiterlebens (Selbstkohärenz) als Folge früher traumatischer Übergriffe geht über die Aufspaltung in Teilobjektbeziehungen wie bei Borderline-Störungen weit hinaus. Kinder im Latenzalter mit traumatischen Belastungserfahrungen erscheinen infolge ihrer Notreifung häufig eigenartig unauffällig, wobei sie in unstrukturierten Situationen, die Angst einflößen, leicht dekompensieren können. Die traumatische Belastung wird in verschiedene Selbstzustände als Teil der Persönlichkeit eingewoben, jedoch nicht erinnert. Das hat zur Folge, dass es bei den Kindern und Jugendlichen zu Reenactments kommt. Eine weitere zentrale Problematik liegt in der Störung der Selbst-, Affekt- und Impulsregulierung. Die abwesende, dysregulierende oder misshandelnde frühe Pflegeperson hat die Aufgaben eines neuropsychobiologischen Regulators nicht übernommen. Mangelnde Fähigkeit der Stressregulation mit Rückgriff auf Notregulationen und »missglückte« Selbsthilfemaßnahmen sind die Folge, die sich in selbst- und fremddestruktivem Verhalten zeigen (Haareausreißen, Puhlen, häufige Unfälle, Nägelkauen im

---

3 Stern (1985) hat sie auf das körperliche Ganze als Handlungszentrum bezogen, Karl Jaspers (1913) definiert sie umfassender als Einheit der Identität und des Ichs.

Kindesalter, Alkohol und Drogenmissbrauch, Aufsuchen von Thrill- und Kick-Erlebnissen wie U-Bahn Surfen im Jugendalter).

Unabhängig von den Verhaltensproblemen, den Entwicklungsstopps und den posttraumatischen Stressstörungen entwickeln vor allem Jugendliche in der Adoleszenz Depressionen, unternehmen Suizidversuche und greifen zu Drogen sowie Alkohol. Sie zeigen ausgeprägte Essstörungen mit der Entwicklung von Fettsucht, fallen durch Promiskuität und Prostitution auf (Gilbert et al. 2009) und neigen zu kriminellem Verhalten. Ihre mangelnde Fähigkeit zur Impulsregulation steht in Verbindung mit einem Fehler in der inhibitorischen Kontrolle.

Die Jugendlichen zeigen ausgeprägte Defizite im Erwerb schulischer Fertigkeiten. Trotz guter kognitiver Ausstattung erreichen sie nicht das Niveau ihrer schulischen Potenziale. Leistungsabfall und Schulverweigerung stehen unmittelbar in Verbindung mit dem Zeitpunkt der Misshandlung. Nur 42 % erreichen das Abitur im Gegensatz zur Gruppe der nicht Misshandelten, bei denen 70 % den höheren Schulabschluss schaffen. Sie neigen zu körperlicher Gewalt und sind für die Entwicklung einer Gewaltkarriere prädestiniert.

Die Folgen der frühen Traumatisierung zeigen sich auch in der Hirnentwicklung, wobei es hier widersprüchliche Daten gibt. Der Hippocampus ist, anders als bei Erwachsenen, unverändert. In der Untersuchungsgruppe von DeBellis et al. (1999) ist die Amygdala unverändert. In einer anderen Studie (Mehta et al 1999.) ist die rechte Amygdala größer und die linke kleiner. Auffallend sind die Veränderungen im Corpus callosum, das beide Hirnhälften miteinander verbindet. Hier scheinen eingeschränkte Verknüpfungen vorzuliegen. Die graue und die weiße Hirnsubstanz sind verringert. Weitere Folgen sind die Veränderungen in den zentralen neurobiologischen Systemen, insbesondere im CRF-System mit einer erhöhten Antwortbereitschaft.

Während der Adoleszenz kommt es zu tief greifenden Umbauvorgängen in den Hirnstrukturen. Die Myelinisierung der präfrontalen Cortex-Bereiche ist erst im frühen Erwachsenenalter abgeschlossen. Dies bedeutet, dass Jugendliche infolge ihrer altersbedingten eingeschränkten Affekt- und Impulsregulation zu Sofortbefriedigung und vermehrtem Risikoverhalten neigen, verbunden mit der Gefahr, in süchtiges und delinquentes Verhalten abzugleiten (Streeck-Fischer 2009). Vor allem bei Jugendlichen mit traumatischen Belastungen in der Vergangenheit hat diese Destabilisierung fatale Folgen.

8.4 Zur Behandlung

Jugendliche mit solchen komplexen Traumatisierungen befinden sich bei uns in stationärer Psychotherapie und werden hier von Ärzten, Psychologen, Kindertherapeuten, Sozialarbeitern, Lehrern, Körpertherapeuten und Erziehern unterstützt, begleitet und behandelt. Seit drei Jahren führen wir eine randomisierte kontrollierte Therapiestudie durch. Eine Behandlungsgruppe wird mit der Wartekontrollgruppe verglichen. Das Durchschnittsalter der Jugendlichen – 48 weiblich, 19 männlich – liegt bei 16,31 Jahren. Es handelt sich um Jugendliche mit einem ausgesprochen komplexen Störungsbild. Neben Störungen des Sozialverhaltens zeigen sie verschiedene emotionale Störungen, z. T. Essstörungen, Z. n. Alkohol- und Drogenabusus sowie Persönlichkeitsstörungen. Ohne im Detail auf die verschiedenen Störungsbilder einzugehen, soll hier insbesondere die Traumatisierung in der Vorgeschichte beleuchtet werden. Dabei zeigt sich, dass 2/3 der Jugendlichen angeben, in ihrer frühen Entwicklung traumatisiert worden zu sein, davon 80 % komplex traumatisiert. Es handelt sich um Angaben der Jugendlichen. Betrachtet man jedoch deren Verhalten, so ist davon auszugehen, dass uns nicht alle über ihre Traumatisierung informieren, wie auch spätere Evaluationen gezeigt haben. Ein weiterer Aspekt, der sich aus der Diagnostik ergeben hat, ist, dass wir nur mit einer Vielfalt von diagnostischen Klassifikationen die Störung erfassen, jedoch nicht die Komplexität, die sich aus Entwicklungsdefiziten, partieller PTBS-Symptomatik, partieller Borderline-Symptomatik und der Bindungstraumastörung ergibt.

Die Jugendlichen wurden der multimodalen stationären Psychotherapie zugeführt, das bedeutet Einzeltherapie mit Entwicklung und Aufbau einer Beziehung, die nicht von Bindungstraumatisierungen beherrscht wird. Bei einer Bindungstraumatisierung läuft ein therapeutisches Beziehungsangebot Gefahr, die traumatische Beziehungserfahrung zu reaktivieren. Dadurch gerät man in einen biologischen Teufelskreis. Die zur Selbstreflexion erforderliche Mentalisierung ist bei einer das Trauma verursachenden Hyperaktivierung des Bindungssystems blockiert (Fonagy 2008). Es wird nicht mentalisiert bzw. reflektiert und das Trauma bearbeitet, sondern gelebt. Diese das Bindungstrauma aktivierende Beziehung weist möglicherweise süchtige Züge (Insel 2003) auf, was erklärt, warum es in der Therapie misshandelter Kinder und Jugendlicher mitunter zu malignen Entwicklungen kommt, mit einer Fixierung an das traumatische Geschehen, das ständig reaktiviert wird. Der Jugendliche ist in einer Gut-Böse-Konfusion und bindet sich an den Therapeuten/Täter als dem bedeutsamen Objekt.

Die psychoanalytisch-interaktionelle Methode, die in Tiefenbrunn in der Einzeltherapie verwendet wird (Streeck-Fischer und Streeck 2010), hilft, diesen Sog zu vermeiden. Es handelt sich um eine Arbeit im Hier und Jetzt. Die Übertragung des Patienten wird aufgenommen und in der Gegenübertragung registriert. Der Therapeut macht jedoch ein neues anderes Beziehungsangebot, um die negativen Beziehungserfahrungen dadurch zu relativieren. Er zeigt sich selektiv authentisch in Reaktion auf den Patienten, anstelle einer abstinenten Haltung. Er ist eine aktive, begleitende Person und nicht die anonyme Deutungsfigur oder der unterstützende Experte und stellt selbstobjekthaft Ichfähigkeiten zur Bearbeitung bereit.

Im stationären Alltag stehen Entwicklungsangebote im Vordergrund – Schule, Körper- und Lerntherapie, Konzentrations-, Aufmerksamkeits- und Kompetenztraining. Die Erfahrungen hier und die möglicherweise auftauchenden

Trauma-Reenactments gehören in die Einzeltherapie. Im Alltag ist es ein Ziel, dass diese traumaspezifischen Reenactments überwunden werden. Hier stehen Notfallkoffer, PMR, dialektisch-behaviorale Therapie sowie Imaginationsübungen zur Verfügung. Es geht um die Stabilisierung mit Überwinden der traumatischen Reenactments innerhalb und außerhalb sowie der Erfahrung, dass es ein normales, ohne Traumata belastetes Leben geben kann, in dem Ressourcen aufgebaut werden (Streeck-Fischer 2008).

Das psychoanalytisch-interaktionelle Vorgehen hat mit jenen Ansätzen vieles gemein, die durch Spiegelung, Markieren und Feinfühligkeit die Entwicklung von Selbstreflexivität und Mentalisierung in Gang bringen (Bateman und Fonagy 2006). Erfahrungen von Unberechenbarkeit, Abwesenheit und Bedrohlichkeit werden dadurch relativiert und die primären Antwortmuster wie Kampf, Flucht, Erstarrung und Dissoziation aufgehoben. Wichtig ist dabei, die Gefahren solcher Behandlungen zu kennen. Es wäre für die Therapie schädlich, diesen Patienten eine besonders intensive Beziehung anzubieten, da diese das Bindungstrauma reaktivieren würde. Es wäre auch gefährlich, sich mit den Omnipotenzzuschreibungen zu verbünden und nicht frühzeitig die Grenzen zu erkennen. Zudem wäre es problematisch, keinen klaren Eingangskontrakt mit den Jugendlichen zu machen und sich der Aggression des Patienten zu unterwerfen. Auch die Vergangenheitsorientierung mit Verleugnung der Realität wäre gefährlich. Darüber hinaus ist es wichtig, die zeitliche Planung im Blick zu haben.

Wir haben die Ergebnisse zu unserer Studie bisher noch nicht veröffentlicht, sie sind jedoch ausgesprochen positiv ausgefallen. Es lohnt sich, diese Jugendlichen in Behandlung zu nehmen und nicht etwa, wie vielfach noch angenommen wird, sie der Pädagogik allein bzw. der Jugendhilfe zuzuführen und ihnen erst zu einem späteren Zeitpunkt eine Therapie zu ermöglichen. Sie machen sehr deutliche Entwicklungen. Die Symptomatik, ihr Störungsbild wird überwunden, sie machen Schritte in Richtung auf eine verbesserte strukturelle Ausstattung und lernen zunehmend zu mentalisieren, was sie in die Lage versetzt, ihre Problematik zu reflektieren, statt weiterhandelnd fortzuführen.

Literatur

Bateman A, Fonagy P (2006) Mentalisation-based treatment for Borderline Personality Disorder. Oxford: Oxford University Press.

DeBellis MD, Keshavan MS, Clark DB, Giedd JN, Boring AM, Frustaci K, Ryan ND (1999) Developmental traumatology Part II: brain development. Biological Psychiatry 43:1271–1284.

Dornes M (1993) Der kompetente Säugling. Frankfurt: Fischer.

Felitti VJ, Anda RF, Nordernberg D, Willimason DF, Spitz AM, Edwards V, Koss MP, Marks JS (1998) Relationship of childhood abuse to many of the leading causes of death in adults: the adverse childhood experiences (ACE) study. American Journal of Preventiv Medicin 14:245–258.

Ferenzci S (1933) Sprachverwirrung zwischen den Erwachsenen mit dem Kind. Die Sprache der Zärtlichkeit und der Leidenschaft. In: Ferenczi S (Hrsg.) Bausteine der Psychoanalyse, Bd. 3. Frankfurt: Fischer. S. 511–525.

Fischer G, Riedesser P (1998) Lehrbuch der Psychotraumatologie. München, Basel: Reinhard.

Fonagy P, Gergeley G, Jurist EJ, Target M (2004) Affektregulierung, Mentalisierung und die Entwicklung des Selbst. Stuttgart: Klett-Cotta.

Fonagy P (2008) Psychoanalyse und Bindungstrauma unter neurobiologischen Aspekten. In: Leuzinger-Bohleber M, Roth G, Buchheim A (Hrsg.) Psychoanalyse, Neurobiology, Trauma. Stuttgart: Schattauer.

Giedd JN, Blumenthal J, Jeffries NO, Castellanos FX, Liu H, Zijdenbos A, Paus T, Evans AC, Rapaport JL (1999) Brain development during childhood and adolescence: a longitudinal MRI study. Nature Neuroscience 10:861–863.

Gilbert R, Spatz-Widom C, Brown K, Fergusson D, Webb E und Janson St (2009). Burden and consequences of child maltreatment in high-income countries. Lancet 373, 9657: 68–81.

Gordon R, Wraight R (1993) Responses of children and adolescents to disasters. In: Wilson JP und Raphael B (Hrsg.) International Handbook of Traumatic Stress. New York: Wilson and Beverley Raphael Plenum Pre. S. 561–575.

Herman JL, Perry JC, van der Kolk BA (1989) Childhood trauma in Borderline Personality Disorder. American Journal of Psychiatry 146: 490–495.

Hofer MA (1996) Regulators. Implications for a new understanding of attachment and separation and loss. In: Goldberg S, Muir R, Kerr (Hrsg.) Attachment theory. Social, developmental and clinical perspectives. Hillsdale, New York: Analytic Press. S. 203–230.

Insel TR (2003) Is social attachment an addictive disorder? Psychiol Behav 79, 3: 351–357.

Kernberg O (1978) Borderline-Störungen und pathologischer Narzissmus. Frankfurt: Suhrkamp.

Kernberg O (1999) Persönlichkeitsentwicklung und Trauma. PTT 1: 5–15.

Kernberg O, Hörz S (2011) Persönlichkeitsentwicklung und Trauma. Theoretische und therapeutische Anmerkungen. In: Dulz B, Herpertz S, Kernberg O, Sachsse U (Hrsg) Handbuch der Borderlinestörungen. Schattauer. S. 393–700.

Mehta MA, Golembo NI, Nosarti C, Colvert E, Mota A,Williams SC, Rutter M, Sonuga-Barke EJ (2009) Amygdala, hippocampal and corpus callosum size following severe early institutional deprivation: the English and Romanian Adoptees study pilot. J Child Psychol Psychiatry 50: 943–951.

Streeck-Fischer A, van der Kolk B (2000) Down will come baby, cradle and all: diagnostic and therapeutic implications of chronic trauma on child development. Journal of Psychiatry 34: 903–918.

Streeck-Fischer A (2006) Trauma und Entwicklung – Folgen in der Adoleszenz. Stuttgart: Schattauer.

Streeck-Fischer A (2010) Angriffe auf Körper und Seele. Psychotherapeut 55: 98–105.

Streeck-Fischer A, Streeck U (2010) Die psychoanalytisch interaktionelle Methode in der Behandlung von Jugendlichen. Praxis der Kinderpsychol Kinderpsychiat 6: 435–452.

Teicher MH, Anderson SL, Polcari A, Anderso CM, Navalta CM (2002) Developmental neurobiology of childhood stress and trauma. Psychiatric clinic of North America 25:397–426.

Terr L (1991) Childhood traumas: An outline and overview. Am. J. Psychiat. 27: 96–104.

Van der Kolk B (2009) Entwicklungstrauma-Störung. Praxis der Kinderpsychol Kinderpsychiat 58, 8: 572–586.

Wetzel P (1997) Gewalterfahrungen in der Kindheit. Baden-Baden: Nomos.

Zanarini MC, Williams AA, Lewis R, Reich B, Vera SC, Marino MF, Levin A, Yong L, Frankenburg F (1997) Reported Pathological Childhood Experiences Associated with the Development of Borderline-Personality Disorder. Am J Psychiat 154: 1101–1106.

9 Behandlung von Borderline-Persönlichkeitsstörungen in der Adoleszenz

Susanne Schlüter-Müller, Klaus Schmeck und Pamela Foelsch

Einleitung

Im Bereich der Kinder- und Jugendpsychiatrie gibt es nur wenige psychiatrische Diagnosen, die so viele Vorbehalte oder Ablehnung hervorrufen wie diejenige einer Persönlichkeitsstörung (Schmeck und Schlüter-Müller 2009). Die Diagnose ist umstritten und findet gegenwärtig noch keine ausreichende Akzeptanz, wenngleich es wohl kaum erfahrene Kliniker gibt, die nicht schon mit Jugendlichen mit diesem Störungsbild konfrontiert waren.

Obwohl in den Leitlinien der Deutschen Gesellschaft für Kinder- und Jugendpsychiatrie festgehalten wird, dass laut ICD-10 die Diagnose einer Persönlichkeitsstörung sehr wohl schon vor dem 16. Lebensjahr möglich ist, herrscht weitverbreitet die Meinung, dass diese Diagnose nicht vor dem 18. Lebensjahr, und wenn überhaupt im Jugendalter, dann erst mit frühestens 16 Jahren gestellt werden darf (Schmid und Schmeck 2007). Bemerkenswert ist dies vor allem, da es zur Diagnose einer Persönlichkeitsstörung unabdingbar ist, dass die Persönlichkeitsauffälligkeiten schon seit der Kindheit oder Jugend bestehen und sich in diesem Zeitraum wenig oder gar nicht verändert haben (Mombour et al. 1996).

9.1 Forschung und störungsspezifische Behandlungsansätze bedürfen der Diagnosestellung

Es zeigt sich bei der Borderline-Störung für die erste stationäre Behandlung eine Verteilung mit zwei Gipfeln, einer im Jugendalter (15–16 J.) und einer im jungen Erwachsenenalter (23–24 J.) (Jerschke et al. 1997). Ist der Erkrankungsbeginn in der Phase, in der wichtige Entwicklungsaufgaben anstehen, wie Schulabschluss und Berufsausbildung, führt dies häufig zu einer umfangreichen und langfristigen Teilhabebeeinträchtigung bei den betroffenen Jugendlichen.

Wenn man dem häufigen Irrtum folgt, dass Persönlichkeitsstörungen nicht veränderbar seien, somit also auch nicht therapierbar, und deshalb ein lebenslanges Schicksal für den Betroffenen, dann könnte eine Diagnosestellung tatsächlich zu einer nachhaltigen Stigmatisierung führen und die Möglichkeiten der privaten und beruflichen Entwicklung des betroffenen Patienten erheblich einschränken. Durch die bestehenden störungsspezifischen Behandlungskonzepte für Erwachsene, die nun zum Teil auch an das Jugendalter adaptiert und modifiziert wurden, weiß man aber, dass es Therapieformen gibt, die Veränderungen auch bei Persönlichkeitsstörungen bewirken.

9.2 Patienten mit Borderline-Persönlichkeitsstörung im klinischen Alltag

Patienten mit einer Borderline-Persönlichkeitsstörung zeigen ein durchgehendes Muster von Instabilität in zwischenmenschlichen Beziehungen, schwerwiegende Probleme in der Impuls- und Affektregulation, die sich in rasch wechselnden Stimmungen, Gefühlen tiefer Leere oder explosiven aggressiven Durchbrüchen zeigen können, sowie einer schwerwiegenden Identitätsproblematik in Form einer Identitätsdiffusion. Eine der zentralen Entwicklungsaufgaben der Adoleszenz ist die Suche nach der eigenen Identität, was diesen Patienten bedeutend schwerer fällt als ihren Altersgenossen. Die Fähigkeit, ein kohärentes und stabiles Bild von sich selbst (und von anderen) zu entwickeln gelingt ihnen wenig bis gar nicht, was zu ständigen Verzerrungen in der Wahrnehmung von sich selbst im Bezug zu anderen führt. Borderline-Patienten erleben sich selbst anders als die anderen. sie erleben sich z. B. als schutzsuchend und auf der Suche nach Sicherheit gewährenden Bindungen, und ebenso erleben sie andere anders, als diese sind, nämlich z. B. so, dass diese sie in zudringlicher Weise oder unvorhersehbarer Abwendung schädigen wollen. Diese Aufmerksamkeitsverzerrungen, die Barnow et al (2009) untersucht haben, führen dazu, dass signifikant häufiger als bei gesunden Kontrollgruppen negative Attribuierungen (z. B. ausbeuterisch, brutal, boshaft) anderen Personen gegenüber stattfinden.

Die Störung geht einher mit multiplen psychopathologischen Auffälligkeiten wie klinisch bedeutsamen Ängsten, dissoziativen Zuständen, selbstverletzendem Verhalten, depressiven Verstimmungen bis hin zu akuter Suizidalität sowie Alkohol- oder Substanzmissbrauch. Hochauffällig zeigt sich weiterhin eine mangelnde Fähigkeit, Probleme zu lösen, was mit pathologischen Abwehrmechanismen wie Spaltung oder projektiver Identifizierung einhergeht (Kernberg et al. 2000).

143

9.3 Identitätskrise vs. Identitätsdiffusion

In der psychoanalytisch orientierten Forschung wird dem Konzept der Identität und deren Störung eine zentrale Bedeutung beigemessen. Identität ist ein fundamentales Organisationsprinzip, das es uns ermöglicht, unabhängig von anderen zu funktionieren. Dies geschieht aber immer auch in der Beziehung zu anderen mit der Frage: »Wie unterscheide ich mich von anderen?« Ein Adoleszenter kann auf sehr verschiedene Weisen agieren: mit Freunden, Eltern, Nachbarn, Peers und in der Schule, d. h. die Identität des Jugendlichen ist im Kontext verschiedener Personen zu sehen. Sein Bedürfnis und seine Sehnsucht nach realer Beziehung, sein Wunsch nach Autonomie *und* Abhängigkeit sind noch normal (Moratorium der jungen Adoleszenten). In dieser Zeit der Herausbildung einer Identität sind Identitätskrisen normal und häufig.

Eine Identitätskrise wird beschrieben als die Diskrepanz zwischen sich rasch verändernden physischen und psychologischen Erfahrungen und der Diskrepanz zwischen der Selbstwahrnehmung des Adoleszenten und der Wahrnehmung durch andere (Foelsch et al. 2010). Normale adoleszente Herausforderungen wie körperliche Intimität, Berufswahl, aktive Konkurrenz mit Gleichaltrigen (Sport, Aussehen, Rivalität in Peergroups), können eine Identitätskrise erzeugen. In Identitätskrisen bleibt jedoch eine Kontinuität des Selbst über Situationen und die Zeit hinweg erhalten, obwohl mit verschiedenen Rollen experimentiert wird. Die Auflösung von Identitätskrisen führt zu einer gut integrierten Identität (Foelsch et al. 2010).

Bei der Identitätsdiffusion besteht ein chronischer und stabiler Mangel der Integration des Konzepts von sich selbst und des Konzepts von bedeutsamen Anderen und führt bei Adoleszenten zu einem hohen Risiko, in Schule, Familie oder interpersonellen Beziehungen Probleme zu entwickeln (Foelsch et al. 2010). Die Identitätsdiffusion wird als das Kernkriterium der Borderline-Persönlichkeitsorganisation angesehen. Ein frühzeitiges Erkennen und eine fokussierte Behandlung könnte die Zahl der Adoleszenten verringern, die eine Borderline-Persönlichkeitsstörung entwickeln.

9.4 Spezifische Behandlungskonzepte für Adoleszente

9.4.1 Einzeltherapie

Da es sich zeigte, dass »treatment as usual« für Patienten mit einer Borderline-Persönlichkeitsstörung nicht hilfreich ist, wurden von verschiedenen Therapierichtungen grundlegende Modifikationen des üblichen therapeutischen Vorgehens erarbeitet, um mit dem speziellen Störungsmuster dieser Patienten umgehen und sie behandeln zu können. Folgende spezifische Therapieverfahren zur Behandlung von emotional-instabilen Persönlichkeitsstörungen liegen in manualisierter Form vor:

* Dialektisch-behaviorale Therapie (DBT) (Linehan 1993)
* Übertragungsfokussierte psychodynamische Therapie (TFP) (Clarkin et al. 1999)
* Mentalisierungsgestützte Therapie (MBT) (Bateman und Fonagy 2001)
* Schema-fokussierte Therapie (SFT) (Young et al. 2005)
* Strukturbezogene Therapie (Rudolf 2004)

Die Dialektisch-behaviorale Therapie (DBT) war das erste dieser Verfahren, das für die Behandlung von Jugendlichen modifiziert (DBT-A; deutschsprachige Fassung Böhme et al. 2001) und um das Modul »Walking the middle path« erweitert wurde. In diesem Zusatzmodul wird die Bedeutung der Eltern berücksichtigt, indem die Jugendlichen vor allem darin trainiert werden, Konfliktlösungen in Auseinandersetzungen mit diesen zu erreichen.

Von der psychodynamisch orientierten Übertragungsfokussierten Psychotherapie (TFP) gibt es inzwischen ebenfalls eine Modifikation für die Behandlung von Jugendlichen (Adolescent Identity Treatment AIT), bei der Störungen der Identitätsentwicklung und ihrer Behandlung eine zentrale Rolle zugemessen wird (Foelsch et al. 2008). Die zentralen Modifikationen der AIT im Vergleich zur Arbeit mit Erwachsenen bestehen darin, dass neben den Techniken der Klärung und Konfrontation (seltener auch Deutungen) Elemente wie Psychoedukation, Einbezug der Eltern und verhaltenstherapeutisch orientierte Pläne, sogenannte »home-plans«, einen wesentlichen Stellenwert haben. Diese Pläne dienen als Rahmen und sollen Familien und Patienten darin unterstützen, das Potenzial der Familie zu optimieren und sich über die Einzeltherapie hinaus in der Unterstützung der Behandlung zu engagieren (Foelsch et al. 2010).

Zu Beginn der Behandlung wird viel Zeit darauf verwendet (ähnlich wie bei TFP) mit der Familie einen Vertrag abzuschließen – das kann auch in mündlicher Form sein. Dieser Vertrag zu Beginn der Behandlung dient dazu, die Erwartungen an die Behandlung zu klären und deren Grenzen aufzuzeigen. Er antizipiert mögliche Faktoren, die zur vorzeitigen Beendigung der Behandlung führen können, beinhaltet aber auch, in welcher Art und Weise sich die Familie – und nicht nur der Adoleszente – als Ergebnis der Behandlung ändern wird (Foelsch et al. 2010).

Das Ziel der adoleszenzspezifischen Behandlungsstrategie ist es, Blockaden der normalen Identitätsentwicklung zu lösen, und nicht, wie bei Erwachsenen, die volle Integration und Konsolidierung der Identität zu erreichen. Dabei ist es erforderlich, zur Identifizierung der dominanten Objektbeziehungsdyade, die Eltern einzubeziehen und damit zu akzeptieren, dass die Realität der meisten Adoleszenten ist, dass sie (noch) mit den Individuen zusammenleben, die zur Entwicklung ihrer inneren Welt beitrugen (Foelsch et al. 2010).

Die Schwerpunkte der Therapie liegen auf der *Klärung*, bevor *Konfrontation* und *Deutung* eingesetzt werden. Ferner ist die Arbeit mit Beziehungen außerhalb der Übertragung bedeutsam, bevor mit der Übertragung innerhalb der therapeutischen Beziehung direkt gearbeitet wird. Da auch die Eltern regelmäßig in die therapeutische Arbeit einbezogen werden, sind Gegenübertragungsgefühle, die nicht nur den Adoleszenten, sondern auch die Eltern und die Familie als Ganzes betreffen, bedeutsam und müssen in die Arbeit mit einfließen.

Ziel der Behandlung mit AIT ist es, Blockaden normaler Entwicklung zu beseitigen, indem gespaltene Objektbeziehungen erkannt und gedeutet werden, die Entwicklung einer normalen Identität durch die Modifikation von Affekten und Impulskontrolle ermöglicht wird und damit tief gehende Beziehungen zu Anderen möglich werden und die Fähigkeit entstehen kann, sich auf Arbeit und Kreativität einlassen zu können (Foelsch et al. 2010).

9.4.2 Gruppentherapie

In der Adoleszenz ist die Interaktion mit Gleichaltrigen sowie die Fähigkeit, Freundschaften zu schließen und zu halten, eine zentrale Entwicklungsaufgabe, die den Selbstwert bei Jugendlichen reguliert sowie stabilisiert und eine Loslösung von den primären Bezugspersonen ermöglicht (»Freunde sind Entwicklungshelfer« Seiffge-Krenke 2004). Bei persönlichkeitsgestörten Jugendlichen ist nur ein eingeschränktes Repertoire an Fähigkeiten für den Umgang mit anderen vorhanden. Da aber die emotionale Entwicklung verkümmert durch den mangelnden wachstumsfördernden emotionalen Austausch und die Interaktion mit Gleichaltrigen, ist die Verbesserung der Kontakte zu Gleichaltrigen ein zentrales therapeutisches Anliegen, das besonders gut durch gruppentherapeutische Behandlungen unterstützt werden kann. Unter dem Schutz des anwesenden Therapeuten kann es gelingen, sich den anderen Jugendlichen in der Gruppentherapie anzunähern, Kritik und Lob von ihnen anzunehmen, deren Normen zu überprüfen und mit den eigenen abzugleichen. Dies gelingt oft mit Gleichaltrigen besser als mit Erwachsenen, da die Beziehungen zu ihnen auf egalitären Machtstrukturen und denselben Entwicklungsanforderungen beruhen (Seiffge-Krenke 2004).

9.4.3 Elternarbeit

Bei der Behandlung von Persönlichkeitsstörungen geht die Entwicklung, wie bei allen anderen psychischen Störungen auch, dahin, ambulante Behandlungsmethoden den stationären vorzuziehen. Allein schon deshalb ist es von großer Bedeutung, Eltern in die therapeutische Arbeit mit einzubeziehen, da die Adoleszenten in den meisten Fällen noch bei ihren Herkunftsfamilien leben oder intensiven Kontakt zu ihnen haben. Johnson et al. (2004) untersuchten, dass fast 90 Prozent der Patienten mit Persönlichkeitsstörungen mit 27 Jahren noch nahezu täglich Kontakt zu ihren Eltern hatten, und dies, obwohl die Familieninteraktion von den Patienten als nicht unproblematisch erlebt wurde.

Hinter der leider weitverbreiteten Haltung, die Eltern nicht in die Behandlung einzubeziehen, steckt oft die Meinung, dass diese doch schuld seien an der Erkrankung. Damit wird die Sicht des Patienten von den bösen, verfolgenden Eltern in der Therapie nicht infrage gestellt und lässt u. U. außer Acht, dass Borderline-Patienten dazu neigen, frühere Bezugspersonen zu entwerten, oder dass auch sehr kompetente Eltern unter der Belastung durch ein Kind mit einer Persönlichkeitsstörung pathologischer erscheinen können, als sie sind. Die Chance, die Eltern als wichtige Ressource zu nutzen wird so vertan und der Therapeut kann sich durch eine übermäßige Verantwortung überfordern. Die Arbeit mit den Eltern gelingt jedoch nur, wenn diese nicht als die Verursacher der Krankheit verteufelt werden (s. o.) und in der Arbeit mit ihnen kein notwendiges Übel, sondern eine Voraussetzung für das Gelingen der Therapie gesehen wird (Novick und Kelly Novick 2003; Fruzzetti et al. 2005).

Das Heraushalten der Eltern aus der Therapie unterschätzt andrerseits auch die Bedeutung familiärer Interaktionen für das Fortbestehen der Probleme. Schulungen der Eltern in Form von Psychoedukation, um die besonderen Empfindsamkeiten ihres Borderline-Kindes gegenüber emotionalen Reizen, besonders zwischenmenschlichen Stressoren wie Kritik, Zurückweisung und Trennung, zu erkennen und damit anders umgehen zu lernen, sind von großer therapeutischer Bedeutung und übertragen auch Verantwortung an die Eltern.

9.5 Abschließende Betrachtungen

Die Behandlung von Jugendlichen mit psychischen Störungen erlaubt uns einen faszinierenden Einblick in die Entwicklung von Persönlichkeitsstrukturen und deren Störungsmöglichkeiten. Von daher wundert es, wie wenig Aufmerksamkeit bisher der Entwicklung einer gestörten Persönlichkeit im Kindes- und Jugendalter geschenkt wurde (Schmeck und Schlüter-Müller 2009). Eine Diagnose, deren Existenz umstritten ist, kann auch nicht Gegenstand wissenschaftlicher Forschung sein, weshalb bis dato noch zu wenige empirische Daten zu Persönlichkeitsstörungen im Kindes- und Jugendalter zur Verfügung stehen. Dies wird sich jedoch erst dann ändern, wenn wir auch schon im Kindes- und Jugendalter bereit sind, schwerwiegende und komplexe psychische Störungen entsprechend zu diagnostizieren, um dann auch adäquate und störungsspezifische Behandlungsmaßnahmen einleiten zu können.

Es muss ferner der Frage nachgegangen werden, wie sich die Symptomatik im Vergleich zu derjenigen von Erwachsenen unterscheidet, um daraus Diagnosekriterien ableiten zu können, die den Entwicklungsaspekt mit berücksichtigen. Auch die Behandlungsmöglichkeiten von Störungen der Persönlich-keitsentwicklung im Kindes- und Jugendalter müssen vorangetrieben werden, da Therapiekonzepte, die für Erwachsene entwickelt wurden, nicht einfach übernommen werden können, sondern an die Bedürfnisse und die andersarti-ge soziale Situation von Kindern und Jugendlichen adaptiert werden müssen, wie inzwischen für DBT (DBT-A) und TFP (AIT).

Es hat sich gezeigt, dass die therapeutischen Möglichkeiten bei der Behand-lung von Persönlichkeitsstörungen im Erwachsenenalter besser sind, als lange Zeit angenommen. Wegen der größeren Veränderbarkeit kindlicher Persön-lichkeitsstrukturen ist davon auszugehen, dass bei einem therapeutischen Ein-greifen zu einem frühen Zeitpunkt der Entwicklung die Ausbildung einer ma-nifesten Persönlichkeitsstörung zumindest in einem Teil der Fälle verhindert werden kann.

Literatur

Bateman A, Fonagy P (2001) Treatment of borderline personality disorder with psy-choanalytically oriented partial hospitalization: An 18-month follow-up. American Journal of Psychiatry 158:36–40.

Barnow S, Stopsack M, Grabe HJ, Meinke C, Spitzer C, Kronmüller K, Sieswerda S (2009) Interpersonal evaluation bias in borderline personality disorder. Behav Res Ther 47(5):359–365.

Böhme R, Fleischhaker C, Mayer-Bruns F, Schulz E (2001) Dialektisch-Behaviorale Therapie für Jugendliche (DBT-A). Therapiemanual. Abt. für Psychiatrie und Psy-chotherapie im Kindes- und Jugendalter. Freiburg: Universität.

Clarkin J F, Yeomans F, Kernberg O (1999) Psychotherapy of Borderline-Personality. New York: John Wiley.

Foelsch P, Odom AE, Schmeck K, Schlüter-Müller S, Kernberg OF (2008) Behandlung von Adoleszenten mit Identitätsdiffusion. Eine Modifikation der Übertragungsfo-kussierten Psychotherapie (TFP). Persönlichkeitsstörungen Theorie und Therapie 12(3):153–162.

Foelsch PA, Odom A, Arena H, Krischer M, Schmeck K, Schlüter-Müller S (2010) Differenzierung zwischen Identitätskrise und Identitätsdiffusion und ihre Bedeutung für die Behandlung. Praxis der Kinderpsychologie und Kinderpsychiatrie 59:418–434.

Fruzzetti AE, Shenk C, Hoffman PD (2005) Family interaction and the development of borderline personality disorder: A transactional model. Rom: Development and Psychopathology 17:1007–1030.

Jerschke S, Meixner K, Richter H, Bohus M (1998) Zur Behandlungsgeschichte und Versorgungssituation von Patientinnen mit Borderline-Persönlichkeitsstörung in der Bundesrepublik Deutschland. Fortschritte der Neurologie, Psychiatrie 66(12):545–552.

Johnson, JG, Chen H, Cohen P (2004) Personality disorder traits during adolescence and relationships with family members during the transition to adulthood. Journal of Consulting and Clinical Psychology 72(6):923–932.

Kernberg P, Weiner AS, Bardenstein KK (2000) Personality Disorders in Children and Adolescents. New York: Basic Booksk. (Deutsch: Persönlichkeitsstörungen bei Kindern und Jugendlichen. Stuttgart: Klett-Cotta 2001)

Linehan M (1993) Cognitive-Behavioral Treatment of Borderline Personality Disorder. New York: Guilford Press.

Mombour W, Zaudig M, Berger P, Gutierrez K, Berner W, Berger K, von Cranach M, Giglhuber O, von Bose M (1996) International Personality Disorder Examination. ICD-10 Modul – Deutschsprachige Ausgabe im Auftrag der WHO. Göttingen: Hogrefe.

Novick J, Kelly Novick K (2003) How to involve parents of deeply disturbed adolescents. Workshop auf dem Internationalen Kongress der International Society of Adolescent Psychiatry (ISAP).

Rudolf GT (2004) Strukturbezogene Psychotherapie. Stuttgart: Schattauer.

Schmeck K, Schlüter-Müller S (2009) Persönlichkeitsstörungen im Jugendalter. Heidelberg Berlin New York Wien: Springer.

Schmid M, Schmeck K (2008) Persönlichkeitsstörungen. In: Petermann F (Hrsg.) Lehrbuch der klinischen Kinderpsychologie und -psychotherapie. 6. Aufl. Göttingen: Hogrefe, S. 405–512.

Seiffge-Krenke I (2004) Psychotherapie und Entwicklungspsychologie. Heidelberg: Springer.

Young JE, Klosko JS, Weishaar ME (2005) Schematherapie. Ein praxisorientiertes Handbuch. Paderborn: Junfermann.

149

Stationäre und ambulante Therapie

10 Stationäre psychodynamische Psychotherapie in der Spätadoleszenz

Bernhard Grimmer

Im Zuge der zunehmenden Etablierung der Adoleszenzpsychiatrie und -psychotherapie (Fegert et al. 2010) als eigenständiger Bereich zwischen Kinder- und Jugendpsychiatrie einerseits und Erwachsenenpsychiatrie andererseits, sind auch spezialisierte stationäre psychotherapeutische Behandlungsangebote für Spätadoleszente entstanden. Die Patientengruppe der Spätadoleszenten (je nach Definition im Alter zwischen etwa 16 Jahren und Mitte 20) erschien in dem herkömmlichen Versorgungssystem mit der Trennung zwischen Kinder- und Jugendpsychiatrie (bis 18 Jahre) und Erwachsenpsychiatrie (ab 18 Jahre) nicht optimal versorgt. Vor allem der plötzliche Wechsel vom einen zum anderen System verhindert Behandlungs- und Beziehungskontinuität, die bei der Gruppe von Patienten, die ohnehin ambivalent gegenüber therapeutischen Beziehungen eingestellt sind und häufig mehrere Anläufe und Abbrüche unternehmen, bevor sie sich auf eine längere Therapie einlassen, besonders schwer wiegt. Die Behandlung Spätadoleszenter gemeinsam mit deutlich jüngeren und unreiferen Patienten auf den Jugendstationen kann zu regressiven Prozessen führen und die Lösung anstehender Entwicklungsaufgaben im Hinblick auf Verselbstständigung, Ablösung und Identitätsfindung erschweren. Umgekehrt sind die jungen Patienten auf Therapiestationen für ältere Erwachsene mit den dortigen hohen Anforderungen an die Selbstverantwortung häufig noch überfordert oder die Behandlungsteams sind es mit ihnen, weil sie auf die entwicklungsbedingten Regelübertritte, Provokationen und Entmachtungsversuche konzeptionell nicht eingestellt sind. Die spätadoleszenten Patienten übernehmen dann häufig die Rolle eines Nesthäkchens und bleiben in der Position des von den Mitpatienten bemutternden Kindes oder sie werden wegen wiederholter Regelübertritte disziplinarisch entlassen.

Die Lebensphase der Adoleszenz hat sich in den westlichen Gesellschaften deutlich verlängert (▶ Kap. 1). Die herkömmlichen Definitionen von *erwachsen* greifen zu kurz, ein Teil der 20- bis 30-Jährigen ist heute noch auf der Suche nach der eigenen Identität und probiert unterschiedlichste Lebensentwürfe aus. Diese Vielfältigkeit und Offenheit kann einerseits Entscheidungs- und Festlegungsprozesse erschweren und Verwirrung stiften, andererseits entstehen Konflikte im Hinblick auf die Vereinbarung von traditionellen, gesellschaftlich oder familiär vermittelten Vorstellungen von Lebensverläufen und eigenen Ich-Idealen, was sich in einer besonderen Anfälligkeit für narzisstische Krisen mit depressiven Entwicklungen zeigt. Trotz ihres fortgeschrittenen Alters erstarren diese jungen Erwachsenen dann oft in einer adoleszentären Position und haben Schwierigkeiten damit, die anstehenden Entwicklungsaufgabenzu bewältigen.

Eine zentrale Aufgabe der Adoleszenz besteht in der Integration in die Peergroup der Gleichaltrigen. Hier finden wichtige Prozesse der Anerkennung, der Rivalität und des Ausprobierens von Identitätsentwürfen statt. Erst das Zugehörigkeitsgefühl zu Gleichaltrigen ermöglicht die Entidealisierung und Ablösung von den Eltern. Viele Patienten, die stationär behandlungsbedürftig sind, haben entweder bisher kaum positive Gruppenerfahrungen gemacht, sich als Außenseiter erlebt oder destruktiven Gruppen angeschlossen. Auf einer Psychotherapiestation für Spätadoleszente bilden sich die früheren Gruppenerfahrungen mit Gleichaltrigen ab und blockierte Entwicklungsprozesse im Hinblick auf die Peers können bearbeitet werden. Dies ist oft sehr angst- und schambesetzt, weshalb einige Patienten dies vermeiden und lieber auf einer Station mit älteren Erwachsenen behandelt werden möchten.

Eine auf diese Altersgruppe spezialisierte Psychotherapiestation ist an der Lebensphase des Erwachsenwerdens und den anstehenden Entwicklungsaufgaben (Resch 1999) orientiert. Dabei handelt es sich um phasenspezifische Herausforderungen, die sich einerseits aus dem ZNS als auch aus soziokulturell an die Heranwachsenden herangetragenen Aufgabenstellungen und Erwartungen sowie aus subjektiven Wahrnehmungen, Trieben, Motiven, Interessen, Zielsetzungen und Glaubensinhalten ergeben und die für eine gesunde psychische Entwicklung gelöst werden müssen. In der Adoleszenz sind dies:

1. Ablösung von den Eltern und Neustrukturierung der Eltern-Kind-Beziehung
2. Integration in die Peergroup als neues Bezugssystem
3. Auseinandersetzung mit der körperlichen Reife und körperlichen Veränderungen
4. Intimität und Sexualität in gleich- oder gegengeschlechtlichen Beziehungen integrieren
5. Berufliche Identität und Lebensziele entwickeln
6. Selbstvertrauen und eigenes Wertesystem entwickeln

Ein stationäres psychotherapeutisches Behandlungsangebot für Spätadoleszente muss konzeptionell auf Patienten vorbereitet sein, die sich im Bewältigungsprozess dieser Aufgaben befinden und dabei typischerweise dazu neigen, bestimmte Konfliktdynamiken zu inszenieren:

1. Sie oszillieren häufig zwischen noch kindlich anmutenden Abhängigkeitswünschen und Bedürfnissen nach Selbstverantwortung und Unabhängigkeit (Autonomie-Abhängigkeits-Konflikte).
2. Die Ablösungsprozesse führen zu Konflikten zwischen dem Wunsch nach Selbstbestimmung und der Unterwerfung unter gesellschaftliche Normen und Regeln (Kontrolle-Unterwerfungs-Konflikte).
3. Sexuelle Reifung und körperliche Veränderung führen zu Schamkrisen, ödipale Konflikte werden aktiviert.

154

4. Die Exploration der Identitätsfragen »wer bin ich, wie bin ich, wie will ich leben?« in Bezug auf Beruf, Beziehungen oder die eigene Persönlichkeit können Identitätskrisen, narzisstische Krisen und Selbstwertkonflikte auslösen.

Neben der Orientierung an der Entwicklungsphase und den zu erwartenden Konflikten sollte ein stationäres psychotherapeutisches Behandlungskonzept für Spätadoleszente störungsspezifische Behandlungsmodule integrieren. Beispielsweise betrifft dies Essstörungen (▶ Kap. 7), selbstverletzendes Verhalten, aber auch Angst- und Zwangsstörungen. Dies führt zu einer differenzierten Therapie, in der allgemeine (entwicklungsbezogene) Therapieelemente mit speziellen (störungsspezifischen) kombiniert werden.

10.1 Indikation für eine stationäre Psychotherapie in der Spätadoleszenz

Grundsätzlich gelten die gleichen allgemeinen Indikationskriterien wie für Jugendpsychotherapiestationen (Streeck-Fischer 2002). Eine stationäre Therapie ist dann die Behandlung der Wahl, wenn

• die Störungen schwer oder komplex sind,
• das ambulante Setting nicht ausreicht,
• ein mehrdimensionaler Ansatz notwendig erscheint,
• eine Herausnahme aus einem problematischen Umfeld (Familie, Gewalt, Drogen) notwendig ist.

Eine Kontraindikation besteht bei einer manifesten, schwerwiegenden Abhängigkeitserkrankung, akuter psychotischer Symptomatik, schwerer Selbst- oder Fremdgefährdung ohne Absprachefähigkeit, ausgeprägtem dissozialen Verhalten und deutlich unterdurchschnittlicher Begabung. Man findet bei stationär psychotherapeutisch behandelten Spätadoleszenten ein breites Spektrum an psychischen Störungen:

• gelegentlicher Substanzmissbrauch
• Essstörungen
• depressive Störungen
• komplexe Traumafolgestörungen
• Angst- und Zwangsstörungen
• dissoziative und somatoforme Störungen
• Verhaltens- und Persönlichkeitsstörungen
• psychosenahe Zustände
• schwere Adoleszenzkrisen
• selbstverletzendes Verhalten

Es lassen sich jedoch einige besonders häufige Problemkonstellationen unterscheiden, die einer stationären psychotherapeutischen Behandlung vorausgehen (Grimmer und Dammann 2011):

- schwere Essstörungen, die entweder bereits lange bestehen oder mit massiven familiären Konflikten einhergehen (überwiegend junge Frauen)
- teilweise über Jahre persistierende Zustände von sozialem Rückzug und Verweigerungshaltung, Flucht in Fantasiewelten (Computerspiele, Internet), Schul- oder Ausbildungsabbruch sowie depressive Symptomatik, oft mit Somatisierungssymptomen, Suizidalität oder Suizidversuch (häufig junge Männer)
- Eskalation sozialer Konflikte, oft in der Familie, bis zu Gewaltausbrüchen mit Selbst- und/oder Fremdgefährdung und -verletzung häufig unter Alkohol bei Adoleszenten mit Impulskontrollschwierigkeiten und beeinträchtigter emotionaler Selbstregulierungsfähigkeit (traditionell mehr Männer, in den letzten Jahren zunehmend auch junge Frauen)
- selbstverletzende oder suizidale Impuls-Handlungen als Reaktion auf Beziehungskonflikte (überwiegend junge Frauen)

10.2 Stationäre psychodynamische Psychotherapie

Bevor auf die Besonderheiten der stationären Therapie mit Spätadoleszenten am Beispiel der Station für Adoleszenzpsychiatrie und -psychotherapie der Psychiatrischen Klinik Münsterlingen am Bodensee eingegangen wird, soll zunächst kurz die Funktionsweise psychodynamischer Psychotherapiestationen skizziert werden. Ihre Basis ist das Prinzip der integrativen Teamarbeit (Jansen 1987; Schauenburg 2007). Im Verlauf des stationären Aufenthalts kommt es zu Aktualisierungen verinnerlichter oder momentaner Konflikte und pathologischer Beziehungsmuster der Patienten, die sowohl in Interaktionen mit anderen Patienten als auch mit Teammitgliedern evident werden, aber auch in Familiengesprächen beobachtet oder aus Beziehungsschilderungen erschlossen werden können. Je nach Integrationsniveau der Persönlichkeit entstehen konturierte und stabile Übertragungsmuster eines Patienten auf andere Patienten oder Teammitglieder beziehungsweise eher instabile und schnell wechselnde Teilobjektübertragungen. Jeder Mitarbeiter reagiert in seiner eigenen Weise auf die Beziehungsangebote eines Patienten und entwickelt entsprechende Gegenübertragungen. In kontinuierlichen Teambesprechungen gilt es, die verschiedenen inszenierten, beobachteten und explorierten Facetten eines Patienten für ein ganzheitliches Verständnis zu integrieren, damit sie in den unterschiedlichen therapeutischen Beziehungen und Angeboten bearbeitet werden können.

Dabei lassen sich in der stationären Psychotherapie verschiedene therapeutische Ebenen unterscheiden:

- der konfrontativ-interpretative Bereich (verbale Gruppen- und Einzeltherapien)
- der präverbale, kreative Bereich (Bewegungs-, Kunst-, und Musiktherapie)
- der medizinisch versorgende, pflegerische, unterstützende Bereich (Stationsärztin, Sozialarbeit, Pflege)
- der gemeinschaftsorientierte Bereich (Milieutherapie)

Theoretisch kann man die Zeit, die ein Patient in einem bestimmten therapeutischen Setting verbringt (beispielsweise Einzeltherapie, Gruppentherapie, Kreativtherapien), unterscheiden von der Zeit, die er auf der Station oder in der Freizeit mit anderen Patienten verlebt, und entsprechend den Therapieraum vom Realraum trennen, wie es einige Autoren vorschlagen (Streeck-Fischer 2002). Dies führt in der Regel dazu, dass manchen Teammitgliedern nur therapeutische Funktionen und anderen, die im Stationsalltag präsent sind, nur pädagogische oder pflegerische Funktionen zugeschrieben werden. Damit soll es den Patienten erleichtert werden eine vertrauensvolle, geschützte und positive Beziehung zu den Therapeuten zu entwickeln und aufrechtzuerhalten, während Begrenzungen, Konfrontationen mit Regelübertritten oder gar disziplinarische Entlassungen von nicht therapeutisch tätigen Teammitgliedern ausgesprochen werden. Möglicherweise ist die damit einhergehende Trennung in *gute* und *böse* Teammitglieder für jüngere Jugendliche notwendig, damit sie sich überhaupt auf eine therapeutische Beziehung einlassen. Bei Spätadoleszenten bewährt es sich jedoch eher nicht, zwischen therapeutischen und begrenzenden Funktionen zu trennen, hier sollte jedes Teammitglied im Rahmen seiner Tätigkeit beide Aufgaben übernehmen. Auf diese Weise werden nicht nur mögliche Spaltungsprozesse innerhalb des therapeutischen Teams erschwert, sondern die Patienten sind auf diese Weise auch gefordert, ganzheitliche Wahrnehmungen anderer Menschen zu entwickeln und können lernen in den Beziehungen zu den Mitarbeitern ihrerseits aggressive und libidinöse Impulse zu integrieren. Dabei ist nicht zu unterschätzen, dass ältere Adoleszente im Ringen um Autonomie und Entidealisierung der Eltern im Zuge der Übertragungsbildung Teammitglieder heftig entwerten und verbal attackieren, was sich dann auf mehrere Personen verteilt, wenn sich alle im Rahmen ihrer Funktion dafür zu Verfügung stellen. Letztlich ist die Unterscheidung von Therapieräumen und Realräumen eine künstliche Trennung. Welche Interaktionen therapeutische Wirkung entfalten und welche nicht, lässt sich nur schwer überprüfen. Im stationären Kontext kann dies in den Therapien im eigentlichen Sinne, aber auch während der Alltagskontakte mit dem Team auf der Station oder den informellen Interaktionen mit den Mitpatienten geschehen.

Wenn es gelingt, eine Psychotherapiestation als einen entwicklungsfördernden Raum zu gestalten, dann bietet sie zugleich Schutz, Sicherheit, Geborgenheit und Entlastung (Regression) sowie Konfrontation, Herausforderung und Realitätsbezug (Progression). Das zentrale strukturierende Element der Station ist der Rahmen. Er umfasst die zeitlichen Abläufe der Behandlung, die räumliche Gestaltung auf der Station, die Regelung der Tagesabläufe und des sozialen Miteinanders, die verschiedenen therapeutischen Elemente und die Hausordnung. Der Rahmen sollte klar, transparent und verbindlich sein. Nur dann lässt sich die spezifische Art, wie sich ein Patient in diesem Rahmen bewegt und mit ihm umgeht, ihn infrage stellt oder fraglos anerkennt, erkennen und Inszenierungen von Konfliktdynamiken werden sichtbar. Dabei ist der Rahmen auf die alters-, entwicklungs- und störungsspezifischen Besonderheiten der Patienten, die behandelt werden, abzustimmen. Die so angepassten Rahmenbedingungen übernehmen entwicklungsfördernde Funktionen, indem sie mehr oder weniger Struktur, mehr oder weniger Begrenzung, mehr oder weniger Unterstützung bereitstellen.

10.3 Besonderheiten in der stationären Psychotherapie mit Spätadoleszenten

Neben einzelnen störungsspezifischen Therapiemodulen sind das Konzept, die Gestaltung des Rahmens, die therapeutischen Verfahren und die Haltung der Teammitglieder darauf ausgerichtet, die Patienten darin zu unterstützen, die Entwicklungsaufgaben ihrer Lebensphase zu lösen, bisher blockierte und verzögerte Reifungsschritte nachzuholen und die zugrunde liegenden Konflikte zu bearbeiten. Dies bringt verschiedene therapeutische Herausforderungen mit sich.

10.3.1 Übertragung und Inszenierung des adoleszentären Ablösungskonflikts

Die Patienten befinden sich, bevor sie die stationäre Therapie beginnen, in der Regel in sehr konfliktreichen Ablösungs- und Verselbstständigungsprozessen von ihren Eltern. Diese können unterschiedliche Gestalt annehmen. Psychodynamisch äußern sie sich vor allem in den oben beschriebenen Konflikten zwischen Autonomie und Abhängigkeit sowie in Konflikten zwischen Kontrolle und Unterwerfung, die in ganz unterschiedlicher Weise ausgestaltet werden können. Es gibt den fast völligen Verzicht auf Selbstständigkeit zugunsten des Aufrechterhaltens einer sicheren Beziehung zu den elterlichen Objekten, was zu fehlender Integration in die Peergroup und Entwicklungsstagnation führt; es gibt massiv verstrickte und ambivalente Beziehungen mit gegensätzlichen Verhaltensweisen von Autonomie- und Abhängigkeitswünschen (häufig bei Patientinnen mit Essstörungen); schließlich findet man forcierte Autonomiebestrebungen, die zu einer völligen Abwendung von den Eltern führt, was die Patienten in der Folge überfordert.

Die Ablösung geht mit einer Entidealisierung und Entwertung der inneren elterlichen Objekte einher. Dies führt häufig zu narzisstischen Krisen, die oftmals mit vorübergehenden Omnipotenzfantasien kompensiert werden (Erdheim 2002). Gleichzeitig damit werden die Werte und Normen der Eltern infrage gestellt, was zu heftigen Machtkonflikten führen kann, die im Vorfeld einer stationären Aufnahme manchmal eskalieren.

Für die stationäre Therapie bedeutet dies, dass mit einer großen Ambivalenz gegenüber engen therapeutischen Beziehungen zu rechnen ist. Sie lösen sowohl Abhängigkeitsängste wie -wünsche aus, und die Patienten reagieren darauf vor dem Hintergrund ihrer Übertragungsbereitschaft und ihrer bisherigen Lösungsversuche. In jedem Fall ist mit einer rasch wechselnden Beziehungsgestaltung zu rechnen, auch plötzliche Therapieabbrüche sind einzukalkulieren. Zudem kann die Entwertung und Entidealisierung einzelne Teammitglieder oder die Station als ganze treffen und eine Verweigerungshaltung, Regelübertritte und andere Provokationen mit sich bringen. Dies kann nicht in jedem Fall als destruktives Agieren verstanden werden. Im Gegenteil, oft bedeutet es einen wichtigen Entwicklungsschritt hin zu einer Veränderung kindlicher, übermächtiger und idealisierter Elternrepräsentanzen. Oft fehlte den Patienten zuhause die Möglichkeit, sich von konstanten, konfliktfähigen und nicht übergriffigen oder sadistischen elterlichen Objekten abstoßen zu können und in der Auseinandersetzung mit ihnen die eigene Stärke und Begrenztheit zu erfahren, ohne Schuldgefühle oder starke Verlassenheitsängste zu entwickeln. Zwangsläufig werden die Teammitglieder dabei in die Rolle gedrängt, Elternfunktionen und pädagogische Aufgaben zu übernehmen, um dann in diesen Rollen kritisiert und attackiert zu werden. Dies stellt hohe Anforderungen an die Belastbarkeit und Konfliktfähigkeit der Mitarbeiter, vor allem, wenn sich die Patienten in der Peergroup zusammenschließen. Zudem erfordert es auch einen stabilen therapeutischen Rahmen, in dem die Stationsregeln klar und unmissverständlich gefasst sind und mit dem sich die Patienten auseinandersetzen können. Diskussionen über Hausordnungen sind an der Tagesordnung, ebenso Versuche den Rahmen zu sprengen und Regeln außer Kraft zu setzen.

10.3.2 Wirkfaktor Peergroup

Gelingt die Integration in die Peergroup nicht, stagnieren die Entwicklungsprozesse. Die meisten der stationär behandelnden Adoleszenten haben, wie skizziert, bisher entweder Mobbingerfahrungen gemacht, sich sozial ganz zurückgezogen oder destruktiven Gruppen angeschlossen, die über rigide Gruppennormen und -zugehörigkeit Sicherheit und ein vorübergehendes Identitätsgefühl vermitteln können. Auf der Psychotherapiestation sind sie aufgefordert, sich in eine neue Gruppe von Gleichaltrigen zu integrieren, was anfangs oft große Ängste auslöst. Gleichzeitig dient die Gruppe der Gleichaltrigen auch als Gegengewicht zu den therapeutischen Beziehungen mit dem Behandlungsteam und unterstützt die Ablösungsprozesse. Die Patienten müssen sich in der Gruppe positionieren, einen Platz finden. Identifikations- und Entidentifikationsprozesse, Konkurrenz, Rivalität, Angst vor Ablehnung und Beschämung finden hier statt. Es fällt ihnen in der Regel auch leichter Rückmeldungen und Einfälle der gleichaltrigen Gruppenmitglieder anzunehmen als die der Therapeuten. Gruppentherapien sind deshalb in der stationären Therapie mit Spätadoleszenten die Therapieform, um diese Prozesse zu unterstützen und zu bearbeiten (▶ Kap. 12). In der Peergroup der Patienten besteht aber auch die Tendenz, destruktive, selbst- oder fremdschädigende Themen intern zu behandeln und vor dem therapeutischen Team zu verheimlichen. Suizidalität, Drogenkonsum, traumatische Erlebnisse werden oft untereinander besprochen und auch wegen Loyalitätskonflikten oder dem Druck der Gruppe nicht oder sehr verspätet in die Therapie eingebracht. Das Verhindern einer destruktiven Gruppendynamik sowie das Herstellen einer offenen Kommunikationsatmosphäre und eines Gegengewichts zur Tendenz der Spätadoleszenten, sich vom Team abzuschotten, gehört zu den schwierigen therapeutischen Aufgaben auf einer solchen Station.

Die Patienten leben während ihres stationären Aufenthalts in einer therapeutischen Gemeinschaft. Sie sind aufgefordert, sich miteinander im Zusammenleben zu arrangieren. Dies fördert Selbstständigkeit und die Entwicklung sozialer Fertigkeiten sowie die Fähigkeit, eigene Bedürfnisse und die des sozialen Umfelds miteinander in Einklang zu bringen. Auch innerhalb der Klinikstrukturen übernehmen die Patienten mit Unterstützung des Pflegeteams eine Reihe von Aufgaben der Selbstversorgung in Selbstverantwortung. Dazu gehören Einkaufen und Kochen, Ordnung im Zimmer halten und gemeinsam Putzen. Die verschiedenen Aufgaben werden besprochen. Zudem erhalten die Patienten Rückmeldung darüber, wie sie ihr Zusammenleben organisieren und ob die Aufgaben konstruktiv ausgeführt werden. Die therapeutische Gemeinschaft und die Milieutherapie geben dem Patienten die Möglichkeit, sich in einer selbstverantwortlichen und selbstfürsorglichen Lebensführung zu erproben, eine gemeinsame Stationskultur aufzubauen und die Fähigkeiten, die dafür notwendig sind, weiterzuentwickeln.

Da weibliche und männliche Patienten gemeinsam behandelt werden, spielt die Dimension des Umgangs mit dem anderen Geschlecht, Hetero- und Homosexualität, Scham und Paarbildung bei den jungen Patienten eine große Rolle. Auch hier geht es immer wieder darum, eine altersgemäße Beschäftigung mit diesen Themen zu ermöglichen und zugleich durch klare Regeln zu begrenzen.

Aufgrund dieser Prozesse bewährt es sich, unterschiedliche Formen von Gruppen zu kombinieren. Dies soll exemplarisch am Zusammenspiel der Stationsversammlung und der analytischen Gruppentherapie dargestellt werden. In der täglichen, morgendlichen Stationsversammlung trifft die Gruppe der Patienten auf eine Gruppe des Teams. Jeder Patient berichtet vom letzten Tag und seinem Befinden, Termine für den aktuellen Tag werden besprochen, Anträge der Patienten gestellt und Rückmeldungen durch das Team gegeben. Die Leitung liegt bei einer Person vom Pflegeteam, aber jedes Teammitglied kann sich aktiv in die Stationsversammlung einbringen. Deren Funktion besteht vor allem darin, den Therapierahmen aufrechtzuerhalten, einen ständigen Realitätsbezug und Kontinuität herzustellen. Als tägliches Ritual stiftet die Stationsversammlung Gemeinschaft, bietet Orientierung, Struktur und Halt. Die Aufforderung, Ereignisse und die Stimmung des letzten Tages zu schildern, fördert die Reflexions- und Kommunikationsfähigkeit. Der Rückblick fällt oft als Bewertung aus. Die Patienten können die Versammlung nutzen, um zu urteilen, zu bewerten oder auch zu entwerten. Bei Regelübertritten, aber auch bei Suizidalität, selbst- oder fremdschädigenden Verhaltensweisen werden die Patienten öffentlich durch das Team konfrontiert und in ihrem therapie- oder selbstgefährdenden Handeln begrenzt. Auf diese Weise werden die Rahmenbedingungen der Station immer wieder transparent gemacht. Die dosierte Konfrontation vonseiten des Teams wirkt strukturierend und Halt gebend, aber gelegentlich auch beschämend. In der Stationsversammlung müssen sich die Patienten außerhalb dyadischer Beziehungen öffentlich äußern, was für viele eine schambesetzte Herausforderung und ein Übungsfeld darstellt. Durch die tägliche, aktive und öffentliche Thematisierung von therapiegefährdeten Verhaltensweisen in der Patientengruppe kann destruktiven Gruppenprozessen entgegengewirkt werden. Die Stationsversammlung wirkt auf diese Weise integrierend und begrenzend.

Der Stationsversammlung, bei der die Gruppe der Patienten und eine Gruppe des Teams anwesend sind und die Integration der Patientengruppe in die Therapie und deren Rahmen das Zentrum bilden, steht die analytische Gruppentherapie gegenüber, die ebenfalls mit einer hohen Frequenz stattfinden sollte. Hier stehen die Integration der Patienten als Peergroup und das Beziehungsgeschehen, das sich in ihr entfaltet, im Mittelpunkt. Die hohe Frequenz wirkt der Tendenz zur Bildung von Kleingruppen entgegen. Außerdem bietet sie die Möglichkeit, die Dynamik, die sich in der Patientengruppe im Alltag auf der Station entfaltet, zu bearbeiten und destruktive Gruppenbildungsphänomene sowie Mobbingsituationen zu begrenzen. In der Adoleszenz ist der für alle Gruppen typische Grundkonflikt zwischen dem Wunsch sich mitzuteilen und gesehen zu werden einerseits und der Angst vor Beschämung, Ablehnung und Vertrauensmissbrauch andererseits, besonders ausgeprägt. Deshalb ist es notwendig, die Patienten zu ermutigen und zu unterstützen, sich in die Gruppe einzubringen. Oft genug ergänzen sich die beiden Gruppensettings, indem die Patienten Themen, Rückmeldungen und Konflikte aufgreifen, die in der Stationsversammlung stattgefunden haben, und in der Gruppentherapie besprechen. Auf diese Weise fungiert die Stationsversammlung häufig als eine Art Agenda-Setting für die analytische Gruppe und sorgt dafür, dass Themen in der Gruppentherapie besprochen werden, die sonst aus der Therapie herausgehalten würden.

10.3.3 Probehandeln und die Erfahrung von Selbstwirksamkeit

Es ist zu berücksichtigen, dass die Fähigkeit zum Verbalisieren und Reflektieren je nach Entwicklungsstand noch wenig ausgebildet ist, auch wenn die Patienten oft schon volljährig sind. Während sich Kinder über das Spielen mitteilen und ältere Erwachsene über die Sprache, ist die angemessene Ausdrucks- und Kommunikationsform der Adoleszenz das (Probe-)Handeln. Gefühle und Stimmungen werden oftmals zunächst nicht beschrieben, sondern handelnd vorgeführt. Zudem führen Hirnreifungsprozesse und hormonelle Veränderungen zunächst zu affektiver Dysregulation und erst nach und nach zu besseren exekutiven und steuernden Funktionen. Dadurch wird eine vor allem bei Patienten mit einer Persönlichkeitsentwicklungsstörung meist schon vorhandene Impulsivität noch weiter verstärkt. Eine vorschnelle Qualifizierung impulsiven (Probe-)Handelns als eine Form des Agierens von Widerständen ist möglichst zu vermeiden. Vielmehr sollte die Fähigkeit zur Selbstreflexion und verbalen Selbstmitteilung in der Therapie im Sinne von Mentalisierung und Hilfs-Ich-Funktionen gefördert und gleichzeitig genügend erlebnis- und handlungsorientierte Therapieangebote zur Verfügung gestellt werden, mittels derer sich die Patienten sich in ihren Ausdrucks- und Mitteilungsmöglichkeiten selber erfahren und üben können. Vielfältige Kreativtherapien, ebenfalls vor allem als Gruppenangebote, können den Patienten die Möglichkeit geben, sich in ihren musischen, künstlerischen und sportlich-motorischen Ausdrucksmöglichkeiten zu erproben und zu bestätigen. Aufgrund der oft tiefen narzisstischen Verunsicherung und Identitätskrise, die die Patienten durchleben, sollten sie möglichst viele Erfahrungen in den Therapien machen, die ihr Selbstvertrauen stärken oder durch die sie Selbstwirksamkeit erfahren.

Es empfiehlt sich auch, die Patienten möglichst aktiv in die Therapieplanung mit einzubeziehen, um die Eigenverantwortung für ihre Therapie zu stärken und die Erfahrung von Selbstbestimmung zu ermöglichen. Dies wird zum Beispiel möglich über die Formulierung von Behandlungszielen durch die Patienten selber, die sie dann in regelmäßigen Besprechungen mit dem Behandlungsteam vertreten und evaluieren. Selbst wenn man psychodynamisch davon ausgeht, dass den Patienten weite Teile ihrer Konflikte und maladaptiven Verhaltensweisen unbewusst sind, hat dies eine Ich-stärkende Funktion und ermöglicht eine gemeinsame Aushandlung von Therapiezielen, soweit sie aktuell dem Bewusstsein zugänglich sind.

10.3.4 Grenzen und Grenzverletzungen in der Adoleszenz

Zahlreiche Patienten, die sich in der Spätadoleszenz stationär psychotherapeutisch behandeln lassen, durchlaufen schwere narzisstische Krisen und sind sich ihrer Identität unsicher (Streeck-Fischer 2010). Dabei kann es entweder zu plötzlichen suizidalen Impulsen aufgrund von Kränkungen oder Zurückweisungen, aber auch zu länger andauernder, gelegentlich habitueller Suizidalität bei gleichzeitig eingeschränkter Selbststeuerung kommen (▶ Kapitel 3). Verbindliche Absprachen und kontinuierliche Überprüfung der Bündnisfähigkeit sind daher unerlässlich und gleichzeitig schwierig. Auch ist mit einem besonderen Risikoverhalten bei Freizeitaktivitäten zu rechnen, das ebenfalls auf sein selbst- oder fremdbeschädigendes Potenzial hin überprüft werden sollte. Die Patienten sind in der Einschätzung ihrer eigenen Fähigkeiten und Grenzen verunsichert und stellen gesellschaftliche und familiäre Regeln infrage und deren Stabilität auf die Probe. Dies erfolgt zwangsläufig auch auf der Psychotherapiestation in Form von Grenzverletzungen. Junge Frauen verletzen häufiger den eigenen Körper oder Beziehungsgrenzen, während junge Männer eher Grenzen und Regeln der Institution angreifen. Hier zeigt sich noch einmal die wichtige Aufgabe spezialisierter Stationen, einerseits einen klaren, Halt gebenden Rahmen mit Regeln und Grenzen aufzustellen und andererseits auf Regelübertritte und Provokationen vorbereitet zu sein. Die Möglichkeit, sich an den Grenzen des Teams und der Institution abzuarbeiten, kann das Bewusstsein des Adoleszenten für die eigene Stärke und die eigenen Grenzen schärfen (Erdheim 2002).

10.3.5 Realitätsbezug und berufliche Identität

Eine zentrale Herausforderung der Adoleszenz, die sowohl für die persönliche Lebenszufriedenheit als auch gesellschaftlich und ökonomisch relevant ist, besteht im Finden einer beruflichen Identität, dem Abschluss von schulischen oder beruflichen Ausbildungen und dem Beginn der Erwerbstätigkeit. Patienten, die in dieser Lebensphase in eine Klinik eingewiesen werden, haben in der Regel bereits Lehr-, Schul- oder Studienabbrüche hinter sich, sind oft entmutigt oder orientierungslos und zeigen diesbezüglich Vermeidungsverhalten. Die klinische Sozialarbeit hat im Rahmen der stationären Adoleszententherapie vielfältige Funktionen, beim Erhalt von Ausbildungs- oder Arbeitsverhältnissen, bei der Unterstützung der beruflichen Orientierung und der Identitätsfindung. Aufgrund ihrer beruflichen Rolle und Funktionen verkörpert sie in besonderem Maß die Verbindung zwischen der Klinik und der Realität außerhalb der Klinik. An dieser Schnittstelle zwischen dem geschützten Klinikrahmen und den gesellschaftlichen Anforderungen, die außerhalb auf die Patienten warten, werden deshalb häufig sowohl weitreichende Versorgungs- und Unterstützungswünsche, im Sinne einer Verantwortung abnehmenden Elternfigur, als auch Vermeidungs- und Rückzugstendenzen mobilisiert, um sich den Realitätsanforderungen und Zukunftsängsten nicht stellen zu müssen. Aus diesem Grund ist die Integration der Sozialarbeit in das Behandlungsteam von besonderer Bedeutung, um Verleugnung von Realitätsanforderungen und regressive Prozesse beeinflussen zu können. Das Ziel der klinischen Sozialarbeit ist, die Patienten darin zu fördern, eine realistische Selbstwahrnehmung bezüglich ihrer Fähigkeiten und Einschränkungen sowie größtmögliche Selbstständigkeit und Eigenverantwortung in den sozialen Bereichen zu erarbeiten und notwendige Unterstützungsstrukturen anzubahnen.

10.3.6 Der Einbezug der Familie

Die Ablösungs- und Identitätsfindungsprozesse in der Adoleszenz gehen häufig mit vermehrten Konflikten und Auseinandersetzungen zwischen Eltern und Kindern einher oder mit Rückzug und Verweigerung. Es kommt zu massiven kommunikativen Störungen. Bei Spätadoleszenten haben sich diese über die Jahre oft schon chronisch verhärtet. Obgleich die Ziele Ablösung und Verselbstständigung sind, können begleitende Familiengespräche mit den Eltern und den Patienten helfen, festgefahrene Kommunikationsmuster zu destabilisieren und die Patienten in die Lage zu versetzen, über die aktive Auseinandersetzung mit den Eltern die eigene Identitätssuche und die Verselbstständigung voranzutreiben. Es ist nicht zu unterschätzen, dass oft auch Trennungs- und Verlustängste sowie andere Befürchtungen der Eltern die Ablösung der Kinder erschweren. Weiterhin können das Funktionieren des Familiensystems und die zentralen Konflikte sowie Beziehungsmuster erkannt und Anstöße für eine konstruktive Kommunikation zwischen Heranwachsenden und Eltern gegeben werden, damit die zentralen Konflikte um Autonomie und Abhängigkeit sowie Kontrolle und Unterwerfung in ihren verschiedenen Formen besser bewältigt werden können. Die Intensität und Häufigkeit der Familiengespräche sollte in Abhängigkeit vom Alter der Patienten und der vorherrschenden Konflikte variieren. Grundsätzlich empfiehlt es sich möglichst früh in der Therapie mindestens ein Familiengespräch zu führen, was auch diagnostisch genutzt werden kann. In den psychischen Störungen der Adoleszenten spiegeln sich oft die ungelösten Konflikte und Leiden der Eltern. Daher kann es wichtig sein, in Absprache mit den Patienten familienanamnestische Gespräche mit den Eltern durchzuführen.

10.4 Entwicklungsfördernde therapeutische Funktionen

Zusammenfassend übernehmen die Teammitglieder in der Arbeit mit Spätadoleszenten in ihren jeweiligen Settings auf den oben genannten unterschiedlichen therapeutischen Ebenen und im Hinblick auf die Besonderheiten dieser Patientengruppe verschiedene entwicklungsfördernde Funktionen, die zum Teil allgemeiner Bestandteil psychotherapeutischen Handelns sind. Die Patienten benötigen Halt, Struktur und Therapeuten, die sich für Containing zu Verfügung stellen. Sie möchten in ihren Äußerungen wahrgenommen und verstanden werden. Die Therapeuten unterstützen sie im Sinne von Hilfs-Ich-Funktionen darin, eigenes und fremdes Verhalten einzuordnen und zu antizipieren (Perspektivenübernahme). Sie greifen Körperreaktionen auf, helfen bei der Versprachlichung und dem Mentalisieren von Affektzuständen, übersetzen und benennen die symbolische Bedeutung von Handlungen. Zudem begleiten sie dabei, nicht-selbstschädigende Ausdrucksmöglichkeiten für Gefühle und Spannungszustände zu finden und greifen fehlende Aspekte eines vernachlässigenden, unzuverlässigen früheren inneren Objekts auf und übernehmen diese zeitweilig. Die Teammitglieder setzen Grenzen und lassen sich partiell entmachten oder entwerten. Sie fördern den Realitätsbezug und ermöglichen die Trauerarbeit um den Verlust der Kindheit. Auf authentische Weise geben sie Kredit, indem sie zutrauen und zumuten, herausfordern und fördern (Grimmer 2006). Schließlich ermöglichen sie das Erleben von Selbstwirksamkeit, stärken die Autonomie der Patienten und fördern so deren Selbstvertrauen.

Literatur

Erdheim M (2002) Ethnopsychoanalytische Aspekte der Adoleszenz – Adoleszenz und Omnipotenz. Psychotherapie im Dialog 4:324–330.

Fegert J, Streeck-Fischer A, Freyberger H (2009) Adoleszentenpsychiatrie. Stuttgart: Schattauer.

Grimmer B, Dammann G (2011) Stationäre Adoleszenzpsychiatrie und -psychotherapie. Swiss Medical Forum 23–24:413–416.

Grimmer B (2006) Psychotherapeutisches Handeln zwischen Zumuten und Mutmachen. Das Beziehungs- und Kommunikationskonzept der Kreditierung. Stuttgart: Kohlhammer.

Jansen P (1987) Psychoanalytische Therapie in der Klinik. Stuttgart: Klett-Cotta.

Resch F (1999) Entwicklungspsychopathologie des Kindes und Jugendalter – ein Lehrbuch. Weinheim: Beltz Psychologie Verlags Union.

Schauenburg H (2007) Stationäre psychodynamisch-psychoanalytische Psychotherapie. Psychotherapie im Dialog 8:16–20.

Streeck-Fischer A (2002) Jugendliche in stationärer Psychotherapie. Psychotherapie im Dialog 4:353–361.

Streeck-Fischer A (2010) Adoleszenz und Narzissmus. In: Fegert J, Streeck-Fischer A, Freyberger (Hrsg) Adoleszentenpsychiatrie. Stuttgart: Schattauer. S. 154–164.

11 »Was soll ich eigentlich hier?« – Ein Therapieverlauf auf der Station für Adoleszentenpsychiatrie und -psychotherapie K3

Angela Liesner und Jörg Engeli

11.1 Stationärer Rahmen und Therapiesetting

In diesem Kapitel wird der dreimonatige stationäre Behandlungsverlauf einer 23-jährigen Patientin auf der Station für Adoleszentenpsychiatrie und -psychotherapie K3 der Psychiatrischen Klinik Münsterlingen geschildert. Die Darstellung erfolgt im Wesentlichen aus der Perspektive der Einzeltherapeutin und der Bezugsperson. Zur Veranschaulichung des Therapierahmens und der Interdisziplinarität der Behandlung sowie der dabei stattfindenden Integrationsarbeit im Team wird Bezug genommen auf Begegnungen und Erfahrungen mit der Patientin im Stationsalltag, im gruppen-, kunst-, musik- und bewegungstherapeutischen Setting sowie in der Zusammenarbeit mit der Sozialarbeiterin und der Stationsärztin.

Die Schilderung entbehrt der rückblickenden Kohärenz anderer Fallberichte im Hinblick auf psychodynamische Zusammenhänge und Therapieprozesse (Hauser 2010). Sie bewegt sich vielmehr analog der diskontinuierlich und sprunghaft verlaufenden Entwicklungsprozesse in der Adoleszenz zwischen Bruchstücken und Widersprüchlichkeiten.

Der räumlich-zeitliche Rahmen der Psychotherapiestation bietet mit seinen vielschichtigen Beziehungsangeboten Möglichkeiten der Regulation, Begrenzung oder Vitalisierung außer Kontrolle geratener, destruktiver oder blockierter Prozesse. Dem Bezug auf diesen Rahmen und auf das Setting kommt im vorliegenden Text, ähnlich wie in der Therapie mit adoleszenten Patienten, eine strukturierende Rolle zu. Entsprechend wird der Fallvorstellung die Beschreibung eines idealtypischen Behandlungsplans und des Therapieprogramms (Setting) vorangestellt.

Für die stationäre Psychotherapie auf der Station für Adoleszentenpsychiatrie und -psychotherapie K3 werden maximal vier Monate zur Verfügung gestellt. Diese ist in vierwöchige Behandlungsphasen unterteilt, die in ▶ **Abbildung 1** schematisch dargestellt sind und im Text näher erläutert werden.

Der erste Behandlungsabschnitt wird als *Abklärungsphase* bezeichnet. Dieser beginnt mit der Aufnahme durch Einzeltherapeutin, Bezugsperson und Stationsärztin und beinhaltet neben dem Erarbeiten eines Arbeitsbündnisses eine psychodynamische und psychiatrische (Verlaufs-)Diagnostik, sowie eine Pflegeplanung. Darauf folgen die Erhebung der Sozialanamnese durch die Sozialarbeiterin sowie die Abklärungen in den Spezialtherapien (Kunst-, Musik-, und Bewegungstherapie). Den Patienten bietet diese Abklärungsphase die Möglichkeit, Mitpatienten, Personal und Therapieprogramm kennenzulernen und sich mit der altersspezifischen Ambivalenz gegenüber der Therapie auseinanderzusetzen. Zur Stärkung der Eigenverantwortlichkeit ist es ihre Aufgabe, eigene Therapieziele zu formulieren und diese schriftlich festzuhalten.

Mit der Abklärungsbesprechung endet diese Phase. Sie ist unterteilt in eine interdisziplinäre Integrationsbesprechung des Teams und ein direkt nachfolgendes Gespräch mit dem Patienten zur Auswertung der bisherigen Therapieerfahrungen und Festlegung der Therapieziele sowie Therapievereinbarungen. In der Regel führt der Therapeutische Leiter im Beisein aller anwesenden Teammitglieder das Gespräch. Durch dieses Setting lässt sich sowohl das vorhandene Unterstützungspotenzial als auch die gemeinsame Haltung des Teams kommunizieren, sodass Spaltungsprozessen vorgebeugt werden kann.

Therapieablauf Station K3	
Eintritt	
Abklärungsphase (4 Wochen)	Psychodynamische Diagnostik Pflegeplanung Sozialanamnese Abklärungen Spezialtherapien Therapiezielformulierung Einbezug der Familie (bei unter 18 J. innerhalb der ersten Woche)
Abklärungsbesprechung	
Erste Therapiephase (4 Wochen)	Bearbeitung der formulierten Ziele; nach individueller Indikation tagesweiser Einstieg in das vertraute berufliche Setting (Schule, Ausbildung)
1. Standortbesprechung	
Zweite Therapiephase (4 Wochen)	Bearbeitung der formulierten Ziele; nach individueller Indikation tagesweiser Einstieg in das vertraute berufliche Setting (Schule, Ausbildung) oder in eine Arbeitstherapie
2. Standortbesprechung	
Austrittsphase 4-6 Wochen, ggf. nochmalige Standortbesprechung	Bearbeitung der formulierten Ziele und Austrittsplanung (ambulante Therapie, Wohnen und Beruf), mit Steigerung der Arbeitszeiten bei Schul- und Arbeitsversuchen
Austritt	
ggf. tagesklinische Übergangsbehandlung	Begleiteter Übergang in Wohnen und Beruf

Abb. 1: Behandlungsphasen auf der Station für Adoleszentenpsychiatrie und -psychotherapie K3

Bei vorhandenem Therapiewunsch wird der Übergang in die Therapiephase vereinbart. Und es wird die nächste, nach weiteren vier Wochen im gleichen Setting stattfindende *Standortbesprechung* angekündigt. Der Patient bekommt den spätesten Austrittstermin nach vier Monaten mitgeteilt.

Therapieplan Station K3

Montag	Dienstag	Mittwoch	Donnerstag	Freitag	Samstag/Sonntag
8.00 - 8.15 h Frühstück	8.00 - 8.15 h Frühstück	8.00 - 8.15 h Frühstück	7.45 - 8.15 h Frühstück	8.00 - 8.15 h Frühstück	Frühstück individuell
8.45 - 9.30 h Stationsversammlung	8.30 - 9.15 h Stationsversammlung	8.30 - 9.15 h Stationsversammlung	8.15 - 9.00 h Stationsversammlung	8.30 - 9.15 h Stationsversammlung	
	9.00 h Zimmer aufräumen		9.00 h Zimmer aufräumen		
10.00 h Arztsprechstunde	9.30 - 10.15 h Badminton Gruppe 1	9.30 - 10.30 h Atelier Gruppe 1		9.30 - 10.30 h Gruppentherapie	
11.00 - 12.00 h Gruppentherapie	10.15 - 11.00 h Badminton Gruppe 2	10.45 - 11.45 h Musiktherapie	11.00 - 12.00 h Fitness in Begleitung		10.45 - 11.45 h Sport für alle	
12.00 - 12.15 h Mittagessen	12.00 - 12.15 h Mittagessen	12.00 - 12.15 h Mittagessen	12.00 - 12.15 h Mittagessen	12.00 - 12.15 h Mittagessen	12.00 - 12.15 h Mittagessen
13.00 - 14.00 h Atelier Gruppe 1	13.15 - 14.00 h Musiktherapeutische Trommelgruppe 1	13.15 - 14.15 h Frauenbewegungsgruppe	13.00 - 14.00 h Kommunikation/ Rollenspiele — 13.00 - 14.00 h Abklärung Musiktherapie	14.00 - 14.45 h Freitagsputz	
14.15 - 15.15 h Atelier Gruppe 2		14.30 - 15.30 h Atelier Gruppe 2	14.15 - 15.00 h Männerbewegungsgruppe		
15.30 - 17.00 h Sport für alle	15.00 - 16.00 h Gruppentherapie	15.40 - 16.40 h Abklärung Bewegung — 15.40 - 16.25 h Musiktherapeutische Trommelgruppe 2	15.15 - 16.15 h Gruppentherapie — 16.30 h Klettern — 17.00 h Kochen	15.00 - 16.00 h Haussitzung — 16.00 - 16.15 h gemeinsamer Kaffee — ab 16.30 h Urlaub möglich	Selbstversorgung nach Absprache
	17.00 h Kochen				
17.15 - 17.30 h Abendessen	18.00 - 18.15 h Abendessen	17.15 - 17.30 h Abendessen	18.00 - 18.15 h Abendessen	17.15 - 17.30 h Abendessen	17.15 - 17.30 h Abendessen
					Rückkehr aus WE Urlaub bis 22.00 h

Abb. 2: Therapieprogramm der Station für Adoleszentenpsychiatrie und -psychotherapie K3

168

Zum Setting der stationären Psychotherapie sei erläutert, dass alle Patienten von der Aufnahme an verpflichtend am Therapieprogramm (▶ **Abb. 2**) teilnehmen.

Der Therapietag beginnt mit dem Frühstück am Morgen und der anschließenden Stationsversammlung, bei der mehrere Teammitglieder anwesend sind. Die Stationsversammlung dient der Organisation des Tages (Termine, Abwesenheiten) sowie der Klärung der Befindlichkeit der Patienten im Verlauf des Vortages. Jeder Patient ist aufgerufen, sein Erleben in den Therapien zu schildern. Die Stationsversammlung wird außerdem genutzt, um therapieschädigendes Verhalten zu begrenzen und ggf. Konsequenzen auszusprechen (▶ auch **Kap. 10**).

Im Verlauf der Woche nimmt jeder Patient teil an zwei psychodynamischen Einzeltherapiegesprächen, zwei Bezugspersonengesprächen, vier Gruppentherapiesitzungen, zwei Kunsttherapiegruppen, einer musiktherapeutischen Trommelgruppe, einer geschlechtsspezifischen Bewegungstherapiegruppe, einer Badmintongruppe und zwei Sportgruppen sowie einer Haussitzung mit selbstorganisatorischen und milieutherapeutischen Elementen. Der Tag endet mit dem gemeinsamen Abendessen. Zwei Mahlzeiten pro Woche werden von den Patienten selbst zubereitet. Termine mit der Sozialarbeiterin und der Stationsärztin erfolgen nach Vereinbarung. Die Indikation zur Teilnahme an einer weiteren Musiktherapiegruppe, einer Rollenspielgruppe zum Thema Kommunikation oder einer zusätzlichen Einzeltherapie im Bereich Kunst, Musik oder Bewegung wird während der Abklärungsphase gestellt und in der Abklärungsbesprechung vereinbart.

Nachfolgend wird im Sinne von *Hotspots* auf den Behandlungsverlauf einer 23-jährigen Patientin (Emma), ihrer Begegnungen mit dem therapeutischen Rahmen, dem Setting und dem Team sowie ihrer Entwicklung in der Therapie eingegangen. Wörtliche Zitate beziehen sich – sofern nicht anders gekennzeichnet – auf Mitteilungen der Patientin.

11.2 Fallbeispiel

11.2.1 Im Vorfeld der Aufnahme: Suizidalität

Die durch einen Kinder- und Jugendpsychiatrischen Dienst zugewiesene Emma wird von ihrer ambulanten Therapeutin mit der Begründung, die Patientin habe sonst niemanden, zum Vorgespräch mit dem Therapeutischen Leiter der Station und einer Pflegefachperson begleitet. Emma berichtet, sie habe sich durch Springen vor einen Zug das Leben nehmen wollen, sei jedoch von ihrer Mutter, der sie dies vorher telefonisch mitgeteilt habe, davon abgehalten worden. Sie sei seit ca. zwei Jahren gelegentlich suizidal und habe nun keine Kraft mehr weiterzumachen. Sie frage sich was das Leben für einen Sinn mache, wenn niemand sich für sie interessiere und alle – auch ihre beste Freundin – sie ablehnten. Sie strenge sich ständig an, beliebt zu sein, indem sie viel lächle und sich schön kleide, stelle aber fest, dass kein Mensch darauf reagiere. Sie ziehe sich daher aus der Kinder- und Jugendarbeit ihrer Musikschule sozial zurück. Dort schmerze sie der Kontakt zu ihrem Ex-Freund, von dem sie seit Frühling des vorherigen Jahres getrennt sei und den sie habe heiraten wollen. Es fehle ihr die Motivation, ihre demnächst beginnende Ausbildung zur Goldschmiedin anzufangen. Nach dem Matura-Abschluss habe sie Gelegenheitsjobs gemacht und sich mit einer selbst gestalteten Mappe für die Ausbildung beworben. In der vor einem halben Jahr bezogenen eigenen Wohnung könne sie sich kaum um den Haushalt kümmern und fühle sich täglich müde, kraftlos, einsam und vermisse den Ex-Freund. Manchmal habe sie körperliche Schwächezustände und Rückenschmerzen oder leide unter Schwindelgefühlen. Es lohne sich nicht mehr, Energie aufzuwenden, weil sie »eh nicht vorankomme«. Zur Mutter und zum Bruder, die in einem gemeinsamen Haushalt leben, bestehe regelmäßiger Kontakt. Dieser sei für Emma keine Unterstützung, da »beide ihre eigenen Probleme haben und ich nicht auch noch Kraft habe für meine Mutter da zu sein«. Ihr Vater sei »ein egozentrischer Künstler, wir sehen uns fast nie«.

Der Patientin werden im Vorgespräch die wesentlichen Abläufe der Station (▶ **Abb. 1**) erklärt. Sie wird darauf vorbereitet, dass der therapeutische Rahmen im Hinblick auf ihre Suizidalität verbindlicher Absprachen bedarf. Hervorgehoben wird, dass davon auszugehen sei, dass die von ihr erlebte Ablehnung durch andere sie im Zusammenleben mit den Mitpatienten herausfordern werde, darin aber auch eine Chance zur Veränderung bestehe. Emma bekommt die Station mit ihren Räumlichkeiten gezeigt und entscheidet sich über Nacht für einen Eintritt.

11.2.2 Abklärungsphase – Einstieg in die Therapie

Aufgrund der Dringlichkeit der Symptomatik (Suizidalität) wird Emma bereits am Tag nach ihrer Zusage aufgenommen, was bedeutet, dass der Eintritt untypischerweise an einem Freitag erfolgt. An diesem Wochentag herrscht auf der Station in der Regel Aufbruchsstimmung. Die Patienten organisieren sich ihr Wochenende und orientieren sich nach außen. Schnell entwickelte Emma Gefühle, ausgeschlossen zu sein.

Pflegerische Bezugspersonenarbeit

Die pflegerische Bezugsperson ist für die Einführung des Patienten in den Stationsalltag und die Pflegeplanung verantwortlich. Neben den zwei Gesprächen in der Woche kommt es im Kontext der an der Gemeinschaft orientierten Milieutherapie zu häufigen Kontakten im Stationsalltag. Die Patienten bekommen Hilfestellung, ihre eigenen Themen in die verschiedenen Therapiegefäße einzubringen und Konflikte anzusprechen. Gleichzeitig ergeben sich durch den häufigen Kontakt viele Auseinandersetzungen über Grenzen und Regeln. Die Bezugsperson wird dadurch im Besonderen in eine Elternrolle gedrängt (▶ Kap. 10).

Die (männliche) pflegerische Bezugsperson, die Emma bereits aus dem Vorgespräch mit dem Therapeutischen Leiter bekannt war, erlebte sich berührt durch die geschilderte Einsamkeit und den fehlenden Bezug zu den Eltern. Emmas Aussage »Was ich vermisste, war ein Vater und eine gesunde Mutter« hinterließ einen bleibenden Eindruck. Bei der Pflegeplanung macht die Bearbeitung des Selbsteinschätzungsfragebogens zu den eigenen Fähigkeiten und Problemen Emmas verzerrte Wahrnehmung und ihr geringes Selbstwertgefühl deutlich. Finanzielle Fragen und die Einsamkeit in ihrer Wohnung seien für sie überfordernd. Bezüglich ihrer Sexualität habe sie nichts Positives erlebt. Insgesamt beschreibt sich Emma defizitär. In den ersten Gesprächen mit der Bezugsperson stellt sie immer wieder die Frage, »Was will ich hier eigentlich? Welche Themen habe ich zu besprechen? Lohnt sich der Aufwand?« Der Selbsteinschätzungsbogen eignet sich, um ihr zu verdeutlichen, dass Anliegen für eine Therapie vorhanden sind und es an ihr liegt, diese aufzunehmen. Emma äußert, dass sie gerne an ihrem Selbstwertgefühl arbeiten möchte. Sie nutzt häufig die Anwesenheit der Bezugsperson auf der Station und spricht spontan ein für sie wichtiges Thema an: Sie verliebe sich »immer in die falschen Männer«. Ihre Freundlichkeit werde missverstanden. Wenn ein Mann sich mit ihr verabreden wolle und dann Nähe suche, widere sie dies an. Schon der Gedanke an körperliche Nähe verursache Ekel bei ihr. In ihrer Schilderung werden Belastung und Schamgefühle spürbar. Emma entzieht sich dem von ihr kurz gehaltenen Kontakt rasch, sodass für die Bezugsperson kein Raum bleibt, Resonanz zu geben. Emma erhält Ermutigung, das Thema mit ihrer Einzeltherapeutin anzusprechen. Sie kann sich noch nicht vertieft damit auseinandersetzen. Erst am Ende der Therapie ist es möglich, ihre Sexualität zu thematisieren.

Einzeltherapie

Die Einzeltherapie ist Bestandteil der konfrontativ-interpretativen Ebene des stationären Therapiesettings (▶ Kap. 10) und findet zweimal pro Woche statt. Auf das Erstgespräch mit der Einzeltherapeutin muss Emma wenige Minuten warten. Die von ihr sehr knapp und kühl gehaltene Begrüßung wird von der Einzeltherapeutin mit einer freundlichen Entschuldigung für die unvorhergesehene Verspätung ergänzt. Emma schaut sich kritisch im Raum um. Auf die erste Kontaktaufnahme reagiert sie einsilbig, sodass die offensichtliche Kränkung klärend aufgegriffen wird. Emma bringt ihre erlebte Ablehnung prompt ein und meint, es sei doch das Mindeste, pünktlich zu sein, aber sie wisse ja, dass man sich für sie nicht interessiere. Die Einzeltherapeutin klärt den wahrgenommenen Ärger, woraufhin Emma ihre Überzeugung kundtut, es werde sich durch die Therapie »eh nichts ändern, ich habe es schon tausendmal versucht und es ist einfach so, dass mich niemand mag und deshalb braucht es mich auch nicht mehr. Ich hab eh keine Kraft mehr«. Sie steht unvermittelt auf und rückt den Kalender an der Wand gerade. Während sie dies tut, fragt sie, ob sie es tun dürfe, wobei sie offensichtlich keine Antwort erwartet. Mit dem Ziel, eine Vereinbarung zum Umgang mit Suizidalität zu treffen wird ihre vorherige Äußerung aufgegriffen, woraufhin sie mitteilt, dass sie vorhabe auszutreten. Sie lässt sich am Ende des Gesprächs darauf ein, auftauchende Suizidgedanken dem Behandlungsteam mitzuteilen und nimmt einen neuen Termin an.

In der zweiten Einzeltherapiesitzung zeigt sich Emma in ihrer Bedürftigkeit und mit hohem Kränkungspotenzial. Ihre Verzweiflung und Not werden spürbar. Sie zeigt ein von ihr in der vorausgegangenen Kunsttherapiegruppe gemaltes Bild und erläutert in weinerlichem Ton ihre künstlerischen Überlegungen. Auf die Rückmeldung hin, das Bild wirke ausdrucksstark und künstlerisch gelungen, fängt Emma an zu weinen, da niemand in der Gruppe gemerkt habe, dass sie am besten male. Sie komme sich vor wie die Möwe, die sie zuvor in einem Parkteich beobachtet habe: »Sie ist zwischen den Enten gelandet und die sind alle davon geschwommen. Dabei ist sie doch viel schöner als die Enten.« In Gespräch über diese Situation sind folgende Aspekte der Möwe zugänglich: traurig; einsam; abgelehnt; wünscht sich, im Mittelpunkt zu stehen und bewundert zu werden; sucht Kontakt.

Klinische Sozialarbeit

Im Erstgespräch mit der Sozialarbeiterin wird die Sozialanamnese erhoben und ein Auftrag im Hinblick auf die derzeitige soziale Lage mit beruflicher Situation, finanziellen Gegebenheiten und Wohnbedingungen vereinbart. Dieses Gespräch findet in der Eintrittswoche statt und verläuft schwierig. Emma lässt Nachfragen nicht zu, verdreht entwertend die Augen, anstatt zur Klärung beizutragen. Sie liefert unzusammenhängend neue Informationen, sodass als Eindruck die komplexe finanzielle Situation in ihrer Undurchdringlichkeit, die sie für Emma haben muss, zurückbleibt. Letztlich wird Emma materiell fordernd und verlangt Geld für den Bus nach Hause. Die dafür vermittelte Verantwortlichkeit des Sozialamts toleriert Emma nicht und verlässt vor Ende des Gesprächs demonstrativ das Zimmer.

Anschließend verweigert sie über acht Wochen der Behandlung jeglichen Kontakt mit der Sozialarbeiterin. Dynamisch konstelliert sich ein typischer Konflikt zwischen Versorgungsansprüchen einerseits und hohem Autonomiebedürfnis andererseits. Überforderung wird durch den Rückzug von den durch die Klinische Sozialarbeit verkörperten Anforderungen der beruflichen/finanziellen Bezüge agiert (▶ **Kap. 10**). Entsprechend wird dies im Verlauf in den Bezugspersonen- und Einzeltherapiegesprächen aktiv aufgegriffen und im Rahmen der Beziehungsgestaltung thematisiert.

Ärztliche Sprechstunde

Die zweimal wöchentlich stattfindende ärztliche Sprechstunde, ebenfalls Übertragungsfläche für regressive Versorgungswünsche, wird von Emma häufig in Anspruch genommen. Sie klagt insbesondere über Tagesmüdigkeit und Einschlafstörungen. Auf Zusatzangebote pflegerischer Natur zum verschriebenen Antidepressivum geht sie erst ein, als sie mehrere Medikationsversuche als erfolglos einstuft. Zeitweise hat das Aufsuchen der Sprechstunde einen kontaktsuchenden Charakter, zumal Emma von der Musikschule und ihrer dortigen Kindergruppenleitung berichtet.

Stationsalltag

Das Einleben auf der Station fällt Emma sehr schwer. Sie zeigt sich anfällig für die minimalste abweisende Mimik, Gestik oder Stimmungslage von Mitpatienten und Teammitgliedern und wirkt wenig integriert in die Gruppe der Gleichaltrigen. Sie zeigt überhöhte und nicht erfüllbare Erwartungen, von der Gruppe aufgenommen, ins Vertrauen gezogen zu werden und unmittelbar einen Platz in der Gruppe zu haben. Das ausbleibende Eintreffen ihrer Erwartungen interpretiert Emma situationsunabhängig in Bezug auf ihre eigene Person und kommt dadurch in Not. Ihre Austrittswünsche sind groß.

Gruppentherapie

Für die im Stationsalltag entstehenden Konflikte des Zusammenlebens stellt die Gruppentherapie ein wichtiges Reflexionsgefäß dar. Viermal pro Woche findet diese einstündig statt und wird analytisch geführt. Sie stellt eine Herausforderung dar, sich in die Peergroup zu integrieren und mobilisiert entsprechende Ängste (▶ Kap. 10). Und sie dient dazu, das Erleben und Verhalten der Teilnehmer in Beziehungen zueinander und in den eigenen Bezügen zu reflektieren.

Für Emma bedeutet die Teilnahme an der Gruppentherapie eine große Herausforderung. Ihr externalisiertes Ablehnungsgefühl setzt sich in der zweiten Behandlungswoche deutlich in Szene, als Emma der Gruppentherapie fernbleiben möchte, da sich ihre Überzeugung, ungeliebt zu sein, zuspitzt. Emma wird entsprechend der Verbindlichkeit des Therapieprogramms dazu angehalten, an der Gruppentherapie teilzunehmen. Sie reagiert regressiv mit Weinen und Zittern, sodass sie von einer Pflegeperson nach einigem Hin und Her auf der Station verspätet in die Gruppe gebracht wird. Die Gruppe interessiert sich, was ihr denn so schwer falle. Mit viel Unterstützung spricht sie ihre Sorge an, nicht gemocht zu werden. Die Gruppe *füttert* sie, indem betont wird, dass dem nicht so sei, sie gute Ideen einbringe, wie den kürzlich erst durchgeführten Abend mit Angeln am See und die Tischkärtchen beim letzten gemeinsam gekochten Essen. Sie spricht an, weshalb niemand ihr beim Balkonputzen geholfen habe. Sie habe gesehen, wie in der Woche zuvor zwei Patienten den Balkon zusammen geputzt hätten. Es klärt sich, dass für diese Stationsaufgabe, die wie andere Aufgaben in der Haussitzung (► **Abb. 2**) verteilt wird, nur eine Person vorgesehen ist. In der von ihr angeführten Situation hat jemand – mit seiner Aufgabe bereits fertig – freiwillig geholfen. Im Laufe der Gruppentherapiesitzung entspannt Emma sich deutlich, was sich kurzfristig positiv auf ihre Ambivalenz gegenüber der Therapie auswirkt.

Gestaltung des Bezugs zur Außenwelt

In der dritten Behandlungswoche steht der Ausbildungsbeginn an, der Emma große Mühe bereitet. Die nächste Einzeltherapiesitzung nach Emmas Erfolgserlebnis in der Gruppe eröffnet sie mit enormem Handlungsdruck und zeigt sich in ihrer Unsicherheit, welche Kurse sie besuchen solle, wie sie das Geld für die Anfahrt auftreiben solle und was die anderen dort über sie denken würden, äußerst appellativ. Sie berichtet von Schmerzgefühlen – beim genaueren Nachfragen stellt es sich heraus, dass es sich um tägliche Suizidgedanken handelt. Im Sinne einer Begrenzung wird sie von der Einzeltherapeutin damit konfrontiert, es sei nicht im Sinne der getroffenen Abmachungen, dass sie diese erst im Nachhinein mitteilt. Sie beweint ihre Einsamkeitsgefühle und vermittelt den Eindruck großer Verzweiflung, welche in einer konkordanten Gegenübertragung deutlich werden. Auf die Begrenzung, dass sie am selben Tag keinen Ausgang mehr haben könne, um ein Geschenk zu kaufen, reagiert sie fordernd und dramatisierend. Die Verdeutlichung der Verbindlichkeit der therapeutischen Beziehung (Verbesserungen zu wünschen, impliziert eigene Suizidalität zu thematisieren) quittiert sie, den Raum verlassend mit den Worten: »Sie sind so fies.«

In der Folge mobilisierte sie das Sozialamt, das sich telefonisch bei der Einzeltherapeutin meldet. Identifiziert mit der Bedürftigkeit und den Ohnmachtsgefühlen von Emma engagiert diese sich aufgrund der Ferienabwesenheit der Sozialarbeiterin für eine Kostenerstattung für Fahrtgeld zur Schule, obwohl der aktuellen Einschätzung nach ein Schulversuch in der kommenden Woche abwegig erscheint. Die Einzeltherapeutin telefoniert nach Einholen von Emmas Einverständnis mit dem Ausbildner. Dieser ist an einem Einstieg Emmas in die Ausbildung interessiert, sodass die Möglichkeiten für einen Schulversuch besprochen werden können.

Am Folgetag verhält sich Emma in der Stationsversammlung ungewohnt entspannt. Sie fühle sich weniger allein, seit sie wisse, dass die Einzeltherapeutin mit dem Ausbildner gesprochen habe. Sie wolle am Einführungstag der Ausbildung teilnehmen. Aufgrund der Regressionsneigung der Patientin unterstützen wir diesen Wunsch. Die Vorstellung, in einer Gruppe von Auszubildenden Ähnliches wie in der Mitpatientengruppe zu erleben, ist wesentlich weniger angstbesetzt als bei Eintritt und gibt für Emma den Ausschlag, es probieren zu wollen. Den ersten Tag bewältigt sie erfolgreich. Sie habe in der Vorstellungsrunde bemerkt, dass eine Mitschülerin sie nie angeschaut habe. Erst habe sie angefangen darüber nachzugrübeln, dann sei es ihr gelungen, das Verhalten der Mitschülerin weniger genau zu beobachten und sich auf andere zu konzentrieren. Emma bringt diesen Fortschritt mit den in der Mitpatientengruppe gemachten Erfahrungen in Verbindung.

Interventionsmöglichkeiten bei Agieren

In der Folgewoche fehlt Emma in der Gruppentherapie. Im Anschluss daran stellt sich heraus, dass sie sich auf Station zur Gruppe abgemeldet hatte. Sie ist in ihrem Zimmer anzutreffen und es stellt sich heraus, dass sie zuvor in suizidaler Absicht in Richtung Bahngleise unterwegs gewesen sei. Dort habe sie mit ihrer besten Freundin und ihrer Mutter telefoniert, die sie dazu bewegt hätten, wieder zurück auf die Station zu gehen. Dass sie falsche Angaben (»Ich gehe jetzt zur Gruppe«) gemacht hatte, wird erst durch die besorgten Anrufe der Mutter und der Freundin auf der Station deutlich. Auf der Station wird mit Emma Kontakt aufgenommen und diese Situation geklärt. Nach Klärung der Absprachefähigkeit werden die Ausgangsmöglichkeiten begrenzt und Emma erhält regelmäßige Stützgespräche. Sie lehnt dabei tiefere Gespräche über ihre Befindlichkeit ab. Am nächsten Morgen erfolgt in der Stationsversammlung eine weitere Intervention zur Begrenzung. Im Beisein der Mitpatientengruppe wird der Patientin gespiegelt, wie sie mit ihrem Verhalten »andere über deren Sorge an sich bindet«. Emma wird angekündigt, dass nach ihr in Zukunft bei Unklarheiten über ihren Verbleib zu ihrem Schutze polizeilich gefahndet werde. Es läge im Bereich ihrer Möglichkeiten dies zu verhindern, indem sie sich bei Suizidalität frühzeitig melde. Für eine verbindliche Fortsetzung der Therapie und des Schulversuchs wird ein Non-Suizidvertrag zur Bedingung gemacht. Es wird vereinbart, die Mutter zu einem Mutter-Tochter-Gespräch einzuladen, zumal sie sich sehr besorgt um Emma gezeigt hatte. Die Konfrontation erfolgt öffentlich im Beisein der anderen Patienten in der Stationsversammlung, um individuell an Emmas Eigenverantwortung zu appellieren und um im Gruppenkontext die Auswirkungen des therapieschädigenden Verhaltens durch Bekräftigung des Rahmens zu reduzieren. Im weiteren Verlauf nach diesem Ereignis zeigt sich Emma wesentlich klarer und verlässlicher. Ihre Suizidalität verbessert sich mit der Zeit deutlich. Ihr Bedürfnis nach Kontrolle und Versorgung verschiebt sich in die spezialtherapeutischen Therapiesettings.

Kunsttherapie

Das kunsttherapeutische Setting besteht aus zwei Gruppen, die zweimal pro Woche stattfinden. Über ihre Kunsttherapiegruppe äußert sich Emma außerhalb der Gruppe als »nicht überzeugt von der Leitung, weil sie nichts vorgibt«. Ihr Wunsch nach gutem Kunstunterricht wird rasch deutlich, ebenso ihre Schwierigkeiten, sich am Austausch über ein mögliches Thema zu beteiligen. Sie zeigt ihre Unzufriedenheit insbesondere körpersprachlich. Die Rückmeldungen aus der Gruppe zu den von ihr gemalten Bildern wehrt sie zu Beginn der Behandlung als »unprofessionell« ab. Zum Thema »Selbst erschaffenes

Tier« malt sie eine Art fliegenden Drachenhund, ähnlich der Gestalt des Fuchur aus dem Roman *Die unendliche Geschichte*, in dessen Fell man sich geborgen fühle und der immer für einen da sei.

Musiktherapie

In der Musiktherapie nimmt jeder Patient an einer von zwei Trommelgruppen entsprechend seinen Fähigkeiten teil. Ein Teil der Patienten wird der Musik-therapiegruppe zugeteilt. Emma vermeidet es beim Thema *Dirigentin und Orchester,* die Rolle der Dirigentin zu übernehmen. Sie kann sich dann aber auch nicht dirigieren lassen, sondern beginnt zu bestimmen und den Takt vorzuge-ben. Auf die Spiegelung dieser Dynamik lässt sie sich nur wenig ein. Im Spielen beginnt sie stark, dominant und herausfordernd. Dann gibt sie klein bei und knickt ein, reagiert verunsichert und wertet die anderen aus ihren Enttäu-schungsgefühlen heraus ab. In der freien Improvisation wird Emma lebendig. Durch Vorgaben zur weiteren Improvisation fühlt sie sich eingeengt und re-agiert darauf mit Vorwürfen.

Sport und Bewegungstherapie

Zum Therapieprogramm gehören Sport und Bewegungstherapie. Das Sport-programm besteht aus zwei wöchentlichen Gruppen, an denen alle Patienten teilnehmen, sowie aus zwei Volleyballgruppen mit unterschiedlichem Niveau. Männer und Frauen sind getrennt in zwei Bewegungstherapiegruppen einge-teilt. Beim Volleyball beschwert Emma sich bereits in der ersten Stunde über die Auslegung der Spielregeln, die Einteilung in zwei verschiedene Niveaus und die langweilige Gestaltung durch die Leitung. Ihre Integration in die Gruppe wird dadurch von der Bewegungstherapeutin als erschwert erlebt.

11.2.3 Abklärungsbesprechung

Die Abklärungsbesprechung mit Emma erfolgte nach vierwöchiger Behand-lungsdauer. In der interdisziplinären Vorbesprechung des Teams werden Infor-mationen, Erfahrungen und Ereignisse zusammengetragen, integriert und es erfolgt eine psychodynamische Diagnostik. Der Schwerpunkt der Therapie wird festgelegt.
Während der ersten vier Wochen wird eine ausführliche Anamnese erhoben. Emma wurde in einer belgischen Stadt geboren, wo sie zusammen mit ihrem ein Jahr jüngeren Bruder bis zum fünften Lebensjahr aufwuchs. Ihr Vater sei schweizerischer Herkunft. Seine freiheitliche und künstlerische Natur habe ihn ins Ausland geführt, wo er Emmas Mutter, zu dieser Zeit Yogalehrerin, ken-nengelernt und geheiratet habe. Die Ehe der Eltern sei nach vier Jahren geschie-den worden, der Vater sei in die Schweiz zurückgekehrt. Das Verhältnis der Mutter zu ihrer Herkunftsfamilie sei belastet gewesen, sodass die Mutter unter

dem Vorwand, den Kindern mehr Kontakt zu ihrem Vater zu ermöglichen, als Emma fünf Jahre war, in eine süddeutsche Grenzstadt gezogen sei. Der Vater habe Emma weiterhin gefehlt, da er sich selten um die beiden Kinder gekümmert habe. Die Mutter habe nach der Auswanderung verschiedene »eklige Freunde« gehabt, sei psychiatrisch erkrankt und wegen psychotischer Episoden mehrmals stationär behandelt worden. Emma und ihr Bruder hätten deshalb zwischen dem 8. und 10. Lebensjahr längere Monate in einem Heim leben müssen. Sie habe gern Instrumente gelernt und lange auf ein Saxofon gespart. Sie sei gern geritten und habe früh begonnen, Kinderfreizeitgruppen in der Musikschule zu leiten.

Psychodynamisch wird Folgendes hervorgehoben: Es besteht eine narzisstische Thematik mit Idealisierung (Wunsch nach einem allmächtigen, liebenden Objekt) und Entwertung (Selbstentwertung versus Depotenzierung anderer, abgewehrter Neid), ausgeprägtem Ich-Ideal mit Erwartungen perfekt zu sein und dafür von anderen bewundert zu werden. In der Beziehungsgestaltung herrschen dramatisierende und abhängige Züge mit ausgeprägten passiven Versorgungswünschen vor. Es besteht eine Borderline-Persönlichkeitsorganisation (vgl. Clarkin et al. 2008).

Nach Beendigung der integrativen Vorbesprechung im Team wird Emma in den Raum geholt und der Therapeutische Leiter führt mit ihr das Abklärungsgespräch. Ihre Ziele hatte Emma zuvor mit Unterstützung von Einzeltherapeutin und Bezugsperson erarbeitet. Sie wolle mehr Eigenverantwortung aufbauen und sich selbst wichtiger sein, d. h. sich nicht weiter davon ablenken zu lassen, es anderen recht machen zu wollen, in der Annahme, sie würde dann mehr gemocht. Sie wolle lernen mehr das zu tun, was ihr selbst gut tut. Auch wolle sie die Trennung vom Ex-Freund verarbeiten und ihre Wohnungssituation und soziale Umgebung nach dem Austritt klären.

Emma erhält folgende Rückmeldung: Dass sie andere wichtiger als sich selbst nehme, zeige sich daran, dass sie den anderen die Sorge und Verantwortung für ihr Leben zuweise und diese sich dann um sie kümmerten. Es wird Bezug genommen auf die besorgten Anrufe der Mutter und das Engagement des Sozialamtes. Sie scheine einerseits einen großen Wunsch nach Nähe zu haben (nicht allein sein wollen, sich einsam fühlen, eine Beziehung haben wollen) und andererseits Gefühle zu erleben, das Gegenüber komme ihr zu nahe (Ekelgefühle, Rückzug). Diesen Konflikt zu bearbeiten sei für ihre Entwicklung von Bedeutung. Ihr entwertendes Verhalten wird an diesem Punkt noch nicht gespiegelt.

Im Verlauf des Gesprächs meldet Emma zurück, die Einzeltherapiegespräche seien ihr zu kurz und sie erwarte längere Gespräche. Emmas Wunsch nach mehr Einzeltherapie wird nicht entsprochen, bei gleichzeitiger Anerkennung der damit verbundenen Enttäuschung über die Begrenztheit der Versorgung. Daraufhin versucht sie sich bei der Frage, ob sie die Therapie fortsetzen möchte, einer eigenen Entscheidung zu entziehen, indem sie fragt, ob die Station sich denn nicht verbessern wolle. Es wird deutlich gemacht, dass Emma entscheiden müsse, ob sie die Therapie so wie sie auf der Station angeboten wird, für zunächst weitere vier Wochen machen wolle. Das späteste Entlassungsdatum nach vier Monaten wird festgelegt. Emma teilt mit, dass sie bis zur nächsten Standortbesprechung an ihren Zielen arbeiten wolle.

11.2.4 Therapieverlauf und Standortbesprechungen

Jede weitere Therapiephase dauert vier Wochen. Sie schließt mit einer Standortbesprechung ab, in der eine Therapieevaluation und die weitere Planung stattfinden. Gegebenenfalls werden neue Ziele zur Behandlungsvereinbarung hinzugefügt (▶ Abb. 1).

Pflegerische Bezugspersonenarbeit

Üblicherweise wird mit den Patienten vor der Abklärung ein Genogramm erstellt. Die Bezugsperson kündigt dies für einen der ersten Termine nach der Abklärungsbesprechung an. Emma äußert Interesse und fängt zu Beginn des Gesprächs an motiviert von den kleinen und großen Geschichten der mütterlichen Linie zu berichten. Auf die Nachfragen der Bezugsperson zur väterlichen Verwandtschaft verändert sich Emmas Stimmung. Sie äußert sich einsilbig und distanzierend. Ihre Reaktionen auf weitere Fragen der Bezugsperson werden zunehmend entwertender, bis sie schließlich anfängt, ein Lied zu summen und in die Luft zu schauen. Nach einer ersten Rückmeldung zu ihrem Verhalten teilt sie mit, sie habe keine Lust, sich mit einem so langweiligen Thema zu beschäftigen. Sie wird mit dem durch ihr Verhalten ausgelösten Ärger der Bezugsperson konfrontiert. Daraufhin passt sie sich an und entschuldigt sich am Ende des Termins in aufgesetzter Art und Weise. Im darauffolgenden Kontakt nimmt die Bezugsperson den Konflikt erneut auf, worauf Emma die Schwierigkeiten sich mit schmerzlichen Familienbeziehungen zu befassen anerkennen kann. Mit weiterer zeitlicher Verzögerung lässt sie sich schließlich auf die Vervollständigung des Genogramms ein. Sie lässt die Thematisierung von Ähnlichkeiten zwischen sich und dem Vater zu.

Integrative Zusammenarbeit

Die Kunsttherapeutin teilt der Bezugsperson auf der Station telefonisch mit, dass Emma fünf Minuten nach Beginn das Atelier verlassen habe. Es sei ihr sichtlich schlecht gegangen. Auf der Station meldet sich Emma unter Tränen bei der Bezugsperson und erklärt, sie habe beim Abschiedsritual für einen Mitpatienten nicht mitmachen wollen. Sie erklärt, die Therapie lieber für sich selber nutzen zu wollen. Sie habe immer allen etwas gegeben aber nichts zurückbekommen. Sie sehe schon kommen, dass dieser Mitpatient in der anschließenden Musiktherapiegruppe wieder alle Aufmerksamkeit bekomme und daher wolle sie sich abmelden. Mit dem Wissen um einen kurzen Telefonkontakt zwischen der Bezugsperson und der Musiktherapeutin lässt Emma sich motivieren an der Musiktherapiegruppe teilzunehmen und ihr aktuelles Erleben zu Beginn mitzuteilen. Als ihr dies gelingt, bekommt sie für ihre Offenheit in der Gruppe positive Rückmeldungen. Musikalisch bringt sie sich von Anfang mit ihrer Stimmung ein und bekommt im Spiel viel Resonanz und Verständnis. Die verbale Rückmeldung der Gruppenmitglieder zu ihrer traurigen und gleichzeitig zuversichtlichen Spielweise freut sie. Sie betont gleichzeitig, dass es ihr immer noch schlecht gehe.

Kunsttherapie

In einer der Kunsttherapiegruppen entsteht ein Bild mit dem Umriss einer Person, deren klein gezeichnetes Herz durch mehrere schwarze, flammenförmige Gebilde mit dem Bildrand verbunden ist. Emma gibt an, es gebe so vieles, was sie berühre und verletze. Aus der Gruppe bekommt sie eine Rückmeldung, dass es in dem Bild so wirke, als gehe das Schwarze von ihr selber aus.

Erste Standortbesprechung

In der ersten Standortbesprechung wird gemeinsam die zurückliegende Therapiephase ausgewertet. Emma gibt an, schon einiges erreicht zu haben, aber noch mehr Eigenverantwortung erlangen zu wollen, was ihre finanzielle Situation angeht, da sie sich damit überfordert fühle. In der Rückmeldung durch die Sozialarbeiterin wird ihr gespiegelt, dass der Beginn der Zusammenarbeit nicht leicht gewesen sei, Konflikte und Missverständnisse jedoch aus dem Weg geräumt werden können, sodass die Arbeit an ihren Problemen weitergehen könne. Emma geht erstmals direkt darauf ein und meint, sie werde sich wegen eines Termins melden. Als Veränderung bemerkt sie, keine Suizidgedanken mehr zu haben. Sie frage sich, ob sie die Therapie fortsetzen oder besser voll in die Ausbildung einsteigen solle, da sie aus ihrer Sicht – und damit entwertet sie ihre eigenen Fortschritte und die Therapie – wenig erreicht habe. Sie wird erneut angehalten, eine eigene Entscheidung zu treffen. Des Weiteren wird ihr zurückgemeldet, dass sie Fürsorglichkeit für andere gut übernehmen könne, dass es aber so wirke, als erwarte sie dafür Fürsorge wie von einer Mutter von anderen zurück. Es sei anzunehmen, dass sie dann Schwierigkeiten mit Abhängigkeitsgefühlen erlebe und um diese besser auszuhalten, andere entwerte. Zugleich sei sie neidisch auf die Fürsorge, die andere erhalten. Emma fühlt sich im ersten Teil verstanden, wehrt den zweiten Teil (Entwertung) ab, reagiert aber in der Folge des Gesprächs mit Gliederschmerzen.

Klinische Sozialarbeit

Nach achtwöchiger Unterbrechung macht Emma mit der Sozialarbeiterin eigenständig einen Termin aus. Sie lässt sich auf einen Zusammenarbeitsvertrag mit eigenen Verantwortlichkeiten ein. In der Folge schreibt sie gemeinsam mit der Sozialarbeiterin die notwendigen E-Mails, öffnet und beantwortet die liegen gebliebene Post und beantragt eine Beistandschaft. Es findet die schon seit Langem vom Sozialamt gewünschte Helferkonferenz statt. Das Klären der finanziellen Details und der damit entstehende Überblick geben Emma ein Gefühl von Selbstwirksamkeit. Sie zeigt sich sehr kooperativ.

Einzeltherapie

Von einem der Ausbildungstage kommt Emma früher zurück und lässt sich dringend einen Einzeltherapietermin geben. Es wird deutlich, dass sie sich mit Mitschülerinnen verglichen und sich daraufhin massiv selbst entwertet hatte. Die ersten Stunden habe sie konzentriert an einem Entwurf gearbeitet. Dabei habe sie sich zufrieden gefühlt. Als sie sich das erste Mal umgeschaut habe, habe sie angefangen, »mich selbst fertig zu machen«. Sie bemerkt, dass sie sich dabei nicht von außen abgelehnt gefühlt habe, sondern unter der Ablehnung durch sich selbst gelitten habe. Der Selbstwert wird erstmals konflikthaft erlebt. Im Hinblick auf ihren aktiv entwertenden Kommunikationsstil besteht noch keine Thematisierungsmöglichkeit. Vorsichtige Hinweise darauf beantwortet sie mit: »Das habe ich aber nicht so gemeint«, und »Das ist nicht mein Problem, wenn mich jemand falsch versteht.«

Zusammenwirken von Stationsversammlung und Gruppentherapie

Im Hinblick auf die Teilnahme an einem Schulversuch besteht zur Integration in den Therapiealltag die Notwendigkeit verbindlicher zeitlicher Absprachen. Emma bezieht sich wiederholt nicht auf die Therapievereinbarung, die beinhaltet, anstehende Änderungen des zweitägigen Ausbildungsversuchs mit der Einzeltherapeutin oder der Bezugsperson zu besprechen. So stellt sie ein weiteres Mal in der Stationsversammlung alle vor vollendete Tatsachen, sie müsse »heute dringend in die Schule«. Es erscheint vertretbar, sie für den Vormittag, an dem die Gruppentherapie stattfindet, nicht freizustellen und sie erst am Nachmittag zur Schule aufbrechen zu lassen. In der folgenden Gruppentherapiesitzung wird sie von einer Mitpatientin gefragt, ob sie genervt sei, da es auf sie so wirke. Als Emma verneint, wird weiter nachgefragt, dass es doch sein könne, dass sie ärgerlich sei, weil sie nicht wie gewünscht zur Schule habe fahren können. Auf die Intervention, ob Emma sich dafür interessiere, wie die Mitpatientin darauf käme, dass sie genervt sein könnte, bezeichnet sie die Gruppe als »Zeitverschwendung« und erklärt, sie interessiere sich nicht für die Meinung der anderen, da sie sich auf sich selbst konzentrieren müsse. Ein latent vorhandener Konflikt mit der betreffenden Mitpatientin, die gegenüber Männern ein auffällig sexualisierendes und flirtendes Verhalten zeigt, kommt dadurch nicht offen zur Sprache. Aus der integrativen Teamarbeitssitzung ist bekannt, dass Emma sich über die Mitpatientin häufig moralisierend abwertend geäußert hatte.

Bezugspersonenarbeit und Milieutherapie

In der zweiten Therapiephase fällt die Verbesserung der Beziehung zu ihrer Mutter und ihrem Bruder auf. Telefongespräche und Treffen mehrten sich.

In den Einzelkontakten spricht Emma ihre Bezugsperson wiederholt auf deren Paarbeziehung an. Ihre Ambivalenz gegenüber einer Beziehung zeigt sich in der letzten Therapiephase häufiger als bis dahin. Sie gewährt der Bezugsperson Einblick in einen E-Mail-Verkehr mit ihrem Ex-Freund, der mit ihr wieder Kontakt aufgenommen hatte. Als dieser ihr nicht mehr antwortet, reagiert sie enttäuscht. Sie wird nicht suizidal, sondern entlastet und stabilisiert sich im Gespräch mit der Bezugsperson, indem sie den Ex-Freund wütend entwertet. Auch im Stationsalltag kann Emma anders mit Ablehnung und Zurückweisung umgehen. Eine Mitpatientin verweigert ihr die Teilnahme an einem Kartenspiel, woraufhin Emma sich gekränkt zurückzieht. Sie schafft es nicht, die entstandene Wut über die Situation in der Gruppentherapie anzusprechen und äfft anschließend die Mitpatientin demonstrativ nach. Sie sucht daraufhin den Kontakt zur Bezugsperson und berichtet von diesem Verlauf und dass es ihr gut getan habe ihre Wut auszudrücken und Macht zu fühlen, als die anderen Mitpatienten gelacht hätten. Sie merke jedoch, dass sie sich deshalb nun schlecht fühle, und wolle die Angelegenheit bereinigen. Es gelingt ihr, sich bei der Mitpatientin zu entschuldigen und ihre Betroffenheit mitzuteilen.

Im Verlauf ergibt sich ein Konflikt mit der Nachtwache. Emma meldet sich zweideutig zum Ausgehen ab. Die Nachtwache spricht sie nach der Rückkunft darauf an, woraufhin Emma dieser gegenüber ausfällig und persönlich wird und sich darauf beruft, sie habe »alles lang und breit dem Spätdienst erklärt«. Es habe keinen Sinn zu diskutieren, denn die Nachtwache sei keine studierte Psychologin sowie der deutschen Sprache nicht mächtig und verstehe deshalb nichts davon.

Zweite Standortbesprechung

Die zeitnah auf diese Situation folgende Standortbesprechung bildet den Abschluss der zweiten Therapiephase. In der Regel verbleiben dann noch vier bis sechs Wochen Therapiezeit inklusive der Austrittsphase. Emma nutzt die Besprechung, um keinen Zweifel daran zu lassen, nach zwei weiteren Wochen austreten zu wollen. Sie erhält Rückmeldung, dass sie sich inmitten eines Therapieprozesses befinde. Insbesondere die Tendenz zur Entwertung ihrer selbst und anderer bedürfe der weiteren Bearbeitung, zumal sie sich dadurch den Zugang zu den eigenen Potenzialen und den Ressourcen aus Beziehungen zu wichtigen anderen Menschen erschwere. Emma zeigt sich betroffen, hält aber an ihrem Bedürfnis nach Selbstbestimmung fest. Die noch ausstehende Konfliktklärung mit der Nachtwache (s. o.) wird zum Anlass genommen, sie dazu anzuhalten einen guten Abschluss in der Therapie zu finden, was bedeute, den Abschied so zu gestalten, dass sie den in der Therapie gegangenen Weg nicht entwerten müsse. Sie wird mit der Frage in Berührung gebracht, wie sie ihren Umgang mit Sexualität gestalte, zumal sie sich einerseits so gebe, als sei diese kein Thema für sie, andererseits neidisch auf die, einen offenen Umgang mit Sexualität pflegenden Mitpatientinnen reagiere. Dieses Thema in der weiteren Therapie mutig anzusprechen bringe sie sicherlich weiter. Der Bezug zur noch ausstehenden Planung einer ambulanten Therapie in der Nähe der Ausbildungsstätte wird an dieser Stelle hergestellt.

11.2.5 Therapieende

Die noch verbleibenden Wochen nutzt Emma, um trotz Widerständen Kontakt zur Nachtwache aufzunehmen und ihre Sicht der Dinge zu klären und sich zu entschuldigen.

In der Frauen-Bewegungstherapiegruppe konnte sie in der letzten Stunde trotz anfänglicher Entwertung mit den anderen Frauen authentisch ihre Enttäuschungsgefühle aus einer gemeinsamen Verabredung am Wochenende besprechen. Sie hatte Zurückweisung erlebt und weinte in diesem Gespräch betroffen angesichts der entstandenen Missverständnisse.

Beim Abschiedsritual in der Musiktherapiegruppe entwickelt sie mit den Mitpatienten eine kraftvolle, rhythmische und mit Stimmimprovisation gefüllte Musik. Die Gruppe ist glücklich mit der entstandenen Musik und ist sich einig, man hätte die Musik aufnehmen müssen. Emma bekommt – was selten vorkommt – von allen zum Abschied eine persönliche Rückmeldung.

In den letzten Einzeltherapiegesprächen stellt Emma thematisch Bezug zur Standortbesprechung her. Sie bringt ihre verliebten Gefühle für einen jüngeren Mitpatienten ein und zeigt sich offen in der Reflexion über ihre Wahl. Neben dem Wunsch nach kindlich gestaltetem Kontakt kann sie ihr Bedürfnis nach Kontrolle benennen. Sie verliere das Interesse, sobald sie reale Chancen für eine Beziehung sehe. Einige Tage später richten ihre Verliebtheitsgefühle sich auf einen neu eingetretenen Mitpatienten, der bei mehreren Mitpatientinnen Anklang findet und Emmas Gefühle erwidert. Zwei weitere Mitpatienten hätten Interesse an ihr. Sie sei froh, dass sie gehen könne, denn sie wolle wegen eines Mannes keinen Ärger mit anderen Frauen.

Insgesamt freute Emma sich, die Therapie zu beenden und nach Hause zu gehen. Sie vermittelt jedoch auch Traurigkeit darüber. Sie zeigt sich dankbar für die Geduld, die ihr entgegengebracht wurde. Es überraschte sie, dass der Austrittstag plötzlich und rasch gekommen sei. Am Austrittstag fällt es ihr schwer zu gehen und sie muss schließlich aktiv verabschiedet werden.

11.3 Schluss

In der knapp dreimonatigen stationären Behandlung Emmas gelang es, Veränderungen auf symptomatischer sowie auf beziehungsgestalterischer Ebene anzustoßen.

Das Oszillieren zwischen unterschiedlichen Bedürfnissen, Themen, Zielen stellt erhöhte Anforderungen an das Behandlungsteam und macht eine gut funktionierende integrative Zusammenarbeit unabdingbar. Diese ist es wiederum, die das Aufrechterhalten der notwendigen Strukturen und somit den Rahmen für einen therapeutischen Prozess ermöglicht. Die Sicherung des Rahmens ist als prioritär anzusehen. Sie stellt in diesem Fall bei hoher Ambivalenz gegenüber der Therapie eine Möglichkeit dar, mit der Patientin *dranzubleiben* und ihr damit Interesse an ihrer Entwicklung zu signalisieren und gleichzeitig Stabilität zu erhalten.

In der Falldarstellung ist der spiralförmige Verlauf von Entwicklung deutlich geworden. Zu Beginn vorsichtig eingebrachte Themen verschwinden hinter dem Ausagieren von Destruktivität aus dem direkten Gespräch, um zu einem späteren Zeitpunkt durch gewonnener Beziehungsstabilität in der Therapie wieder aufzutauchen. Die stationäre Psychotherapie bietet Raum für die (Re-) Inszenierung unbewältigter Konflikte, die im geschützten Rahmen erlebbar und verbalisierbar werden. Im sozialen Kontext der Station laufen komplexe Ereignis-, Erlebens- und Entwicklungsstränge parallel, die problematische Lebensthemen widerspiegeln und sich unter günstigen Bedingungen miteinander verknüpfen lassen. Dabei bleibt aufgrund der Vielschichtigkeit, Schnelllebigkeit und Dynamik der Adoleszenz, individueller Themen und der Dynamik der jeweiligen Patientengruppe vieles im Verborgenen oder unreflektiert. Günstigenfalls können eine positive emotionale Beziehungserfahrung vermittelt und neue Bewältigungsstrategien für anstehende und verhinderte Entwicklungsschritte angestoßen werden.

Literatur

Clarkin JF, Yeomans FE, Kernberg OF (2008) Psychotherapie der Boderline-Persönlichkeit. Manual zur psychodynamischen Therapie. 2. Auflage. Stuttgart: Schattauer.
Grimmer B, Dammann G (2011) Stationäre Adoleszenzpsychiatrie und -psychotherapie. Swiss Medical Forum 23–24:413–416.
Hauser S (2010) Der schwierige Übergang ins Erwachsenenalter bei Jugendlichen mit Problemen der Geschlechtsidentität. In: Hauser S, Schambeck F (Hrsg.) Übergangsraum Adoleszenz. Entwicklung, Dynamik und Behandlungstechnik Jugendlicher und junger Erwachsener. Frankfurt am Main: Brandes & Apel. S. 109–130.

12 Wirkfaktor Peergroup: Gruppenpsychotherapie mit Spätadoleszenten im stationären und ambulanten Setting

Holger Salge

12.1 Allgemeine Aspekte zur Spätadoleszenz

An den Beginn meiner Überlegungen möchte ich einige allgemeine Aspekte stellen, die sich für mich in der mehrjährigen Arbeit mit Spätadoleszenten und jungen Erwachsenen als zentrale Aspekte herauskristallisiert haben:

1. Die Spätadoleszenz ist (auch) eine Zeit der Trennung und des Abschieds. Dies betrifft den endgültigen Abschied von den inneren und äußeren Eltern, von einem Schutzraum, der bisher ein Handeln ohne allzu weitreichende Konsequenzen ermöglichte, und ganz besonders von eigenen Omnipotenz- und Grandiositätsvorstellungen. Gelingt dieser Abschied nicht, wird es keinen wirklichen Aufbruch in ein eigenes Leben geben.
2. Wie schwierig (und zugleich bedrohlich) die Bewältigung dieser Entwicklungsaufgabe der (Spät-)Adoleszenz ist, wie ängstigend und auch beschämend die dazugehörigen Erfahrungen erlebt werden, lässt sich vermutlich auch daran festmachen, dass sich viele Menschen in ihrem weiteren Leben nur auf besondere Weise an diese Lebensphase erinnern. Erinnert werden, meist allerdings in recht idealisierender Perspektive, erste Liebesbeziehungen und erotische Begegnungen, intensive Freundschaften, eindrucksvolle Reisen oder die Möglichkeit eines besonders intensiven Erlebens überhaupt. Die Vielzahl an ängstigenden, irritierenden oder beschämenden Erfahrungen während dieser Zeit geht der Erinnerung überwiegend verloren.

Während frühe und mittlere Adoleszenz Zeiten des Ausprobierens, der versuchten Rollenübernahmen, des Entscheidens und Verwerfens sind, stellt die Spätadoleszenz eher ein Moment der Bilanzierung dar. Die bis dato erworbene »innere Ausstattung« kommt gewissermaßen auf den Prüfstand (Salge 2007). Insofern hat diese Lebensphase – in jeder Biografie, und auch im Falle des Gelingens – einen krisenhaften Charakter und stellt hohe Anforderungen an die Integrationsmöglichkeiten des Einzelnen. Im äußeren Leben ist da die (oft abrupt erlebte) Herausforderung, massiven Veränderungsanforderungen mit eigenen Selbstregulierungskompetenzen zu begegnen und auf bislang Sicherheit und Schutz vermittelnde äußere Strukturen immer mehr zu verzichten. Symptomatische Einbrüche, die mitunter von den jungen Patienten als relativ plötzlich und unerwartet erlebt werden, sind oft auch auf den Verlust äußerer Haltgeber zurückzuführen, wie die Beendigung des Schulbesuchs, ein Wohnortwechsel zu Studienbeginn oder einen Auslandsaufenthalt und dem damit verbundenen Verlust der Peergroup. Diese hatten eine zuvor fehlende innere Stabilität vergleichbar einem äußeren Korsett gestützt und so vor dem Zusammenbruch bewahrt. Peter Blos schreibt dazu: »Die Abschlussphase der Adoleszenz ist der Zeitpunkt, wo adaptives Misslingen seine endgültige Form annimmt, wo der Zusammenbruch eintritt« (Blos 1973, S. 164).

Dieser Zusammenbruch kann verschiede Formen annehmen. Die häufigste Variante, die uns in unserer stationären psychotherapeutischen Arbeit begegnet, ist die der konsequenten Verweigerung und des Rückzugs im Zusammenhang mit einer gewissermaßen eingefrorenen Lebensentwicklung. Nach meiner Beobachtung dominiert bei den jungen männlichen Patienten eher die Variante des »engagierten« passiv-aggressiven Vermeidens – und Ausweichverhaltens, während die weiblichen Spätadoleszenten eher »aktiver« scheitern. Ausbildungen und Studien werden begonnen und abgebrochen, es beeindrucken ein agierender Umgang mit der Sexualität und ein autodestruktiver Umgang mit dem eigenen Körper. Eine weniger destruktive Entwicklung stellt die verlängerte Adoleszenz dar, die bei partiell gelingender Lebensbewältigung die Unverbindlichkeit zum Dauerzustand erklärt.

Nochmals Peter Blos: »Die Spätadoleszenz ist ein entscheidender Wendepunkt und daher eine Zeit der Krise. Hier ist es, wo wir die eigentliche Krise der Adoleszenz suchen müssen, die so oft die Integrationsfähigkeit des Individuums überfordert und adaptives Versagen, Ich-Missbildungen, Defensivmanöver und schwere Psychopathologie verursacht« (Blos 1973, S. 152).

12.1.1 Wie ist das Scheitern an den Entwicklungsaufgaben der Spätadoleszenz zu verstehen?

Joachim Küchenhoff arbeitet in seiner Relektüre von »Trauer und Melancholie« heraus, welche Bedeutung das Thema der Trauer in Übergangszeiten aufweist (Küchenhoff 1996). Die spätadoleszente Ablösung ist eine Übergangszeit – womöglich die bedeutsamste im Leben überhaupt. Insofern ist es von herausragender Bedeutung, darüber nachzudenken, warum manchen jungen Menschen ein trauernder Abschied unter Anerkennung eigener Mängel mit einer Stabilisierung und Modifizierung der inneren Objektwelt gelingt und anderen nicht.

Nach meinem Verständnis kann der Spätadoleszente, dessen Ablösung misslingt, insgeheim seinen Wunsch nach Unendlichkeit (Küchenhoff nennt es eine Ewigkeitsforderung) seiner aktuellen Daseinsform nicht aufgeben. Es gibt ein – oft militant anmutendes – (und unbewusstes) Festhalten an einem Leben ohne echte Konsequenzen, Verantwortung, Schuldigwerden und Vergänglichkeit. Mit anderen Worten, eine korrigierende Überarbeitung der eigenen Selbst- und Ob-

185

jektbilder, mit den Konsequenzen einer kontinuierlichen Entidealisierung stabilisierender innerer Objekte und der Überprüfung der eigenen Grandiositätsfantasien, gelingt nicht (Salge 2007). Zu einer solchen Entwicklung tragen aus meiner Sicht im Wesentlichen drei Aspekte bei, die in komplexer Weise miteinander verwoben sind:

1. Das Erleben eines unfertigen Selbst im Sinne eines nicht erreichten stabilen Identitätsgefühls
2. Die Angst vor der eigenen Destruktivität und deren Folgen
3. Die Angst vor Beschämung und Demütigung

Diesen drei genannten Aspekten möchte ich hier nur insoweit nachgehen, wie es mir für die Verfolgung meines Themas notwendig erscheint.

1. Die Hauptaufgabe der Spätadoleszenz besteht in der Entwicklung eines stabilen Identitätsgefühls als Abschluss des adoleszenten Erprobungsraumes. Narzisstisch hohe Besetzungen oder selbstobjekthafte Verwendungen durch die Eltern unterlaufen lebensgeschichtlich die Autonomiebestrebungen des Kindes nachhaltig. Die sich aus der unvollständigen Separation ergebende enge (aber hochambivalente) Bindung an die Primärobjekte führt über die Zeit zu einer fehlenden Hinwendung zu den Gleichaltrigen, zumeist einmündend in mangelnde oder enttäuschende Peergroup-Erfahrungen. Diese können dann für die Unterstützung eigener Ablösungstendenzen nicht ausreichend genutzt werden, die Bindung bleibt auch über die Adoleszenz hinweg unlösbar.
   Demaskieren wird sich solch eine Entwicklung, wie schon erwähnt, gewöhnlich dann, wenn äußere Strukturgeber fortfallen (Schule, Freundeskreis, Heimatort etc.) und die Selbstwertstabilisierung vermehrt über Gratifikationen aus den eigenen Lebensleistungen erfolgen sollte und weniger über die Identifikation mit idealen Objekten oder einem wunscherfüllenden idealen Selbst, das allerdings keinen Vergleich mit dem realen Selbst duldet. Hier ergibt sich schon die Verbindung zum Schamthema.
2. Küchenhoff (1996) macht in der schon genannten Arbeit auch darauf aufmerksam, dass es zwei Varianten des Verlusts gibt, die nicht immer leicht zu unterscheiden sind. Es geht »... um die existenzielle, damit auch alltägliche Verlusterfahrung, aber auch um den selbstverursachten Verlust, also die Destruktivität« (Küchenhoff 1996, S. 93).
   Umso wichtiger kann es sein, die eigene Destruktivität zu leugnen, nicht anerkennen oder erleben zu müssen. Freud macht darauf aufmerksam, dass die für die Melancholie typischen Selbstvorwürfe eigentlich Vorwürfe gegen ein Liebesobjekt sind, die zum Zweck der Verschleierung »... von diesem weg, auf das eigene Ich gewälzt sind«. Weiter schreibt Freud »... pflegt es den Kranken noch zu gelingen, auf dem Umwege über die Selbstbestrafung Rache an den ursprünglichen Objekten zu nehmen ..., um ihre Feindseligkeit nicht direkt zeigen zu müssen« (Freud 1916, S. 438). Und was kann ein Kind

seinen Eltern mehr antun, was verspricht mehr Rache, als die eigenen Ressourcen nicht zu nutzen, oder auf andere Weise die eigene Lebensentwicklung zu attackieren?

3. Besonders beschämend für Spätadoleszente ist die Entdeckung, nicht nur die äußere Welt für die eigenen Schwierigkeiten verantwortlich machen zu können, sondern einen eigenen Beitrag anerkennen zu müssen. Auf eine komplexe Welt innerer Objekte aufmerksam zu werden, mit nachhaltiger Wirkung auf das eigene Erleben, fällt jungen Patienten oft ausgesprochen schwer. Die Erfahrung »Nicht Herr im eigenen Haus« zu sein, ist für Menschen dieses Alters besonders schwer zu ertragen.

Häufig werden von den Betroffenen eine Reihe absonderlicher Vermutungen und Konstrukte geschildert, meistens kreisend um die Phänomene von Überlastung, Erschöpfung, unerklärlicher Müdigkeit und Kraftlosigkeit, die über die Anerkennung der eigenen Entwicklungshemmung und die damit unweigerlich auftretende Scham hinweghelfen sollen. Das oft verzweifelt, mitunter geradezu grotesk anmutende Bemühen um Begründung und Erklärung macht deutlich, wie unerträglich das Erleben der Scham fantasiert wird und daher um jeden Preis vermieden werden muss.

Aus meiner Sicht verbindet die Scham die Angst vor der Entdeckung und Anerkennung der eigenen Unfertigkeit mit der Angst vor der eigenen Destruktivität und deren Folgen und wird auf diese Weise zum Leitaffekt der Spätadoleszenz (Salge 2007). Die Beantwortung der Frage, ob die Scham in dieser Lebensphase ihre entwicklungsfördernde Wirkung entfalten kann oder ob die Angst vor Bloßstellung so groß ist, dass nur der Rückzug als Bewältigung gewählt werden kann, entscheidet darüber, ob die spätadoleszenten Entwicklungsaufgaben in Angriff genommen und bewältigt werden können.

12.2 Peergroup und Gruppentherapie

Zumindest im deutschsprachigen Raum scheint sich auch hinsichtlich der Veröffentlichungen zur Gruppentherapie mit jüngeren Patienten das Grenzphänomen zwischen der Psychotherapie für Kinder und Jugendliche auf der einen und Erwachsener auf der anderen Seite widerzuspiegeln. Es finden sich einige sehr lesenswerte Darstellungen zur Gruppentherapie mit Jugendlichen (Heigl-Evers und Laux 1969; Streeck-Fischer et al. 1994.). Veröffentlichungen zur Gruppentherapie mit homogenen Gruppen spätadoleszenter Patienten sowohl im stationären wie auch ambulanten Setting (mit Ausnahme von Essstörungen) finden sich allerdings nur ganz vereinzelt. Ausnahmen sind da von Peter Kutter die Beschreibung der sogenannten »konzentrierten Gruppentherapie mit Studenten« aus dem Jahre 1982 und eine Veröffentlichung von Christiane Rösch aus dem Jahr 2003 zur Gruppentherapie mit Spätadoleszenten im stationären Setting.

Die Psychotherapie Spätadoleszenter unterliegt einem Paradox, welches grundsätzlich nicht aufzulösen ist. Der Patient soll in einer Lebensphase, die durch die Verpflichtung des Ringens um Ablösung und Verselbstständigung gekennzeichnet ist, eine verbindliche und Abhängigkeitsgefühle mobilisierende Beziehung eingehen. Daraus ergeben sich erhebliche Konsequenzen für die Behandlungstechnik. Allerdings lässt sich nach meiner Einschätzung aus diesem Paradox ein starkes Votum für ein gruppentherapeutisches Vorgehen ableiten.

Die Peergroup ist der Ort, der ab der Pubertät in physiologischer Weise aufgesucht wird, um in dessen Schutz eine schrittweise Ablösung von den Primärobjekten zu versuchen, rivalisieren und konkurrieren zu erproben, gleichzeitig Identitätsstabilisierung vorzunehmen, Experimentierräume für die erwachende Triebwelt zu schaffen, Selbstwirksamkeit zu erleben, Beschämungsgefühle zu bewältigen, Trennungsschmerz auszuhalten etc.

Wie schon kurz angedeutet, verfügen viele der jungen Menschen, die als Patienten in der Spätadoleszenz zu uns kommen, über keine befriedigenden und hilfreichen Beziehungen zu Gleichaltrigen, sodass die fehlende Möglichkeit, sich gekonnt und sicher im Kreise Gleichaltriger zu bewegen, durchaus ein zentrales Merkmal der gestörten Entwicklung darstellen kann.

Die Erfahrung, eine stabile Integration in die Gruppe der Gleichaltrigen nicht bewältigt zu haben, ruft in der Regel eine Vielzahl von inneren Manövern und Bewältigungsversuchen auf den Plan. Eine häufig zu beobachtende Möglichkeit stellt die Entwertung der Peers dar. Nicht ganz selten begegnet mir die Haltung: »Ich habe mich schon immer eher zu Erwachsenen hingezogen gefühlt, die sind nicht so kindlich und albern.« Sehr viel häufiger zu beobachten ist die Form des massiven sozialen Rückzugs, deren verheerende Konsequenzen sich oft erst dann zu erkennen geben, wenn die vorhandenen Möglichkeiten zur Selbststeuerung, etwa mit dem Auszug aus dem Elternhaus, verstärkt angefragt werden. Bei sehr schwer gestörten Patienten imponiert auch eine Beliebigkeit und Unverbindlichkeit in den Kontakten zu Gleichaltrigen, wenn diese nur in ihrer selbstobjekthaften Funktion gewissermaßen konsumiert werden.

Mindestens ebenso bedeutungsvoll in diesem Zusammenhang erscheinen mir aber die inneren Konsequenzen, die fehlende, enttäuschende oder traumatisch erlebte Peergroup-Erfahrungen hinterlassen. Diese stehen meist in der »Tradition« anderer enttäuschender Objekterfahrungen und tragen dazu bei, dass die »zweite Chance« der Adoleszenz nicht genutzt werden kann. Sie führen nach meiner Einschätzung häufig zu einer Melange aus stillem Vorwurf, destruktivem Neid, Rache und Groll, was wiederum, aus Angst vor Entdeckung, die defensiv-destruktiven Beziehungsarrangements verstärkt und so, durchaus im Sinne eines Circulus vitiosus, die unterbrochene Entwicklung aufrechterhält.

12.3 Gruppentherapie

Die Gruppenpsychotherapie kann nun zu dem Ort werden, an dem, gesichert durch das Setting und den Rahmen, eine nachholende Peergroup-Erfahrung für jene Patienten möglich wird, denen eine solche Erfahrung lebensgeschichtlich im sozialen Feld vor dem Hintergrund ihrer persönlichen, pathologischen psychischen Entwicklung nicht möglich war. Insofern drängt sich geradezu der Gedanke auf, diese Patienten mit einem gruppentherapeutischen Angebot zu konfrontieren. Unser stationäres Behandlungssetting an der Sonnenberg Klinik in Stuttgart setzt insofern sehr konsequent auf »die Gruppe«. Diese aus klinischer Perspektive entstandene und im Verlauf der Jahre ständig stabilisierte Einschätzung wird gestützt durch die theoretischen Überlegungen von Foulkes. Im Hier-und-Jetzt der Gruppe findet aus seiner Perspektive ein Prozess des Wiedererkennens und Aneignens des wahren Selbst statt. Das, was Foulkes als »Ich-Stärkung in der Interaktion« bezeichnet, beschreibt den Prozess der Identitätsentwicklung – sowohl der Gruppe wie auch des Einzelnen in der Gruppe (Foulkes 1992). Auch, oder gerade weil an die Stelle der Selbstverwirklichung für die heutigen Spätadoleszenten eher so etwas wie der Zwang zur Selbstoptimierung getreten ist, halte ich es für dringend notwendig, den Aspekt der Identität bzw. auch Identitätsdiffusion in der Behandlung sehr wichtig zu nehmen.

Die Reaktion der jungen Patienten auf ein gruppentherapeutisches Angebot, beispielsweise im Rahmen der ambulanten Vorgespräche, ist in der Regel hochgradig ambivalent. Einerseits entsteht der Eindruck, dass fast immer eine Ahnung vorliegt, die Wahrnehmung eines solchen Angebots könnte eine wirklich entwicklungsfördernde Maßnahme sein, andererseits führen diffuse Ängste, Demütigungs- und Beschämungsbefürchtungen oft auch zu einem initialen Zurückschrecken vor einer solchen Vorstellung.

Funktionieren homogene Gruppen mit Spätadoleszenten und jungen Erwachsenen wirklich anders? Und wenn ja, worauf ist ein besonderes Augenmerk zu richten?
Junge Menschen in dieser Altersphase erleben sich oft nicht als (werdende) Erwachsene, funktionieren oft noch, zumindest partiell, in einem jugendlichen Modus, sehen sich aber gleichzeitig sowohl von innen (Über-Ich-Thematik) als auch von außen zunehmend mit den (Entwicklungs-)Anforderungen an (junge) Erwachsene konfrontiert.
Allgemein lässt sich festhalten, dass homogene therapeutische Gruppen junger Erwachsener sehr durch die in dieser Altersphase typischen Funktionsweisen gekennzeichnet sind. Das unsichere Identitätsgefühl zieht sich wie ein roter Faden durch die Gruppenarbeit. Arbeitsphasen der Gruppe auf relativ hohem und reifem Funktionsniveau, die durchaus Ähnlichkeit mit der Arbeitsweise in Gruppen Erwachsener haben können, kommen vor, erreichen in der Regel aber

189

keine Kontinuität und werden durch Gruppensitzungen oder Abschnitte abgelöst, die durch Rückzug, Bagatellisierung, Banalisierung, Verweigerung etc. geprägt sind. Die hohe Bedeutung des Schamaffekts mündet häufig in den beschämten Rückzug der gesamten Gruppe oder aber in besonders schamloses Agieren. Gleichzeitig ist häufig eine beeindruckende Scheu erkennbar, die eigene Potenz im Gruppenprozess zu erproben.

Die Gruppenatmosphäre ist insofern durch einen stetigen Wechsel von Lust auf und Angst vor Veränderung auf der einen Seite geprägt sowie die Lust am Festhalten und die Angst vor dem Status quo auf der anderen Seite. Dabei kann das Festhalten an der Verweigerung mitunter an einzelne Gruppenmitglieder gebunden sein, an deren Haltung sich die gesamte Gruppe freundlich-unterstützend und/oder vorwürflich-aggressiv abarbeitet. Häufig verbündet sich aber auch die gesamte Gruppe (meist schweigend) im Nein.

Aus meiner Sicht sind es im Wesentlichen drei Aspekte, die in der gruppentherapeutischen Arbeit hauptsächlich in Erscheinung treten und eine besondere Aufmerksamkeit verdienen.

1. Die Gruppe funktioniert aufgrund ihrer Zusammensetzung als Expertenrunde mit einem enormen Loyalitätsdruck untereinander.
2. Aufgrund des Alters der Teilnehmer dominieren spezifische Abwehrphänomene, die häufig den manischen Abwehrmanövern zumindest sehr nahe stehen. Dabei ist immer wieder eine Organisation der Gruppe in Bezug auf diese Strategien zu beobachten.
3. Daraus folgt eine spezifische Übertragungs-Gegenübertragungs-Konstellation zwischen der Gruppe und dem Gruppenleiter, der üblicherweise der Elterngeneration entstammt.

Oft ist die Gruppentherapie allerdings auch der Ort, wo erstmalig mithilfe der Beobachtung eigener Schwierigkeiten beim Anderen die authentische Anerkennung der eigenen Lebensverstrickungen, Verselbstständigungs- und Ablösungsschwierigkeiten möglich wird. Die Erarbeitung dieser Anerkennung erscheint mir als wesentliche Voraussetzung dafür notwendig, um wirklich einen Perspektivwechsel auf die eigenen inneren und äußeren Realitäten riskieren zu können.

Nach meiner Einschätzung ist in der Behandlung, insbesondere schwer gestörter junger Erwachsener, und solche sind im stationären Setting in der Regel überproportional häufig anzutreffen, sehr oft die exzessive Verwendung manischer Abwehrmechanismen zu beobachten. Andererseits ist die manische Abwehr bis zu einem gewissen Grad auch Teil der normalen Entwicklung in der Adoleszenz und wird gleichzeitig durch die Kulturen junger Menschen gefördert und unterstützt. Aus diesem Grund haben sie für den einzelnen jungen Erwachsenen wie auch die gesamte Gruppe zunächst einen recht ich-syntonen Charakter. Dabei behilflich zu sein, diese Mechanismen zu identifizieren, zu benennen und insbesondere in ihrer, die Angst mindernden Funktion zu entlarven, erscheint mir eine der zentralen Aufgaben (des Gruppenleiters) in der Arbeit mit jungen Erwachsenen.

Für die Atmosphäre in der Gruppe und auch für die innere Möglichkeit des einzelnen Patienten, Rückmeldungen aufzunehmen und zu metabolisieren, ist es ausgesprochen günstig, wenn diese Arbeit in erster Linie von den Mitpatienten geleistet wird. Manische Abwehrmechanismen sind dabei sowohl geeignet, massive Ängste vor Demütigung bis hin zur Vernichtung des Selbst, als auch depressive Ängste um das angegriffene Objekt zu besänftigen.

Da in der Phase des beginnenden Erwachsenenalters die Lücke zwischen Real-Selbst und Ich-Ideal nicht mehr mühelos durch Größenvorstellungen geschlossen werden kann, erscheinen manische Bewegungen als besonders geeignet, das entstehende Dilemma (scheinbar) zu lösen. Wenn es nicht gelingt, diese Lücke in das Selbstkonzept zu integrieren bzw. einen Entwicklungsanreiz daraus zu entwickeln, sind manische Abwehrbewegungen sehr geeignet, drohende Gefühle von Bedrängung und Verfolgung zu vermeiden. »Der Manische schüttelt somit die Herrschaft des Ich-Ideals ab. Dieses steht dem Ich nicht mehr kritisierend gegenüber, sondern es hat sich im Ich aufgelöst« (Abraham 1924, S. 157). Die Verwendung manischer Mechanismen ist somit immer auch darauf ausgerichtet, der Anerkennung psychischer Konflikte, eigener Defizite und seelischer Schmerzen auszuweichen.

Der junge Mensch kann sich mithilfe dieser Abwehrkonfiguration in einem Zustand der Allmacht und unerreichbaren Omnipotenz einrichten. Allerdings ist in diesen Zuständen keine Entwicklung mehr möglich. Als auffällig festzuhalten und auch als sehr besorgniserregend einzuschätzen wäre demnach ein allzu bereitwilliges, andauerndes oder ich-syntones Festhalten an diesen Bewältigungsmustern.

In der Gruppentherapie gelingt es den Patienten häufig, sich zunächst in solch einer Formation zusammenzufinden. Dies kann von der Oberfläche her gesehen durch sehr verschiedene Formen der Gruppenatmosphäre widergespiegelt werden.

1. Die Gruppe zieht sich in eine Haltung des Abwartens, der Verweigerung, des trotzig-triumphalen Schweigens zurück, der Wunsch nach Kontakt und Entwicklung scheint in solchen Phasen vollständig bei mir als Gruppenleiter »untergebracht«.
2. Es entsteht eine Atmosphäre der Beliebigkeit, der vordergründigen Belustigung, der Zeitlosigkeit, es ist so, »als mache die Gruppe Party«.

In der Gegenübertragung fühle ich mich in solchen Momenten vollständig inkompetent, ohnmächtig und hilflos. Ich schwanke dann zwischen resignativ-vorwurfsvollem Rückzug (»wenn ihr nicht wollt, draußen warten eine Menge Patienten, die unser Angebot zu schätzen wüssten«) und der Versuchung, mich durch Überheblichkeit, Vorhaltungen, Besserwisserei, Sarkasmus und »pädagogische Einflussnahme« zu entlasten.

Das Zusammentreffen von regressiver (und ängstlicher) Kapitulation vor den anstehenden Entwicklungsaufgaben und erheblichem (stillen) Triumph mündet häufig in einem ausgesprochen ich-syntonen Arrangement von Vermeidung und Verweigerung. Da diese Konfiguration meistens auch noch unbewusste Racheimpulse befriedigt und gleichzeitig in maniformer Art und Weise die Abhängigkeit von der Realität zu leugnen hilft, erweist sie sich oft als ausgesprochen stabil und befriedigend.

Die Reinszenierung dieser Konstellation im Gruppenprozess stellt allerdings eine ausgesprochen gute Möglichkeit dar, um daran zu arbeiten. Häufig gelingt es in der Fokussierung auf das »Hier und Jetzt der Gruppensituation« sehr gut »den hohen Preis« des Stillstands, der im Erleben aller in diesen Momenten in der Gruppensitzung eine unmittelbare Evidenz entfaltet und den der Einzelne oder auch die gesamte Gruppe für die Aufrechterhaltung dieses Arrangements zu entrichten bereit ist, zu thematisieren. Zumindest einzelne Patienten reagieren an dieser Stelle regelhaft nachdenklich oder sogar erschrocken und durchbrechen durch diese Reaktion die Stabilität der gemeinsamen Gruppenabwehrreaktion. In diesem Sinne interpretiere ich Verweigerung und Vermeidung bei diesen Patienten als eine Form der manischen Abwehr.

Die Behandlung Adoleszenter hat immer das Ziel, Trauer zu ermöglichen, das heißt auch, die eigene Schuld anzuerkennen. Diese Entwicklung ist aus meiner Perspektive in der Gruppentherapie leichter möglich.

Zur Illustration meiner Überlegungen möchte ich einen Aspekt herausgreifen, der mir besonders geeignet erscheint, um die zentrale Verwendung primitiver Abwehrmechanismen, die damit einhergehende Verzerrung von Realität, deren Verwendung im Generationenkonflikt einschließlich des dazugehörigen masochistischen Triumphes auf sehr konkrete Art zu illustrieren. Besonders gut beobachtbar scheint mir dieser Aspekt im Umgang der Patienten mit der Zeit.

Spätadoleszente Patienten lassen die Zeit oft (scheinbar) beliebig verstreichen. Diese Bewältigungsstrategie gibt sich in der Dichte des stationären Settings oft besonders gut zu erkennen. In der ambulanten Therapie tritt dieses Phänomen meist weniger beeindruckend in Erscheinung. Spätadoleszente Pathologie geht oft mit dem (unbewussten) Wunsch einher, die Zeit anzuhalten. Der spätadoleszente Patient trifft in der Regel auf einen Therapeuten aus der Elterngeneration, der sich meist in der Lebensmitte oder jenseits davon befindet und sich entsprechend (hoffentlich) sehr viel mehr mit den »facts of life«, u. a. der Vergänglichkeit, der verstreichenden Zeit etc. auseinandergesetzt hat und auch weiter auseinandersetzen muss.

In regelmäßigen Abständen gibt es eine Bezugnahme auf die laut tickende Uhr in unserem Gruppenraum, die von einzelnen Patienten als regelrechte Zumutung erlebt wird. Häufig erfolgt der Vorschlag, meist als Reaktion auf Schweigephasen der Gruppe, in denen das Ticken der Uhr sehr markant wahrnehmbar ist, die Uhr während der Gruppensitzungen vor die Tür zu stellen. Oder es wird die vehemente Forderung vorgebracht, dringend eine andere »weniger nervende Uhr« vonseiten der Klinik anzuschaffen. Eine meiner Standardinterventionen in diesem Zusammenhang ist der Hinweis, dass es offenbar schwer erträglich ist, auf die gerade verstreichende Lebenszeit so unmittelbar aufmerksam zu werden.

Benennen möchte ich noch einige häufig anzutreffende Phänomene, die mir in der Arbeit mit jungen Erwachsenen besonders häufig begegnen:

- Gruppen spätadoleszenter Patienten reagieren ausgesprochen empfindlich auf Veränderungen. Insbesondere neue Gruppenmitglieder werden in der Regel nicht sehr freundlich begrüßt, haben es meist sehr schwer ihren Platz zu finden und stoßen häufig zunächst auf eine Wand aus Schweigen, Skepsis und Zurückhaltung. Ich verstehe dieses (sehr hartnäckige) Phänomen als einen Versuch, sich via Identifikation und Handlungsdialog von den eigenen Beschädigungsvorstellungen zu befreien.
- Andererseits sind diese Gruppen in bemerkenswerter Art und Weise bereit und oft auch in der Lage, eine große Bandbreite von Auffälligkeiten nicht nur zu tolerieren, sondern auch in das Gruppengeschehen zu integrieren.

Abschließend noch einige Bemerkungen zur Person und Haltung des Therapeuten: In Veröffentlichungen zur Gruppentherapie mit Jugendlichen und Adoleszenten wird immer wieder auf die Notwendigkeit der höheren Aktivität des Gruppenleiters sowie die größere Präsenz als reale Person hingewiesen.

Auch nach meiner Erfahrung ist es richtig, dass die jungen Erwachsenen sehr häufig auf der Suche nach einer persönlichen Reaktion des Therapeuten sind. In behandlungstechnischer Hinsicht erlebe ich mich im Umgang mit diesen offenen oder versteckten Anfragen oft auf einem schmalen Grat. Manche Themen erachte ich in der Tat als privat und möchte sie nicht mitteilen. Andererseits sind Zeitpunkt und Gegenstand der Patientenfragen nach meiner Einschätzung zwingend auf ihre Bedeutung im Übertragungs-Gegenübertragungs-Geschehen hin zu untersuchen, da sie nur zu oft Verführungsangebote und besonders häufig die Einladung zur Kollusion in Grandiositäts- und Omnipotenzwelten enthalten. Das unmittelbare Beantworten von Fragen würde diesem Verständnis folgend die Inszenierung einer zu verstehenden Figur wie durch einen Kurzschluss verhindern. Zwar reagieren die jungen Patienten in der Regel (zunächst) etwas nachdenklich und enttäuscht auf die Einhaltung einer (weitgehend) neutralen Haltung, im weiteren Behandlungsverlauf dann meist mit Verständnis und Dankbarkeit. Dies scheint mir, allenfalls leichtgradig moduliert, auch im Umgang mit Spätadoleszenten und jungen Erwachsenen angezeigt, um der Fantasie der Patienten bezüglich der eigenen Unfertigkeit nicht zusätzlich Nahrung zu geben. Gerade aufgrund der mitunter sehr freundlichen, anlehnungsbedürftigen, aber auch provokanten, verführerischen, kreativen und fantasievollen Bezugnahme

193

auf mich als Therapeut, fällt die Aufrechterhaltung dieser Position nicht immer ganz leicht und erfordert nach meiner Erfahrung einen oft erheblichen inneren Aufwand. Aber auch, um den Patienten nicht die selbst zu leistende Arbeit der Entidealisierung abzunehmen, die Angst vor der eigenen Destruktivität nicht zu verwässern, sondern diese in der Übertragungs-Gegenübertragungs-Beziehung zur Entfaltung kommen zu lassen, erscheint mir die Einhaltung einer von Neutralität und Abstinenz geprägten Haltung dringend geboten.

Auch die Notwendigkeit, in manchen Behandlungsverläufen die persönliche Beziehungskatastrophe in der Beziehung zu reinszenieren, wird durch eine fraternisierende, die Unterschiede leugnende Haltung, unterlaufen. Nur wenn es gelingt, diese Katastrophe zu erleben und durchzuarbeiten, besteht die Möglichkeit, eine korrigierende Erfahrung zu machen und relevante Entwicklungsschritte nach der gelungenen Integration bislang geleugneter bzw. projizierter negativer und destruktiv fantasierter Gefühle zu leisten.

Insofern erscheint mir besonders bei der therapeutischen Arbeit mit Patienten dieser Altersgruppe die von Franz Heigl vorgegebene Haltung, der Gruppe soviel Arbeit wie möglich selbst zu überlassen (Reister 2010), von herausragender Bedeutung.

Bei der Fokussierung der therapeutischen Arbeit auf die Verflüssigung erstarrter Entwicklungsprozesse, mit Forcierung der Ablösung und Verantwortungsübernahme, sollte nicht darüber hinweggesehen werden, dass die Ablösungsbewegungen der Spätadoleszenz, durchaus an der äußeren Entwicklung ablesbar, doch auf das Geschehen um die Beziehung zu den inneren Objekten zurückgehen. Insofern erscheint es wichtig, die Ablösung von den realen Eltern und die »Separation« in der Beziehung zum Therapeuten auch in der Spätadoleszenz nicht nur auf die Eltern beziehungsweise den Therapeuten als reale Personen zu beziehen, sondern auch unter Übertragungsaspekten zu betrachten. Die Eltern (die Therapeuten) als die zu sehen, die sie sind, und nicht als die, wie sie gewünscht oder gebraucht werden, ist eine der Herausforderungen für den jungen Patienten.

Betty Joseph hat einmal formuliert: »Wenn wir Angst bearbeiten, dürfen wir nicht lediglich behaupten, dass wir den Projektionen unserer Patienten standzuhalten vermögen, sondern müssen dazu auch wirklich in der Lage sein« (Joseph 1994, S. 168). Diese Einschätzung erscheint mir in der Arbeit mit Spätadoleszenten von herausragender Bedeutung, denn die Frage nach der Authentizität des Therapeuten hat hier einen ganz hohen Stellenwert und wird von den Patienten kontinuierlich gestellt und überprüft.

Ich meine, gruppentherapeutische Arbeit mit jungen Erwachsenen gelingt vermutlich dann am besten, wenn der Gruppentherapeut sich den Projektionen des einzelnen Patienten aber auch der Gesamtgruppe zu stellen vermag und dabei *gleichzeitig* seine Überzeugung von der Kompetenz und den Bewältigungsmöglichkeiten der Gruppe aufrechterhalten kann.

Literatur

Abraham K (1924) Versuch einer Entwicklungsgeschichte der Libido auf Grund der Psychoanalyse seelischer Störungen. Psychoanalytische Studien zur Charakterbildung und andere Schriften Frankfurt: S. Fischer .

Bernfeld S (1923) Über eine typische Form der männlichen Pubertät. Imago Bd. IX, S.169.

Blos P (1954) Prolonged adolescence. American Journal of Orthopsychiatrie 24:733–742.

Blos P (1973) Adoleszenz – eine psychoanalytische Interpretation. Stuttgart: Klett-Cotta.

Bohleber W (1982) Spätadoleszente Entwicklungsprozesse – ihre Bedeutung für Diagnostik und psychotherapeutische Behandlung von Studenten. In: Krejci E, Bohleber W (Hrsg.) Spätadoleszente Konflikte. Göttingen: Verlag für Medizinische Psychologie im Verlag Vandenhoeck & Ruprecht.

Erikson EH (1965) Kindheit und Gesellschaft. Stuttgart: Klett-Cotta.

Foulkes SH (1974) Gruppenanalytische Psychotherapie. München: Kindler

Freud S (1905) Drei Abhandlungen zur Sexualtheorie GW V. Frankfurt: S. Fischer.

Freud S (1909) Über Psychoanalyse, GW VIII. Frankfurt: S. Fischer.

Freud S (1916) Trauer und Melancholie GW X. Frankfurt: S. Fischer.

Freud S (1930) Das Unbehagen in der Kultur GW XIV. Frankfurt S. Fischer.

Heigl-Evers A, Laux G (1969) Technische Probleme der klinischen Gruppenpsychotherapie bei jugendlichen Neurosekranken. Gruppenpsychotherapie und Gruppendynamik 3:96–108.

Joseph B (1994) Psychisches Gleichgewicht und psychische Veränderung. Stuttgart: Klett-Cotta.

Küchenhoff J (1996) Trauer, Melancholie und das Schicksal der Objektbeziehungen – eine Relektüre von S. Freuds »Trauer und Melancholie« Jahrbuch der Psychoanalyse 36. Stuttgart: Frommann-holzboog.

Kutter P (1982) Konzentrierte Gruppenpsychotherapie in der Spätadoleszenz. In: Krejci E, Bohleber W (Hrsg.) Spätadoleszente Konflikte. Göttingen: Verlag für Medizinische Psychologie im Verlag Vandenhoeck & Ruprecht.

Reister G (2010) Persönliche Mitteilung

Riviere J (1936) Beitrag zur Analyse der negativen therapeutischen Reaktion. In: Riviere J (1996) Ausgewählte Schriften. Tübingen: edition diskord.

Rösch C (2002/2003) Analytische Gruppentherapie mit Adoleszenten im stationären Rahmen. SGAZette 17/18: 18–25.

Salge H (2007) Abschied von den Eltern – zum Gelingen und Misslingen spätadoleszenter Ablösungsprozesse. In: Wellendorf F, Wesle T (Hrsg.) Über die (Un)Möglichkeit zu trauern. Stuttgart: Klett-Cotta.

Sandler J (1961) Sicherheitsgefühl und Wahrnehmungsvorgang. Psyche 15:124–131.

Streeck-Fischer A (1994) Entwicklungslinien der Adoleszenz. Psyche 48:509–528.

Streeck-Fischer A, Timmermann H, Wagner A (1994) Gruppentherapie mit Jugendlichen im psychotherapeutischen Krankenhaus. Gruppenpsychotherapie und Gruppendynamik 30:349–361.

Wiesse J (2000) Gaudeamus igitur – oder von der Schwierigkeit des Erwachsenwerdens. In: Wiesse J (Hrsg.) Identität und Einsamkeit. Göttingen: Vandenhoeck & Rupprecht.

Winnicott WD (1974) Vom Spiel zur Kreativität. Stuttgart: Klett-Cotta.

Winnicott WD (1965) Familie und individuelle Entwicklung. München: Kindler.

13 »Den Laden aufmischen« – ein adoleszenter Traum

Hanspeter Mathys und Brigitte Boothe

Es gibt eine goldene Regel in der Therapie mit Adoleszenten: Nie von sich aus die Eltern des Patienten kritisieren, auch wenn genau dies noch so eindringlich und scheinbar eindeutig angeboten wird. Dieser Part bleibt dem Adoleszenten vorbehalten. Meint der Therapeut in guter Absicht, diesen Teil forcieren zu müssen und so die Ablösungsimpulse seines Patienten stärken zu können, bleibt seinem Gegenüber nur eines übrig: sich auf die Gegenseite zu schlagen und seine Eltern, mögen diese vor wenigen Augenblicken auch als noch so bescheuert und unmöglich geschildert worden sein, bis aufs Blut zu verteidigen. Das ist Ambivalenz.

13.1 Klara

In der folgenden Fallgeschichte, die sich um eine ausführliche Traumanalyse gestaltet, zeigt sich diese ambivalente Ausgangslage eindrücklich. Der Traum setzt das quälende Dilemma in Szene und eröffnet neue Perspektiven. Klara, so nennen wir die junge Frau, die sich beraten lassen wollte, was in ihrer Situation zu tun sei. Sie kommt in sommerlich leichter Bekleidung in die erste Abklärungssitzung, sodass ohne Worte ersichtlich ist, was los ist: Klara ist viel zu dünn. Die Zeichen einer ausgeprägten Anorexie bietet sie unübersehbar an, schon vor dem ersten gesprochenen Wort.

Die junge Patientin (vgl. Boothe 2004) trug mitten in dieser fünfstündigen psychoanalytischen Beratung einen Traum vor, der als Modell ihres inneren Lebens, insbesondere einer Dynamik der anstehenden Ablösung von den primären Beziehungsfiguren, dienen konnte. Klara entstammte einer – wie sie es formulierte – »Lehrerdynastie«, war selber in der Ausbildung zur Primarschullehrerin. Sie befand sich als magersüchtige junge Frau in intensivem Ringen um Leistung und Norm, Ordnung und Kontrolle, Macht und Gehorsam. Sie suchte aus eigener Initiative psychotherapeutische Unterstützung, weil sie sich in einer persönlichen Krise befand. Seit einem guten Jahr lebte die 22-Jährige in einer eigenen Wohnung, nachdem sie das Elternhaus verlassen hatte. Seit dieser Zeit sah sie die beiden Eltern und die ein Jahr jüngere Schwester nur noch besuchsweise. Sie hatte eine Liebesbeziehung zu einem gleichaltrigen jungen Mann, befand sich aber aktuell in einer Art ängstlicher Rückzugshaltung, weil sie Angst hatte, in der Beziehung nicht zu genügen. Im Alter von 14 Jahren hatte sie erstmals anorektische Symptome entwickelt, hatte gefastet, war untergewichtig und amenorrhöisch geworden und hatte sich ganz mit Schularbeit eingedeckt. Jetzt kehrten die Symptome wieder. Sie hatte große Sorgen, die erreichten Schritte in die Selbstständigkeit, die Beziehung zu ihrem Freund und die neuen Kontakte zu Gleichaltrigen nicht halten zu können, sondern zurück ins Elternhaus flüchten zu müssen. Der Sog zurück war groß, denn sie liebte und verehrte ihre Eltern, sah sich aber auch im Schatten eines dominanten Vaters, der zuhause den intellektuellen Ton angab, zum Leidwesen der Patientin aber eine kühle Distanz wahrte. Sie sehnte sich nach der emotional warmen Mutter, auch wenn sie deren überschwängliche Art und vereinnahmende Grenzenlosigkeit kritisierte. Und sie beneidete ihre Schwester, die in ihren Augen schöner und erfolgreicher war als sie selbst und die jetzt sozusagen ohne schwesterliche Konkurrenz zuhause ungeteilte Zuwendung erleben durfte. Kurz: Klara hatte Angst davor, auf eigenen Füßen zu stehen und mangelndes Zutrauen in das eigene Potenzial. Sie wirkte motiviert, dem regressiven Sog, der Flucht zurück ins elterliche Versorgungssystem, zu widerstehen, und engagierte sich dafür, das Erreichte und Errungene zu halten, ja auszubauen. Dafür nutzte sie in einem ersten Schritt fünf Stunden psychoanalytische Abklärung und Beratung. Und wie sie das tat, war bemerkenswert. Die fünf Sitzungen wurden mit ihrem Einverständnis per Videokamera aufgenommen und anschließend transkribiert. Klara schien sich dieser Aufnahmesituation sehr bewusst zu sein. Sie nutzte die Gelegenheit, ihr Erscheinen zum Auftritt zu machen. Die junge Frau erschien zu jeder Sitzung in neuer Aufmachung, mal elegant oder burschikos, mal mädchenhaft-verspielt oder streng hochgeschlossen. Ihr Auftritt forderte Beachtung. Ihr langsames Sprechen hatte etwas Gemessenes und Dozierendes, sie vermittelte ihrer Therapeutin, sie solle gut aufpassen und dabei sein, weil sie Wichtiges und Bedeutsames zu sagen habe. Auf diese Weise meldete sich die angehende Lehrerin zu Wort – und zugleich die Schülerin, die ehrgeizig von sich verlangte, ihr Bestes zu geben, und dafür eine gute Note erwartete.

Klara nahm ihren »Fall« in die eigene Hand. Sie überließ es nicht der Therapeutin, ihre Persönlichkeit als Zentralfigur einer Geschichte zu modellieren. Dies begann bereits in den ersten Minuten der ersten Begegnung, als sie zur Schilderung ihrer aktuellen Beschwerden zu symbolischen Charakterisierungen griff, um den Zwang zum Fasten zu verdeutlichen. Dieser Zwang sei wie ein Verbot zu essen, ein Verbot, das eine »dunkle Priesterin« ihr auferlege. Überhaupt bediente sie sich häufig bildhaft-symbolischer Wendungen und Formulierungen, als Angebot für die Therapeutin, diese Bilder als gemeinsame Chiffre zu verwenden. In besonderem Maß gilt dies für den außerordentlich langen Traum, den Klara in der dritten Stunde vortrug. Und um einen Traum-«Vortrag« handelte es sich, es war kein einfacher Bericht.

197

13.2 Ein narrativer Zugang zum Traum

Wenn wir uns im Folgenden mit Klaras Traum befassen, dann tun wir dies aus einer spezifischen Perspektive, die wir als narrativ-dramaturgische Traumanalyse (Boothe 2004, 2009; Mathys 2006) bezeichnen. Wir verfolgen dabei eine andere Zielsetzung als diejenige, die für Freud bei seinen Traumanalysen grundlegend war (Freud 1900). Nicht eine Rekonstruktion latenter Traumgedanken aus der manifesten Traumerzählung und eine Identifikation der diese Umwandlung bewerkstelligenden Mechanismen der Traumarbeit stehen im Vordergrund. Vielmehr wird die Traumerzählung als gestaltete, mitsamt ihren »sekundären Bearbeitungen« willkommene, Gesamtkomposition betrachtet. Während Freud in fast schon verächtlich-verärgertem Ton über die Funktion der sekundären Bearbeitung, die aus dem Traum einen »Flickenteppich« mache, schreibt, wird diese aus der narrativen Perspektive nicht als störende Verzerrung wahrgenommen. Ganz im Gegenteil: Mit dem Verzicht auf den Anspruch einer Rekonstruktion der manifesten Bestandteile auf latente Gedanken rückt eine bisher weniger berücksichtigte Dimension des Traumnarrativs in den Blickpunkt. Neben dem nach wie vor bestehenden Interesse an den latenten Gedanken der Träumerin interessiert zusätzlich die spezifische Art und Weise, wie sie sich dazu verhält, wie ihre Einstellung gegenüber diesem eigenartig fremden und doch selbst produzierten nächtlichen Erlebnis ist und wie sie ihr Traumerlebnis in der nacherzählenden Situation vor einem Gegenüber inszeniert.

Hintergrund dieser Sichtweise ist die Beobachtung, dass ein Traum ähnlich aufgebaut ist wie ein kurzer, recht oft surreal anmutender, Spielfilm. Beide, Traum und Film, bestehen aus einzelnen Szenen. Beide werden von der Regisseurin komponiert; bei der Traumregie ereignet sich das nicht in wachem, bewusstem Zustand. Wenn wir die Träumerin darauf aufmerksam machen würden, dass sie im Schlaf wie eine Regisseurin ihren Traum gestaltet, so wäre das für sie wohl im ersten Moment eher kontraintuitiv[4]. Träume hinterlassen nicht den Eindruck von etwas selbst Gestaltetem. Vielmehr fühlen wir uns als Zu-

---

4 Oder auch nicht: Im Dialog über den von ihr mitgeteilten Traum betont Klara, dass sie sich in ihren Träumen oft als Regisseurin fühlt, welche die einzelnen Traumszenen im Schlaf beeinflussen, ja bestimmen könne. Dies ist erstaunlich, fühlt es sich doch für die meisten Menschen eben gerade nicht so an, dass sie auf ihr Traumgeschehen Einfluss nehmen können. Für den Umgang Klaras mit ihrem Traum heißt das, sie behält die Kontrolle über ihren Traum, Kontrolle wohlgemerkt über ein an sich nicht kontrollierbares Phänomen. Diese Bemerkung lässt die Hypothese zu, dass im Umgang mit dem Traum wie im Umgang mit dem eigenen Körper große Ähnlichkeit besteht. Beim Traum kann sie dies so formulieren, beim Körper scheint dies schwieriger und konflikthafter zu sein. Dort ist es eine »dunkle Priesterin«, also eine fremde personifizierte Macht von außen, die ihr das Essen erschwert und so die Kontrolle über ihr Körpergewicht zu diktieren scheint (vgl. zum Umgang mit dem Traum; Mathys 2010).

schauer und Darsteller, aber nicht als Regisseure, die den ganzen Plot aktiv produzieren. Das Erleben im Traum ist eher etwas, das als passiv Widerfahrenes erlebt wird. »Mir hat geträumt«, diese Passiv-Formulierung bringt es auf den Punkt. Das Faszinierende an Traumnarrativen besteht unter anderem im Rätselhaften der Kompositionsprinzipien und der häufig erwartungswidrigen Sequenzbildung; man hat es mit seltsamem Erfindungsreichtum des träumenden Unbewussten zu tun, Wünsche, Angst und Abwehr schon auf der Ebene der Handlungs- und Szenenabfolge so unter einen Hut zu bringen, dass man weiterschläft und diesen Traum auch noch jemand anderem erzählen kann. Darin liegt ein wesentlicher Unterschied zu Alltagserzählungen, die erstens als Darstellungsleistung dem Tatsachenbezug gerecht werden müssen und zweitens der Erwartungshaltung des Zuhörers entsprechen sollen, der bei Alltagserzählungen zu Recht mit einer gewissen Kohärenz rechnen darf.

Nehmen wir an, ich würde einem aufmerksamen Zuhörer Folgendes erzählen: »Also gestern Abend bin ich noch durch den Zürcher Hauptbahnhof gegangen, und du glaubst nicht, wer mir da zufällig über den Weg gelaufen ist …« Der Zuhörer kann davon ausgehen, dass meine Erzählung einigermaßen kohärent weitergeht, das heißt, dass ich mich an bestimmte äußere Rahmenbedingungen halte, die so im Alltag tatsächlich vorkommen können. Ich kann nicht plötzlich so weiter fahren: »… und als ich so durch den Bahnhof lief, da kam plötzlich diese riesige bunte Engelsfigur von Niki de Saint Phalle, die dort am Dach hängt, herunter und packte mich am Kragen, zog mich hoch und wollte mir den Kopf abreißen. Dann waren wir plötzlich auf der Lenzerheide beim Skifahren, die Sonne schien, wir genehmigten uns einen Schümli-Pflümli, …« Der Zuhörer würde im besten Fall anfangen zu lachen, oder aber sich an den Kopf tippen und sich höflich aber bestimmt verabschieden. Er wird mir zu Recht meine Geschichte nicht glauben und denken, ich wolle ihn veräppeln. Im Traumbericht ist so etwas ohne Weiteres möglich. Wenn ich diese Schilderung als Traum markiere, dann kann ich solche wundersamen Dinge erzählen. Der Traum ist eben nicht an die gleichen Rahmenbedingungen gebunden wie die Alltagserzählung.

In der narrativ-dramaturgischen Traumanalyse ist die Aufmerksamkeit auf die Abfolge und Ausstattung der einzelnen Szenen mit ihren Brüchen und Montagen gerichtet. Für Träume sind, im Gegensatz zu Alltagserzählungen, solche Brüche geradezu konstitutiv.

Wenn Freud davon ausging, dass der Wunsch der Kapitalist beim Unternehmen »Traum« ist, so lässt sich in der Film-Metapher sagen: Der Wunsch ist der Produzent des Films, er liefert das Kapital, respektive die Triebenergie, damit ein Traum überhaupt produziert wird. Das ist die Ausgangslage. Gegenspieler des Wunsches ist die Angst, im Traumfilm die Zensurbehörde. Wenn zu viel an (Wunsch-)Erregung dargeboten wird, wird die Angst mobilisiert und die Zensur schreitet ein. Das ist nichts Neues, Freud hat genau diesen Vorgang ausführlich anhand der Mechanismen der Traumarbeit beschrieben.

Während Freud jedoch das antagonistische Zusammenspiel von Wunsch und Abwehr im Gebilde des Traums vor allem unter dem Aspekt der Mechanismen der Traumarbeit betrachtete, eröffnet sich aus narrativ-dramaturgischer Sicht eine neue, faszinierende Ebene: Auch die Dramaturgie selber, also die einzelnen Szenenabfolgen, können als kreatives fiktionales Bearbeiten der Wunsch-Abwehr-Dynamik betrachtet werden. Zeichnet sich im Ablauf des »Traumfilms« etwas zu Unlustvolles oder gar Unheilvolles ab, produziert der schlafende Traumregisseur eine neue Szene, die dem Ganzen eine neue, bessere, akzeptablere Wendung gibt. Im obigen Beispiel gelingt dem fiktiven Träumer durch die Verlagerung des Schauplatzes vom Zürcher Hauptbahnhof, wo sich gerade ein albtraumhaftes Szenario anbahnt, in die idyllische winterliche Bergwelt, wo weit Angenehmeres geschieht, die Möglichkeit, nicht schweißgebadet aufwachen zu müssen, sondern entspannt weiterzuschlafen und wahrscheinlich gut erholt am nächsten Morgen zu erwachen. Die Traumarbeit auf der Handlungsebene hat funktioniert, der Traum hat seine Funktion als »Hüter des Schlafs« (Freud 1900) erfüllt. Auch in der heutigen psychoanalytischen Traumforschung gewinnt die Wunsch-Orientierung wieder große Aufmerksamkeit. Der Psychoanalytiker und Neurowissenschaftler Mark Solms knüpft an die psychoanalytische Idee der zentralen Bedeutung des »Wunsches« und der »Wunscherfüllung« für den Traum an. Traumproduktion ist hier Spannungsregulierung auf der Basis verwandelnder halluzinierender Evokation rezenter und infantiler Gedächtnisinhalte, die mit emotionalen Anliegen verbunden sind (Solms 2003; Solms und Turnbull 2002).

So entsteht innerhalb der Entwicklung der Traumstory ein kompromisshaftes Gebilde. Erst durch die Gegenspieler zum Wunsch, in Form von Angst respektive Abwehr, ist eine Handlungsentwicklung überhaupt möglich. Ohne diese gäbe es keine Dramaturgie, sondern bloße Wunscherfüllung. Wunscherregung und Angstentwicklung veranlassen den Zensor zum Eingriff in die Szenenabfolge und erst dadurch entsteht so etwas wie eine Handlungsentwicklung. Die Aufgabe des Traum-Regisseurs besteht also darin, die Spannungsregulierung zwischen hedonischem Gewinn der Wunscherfüllung und kritischer Zensur-Instanz, die möglichst auch befriedigt werden will, zu gewährleisten. Die Drehbuchvorlage heißt: Der Traum ist der »Hüter des Schlafs«. Wie das Drehbuch aussieht und der Regisseur das umsetzt, da ist er völlig frei. Aber diese Vorgabe muss er erfüllen. Wir gehen also davon aus, dass die Handlungsentwicklung beim Traum auf der Basis der Wunscherfüllung organisiert ist, und verstehen die Traum-Dramaturgie und ihre spezifische Szenenabfolge als eine weitere Möglichkeit der Traumarbeit.

13.3 Klaras Traum

Wir geben hier den Traum Klaras in segmentierter und nummerierter Form wieder. Die Traumschilderung wurde aus dem fortlaufenden Redefluss, wie er ins Transkript aufgenommen wurde, extrahiert.

Klaras Traum

 1 ich habe geträumt
 2 dass wir mit unserer Studentenklasse ein Kloster anschauen gegangen sind
 3 und das Kloster habe ich gekannt
 4 das habe ich nämlich einmal vor fünf Jahren mit meinem Vater in xy unten besucht
 5 und zwar hat eine Kollegin von mir dort unten einen Stage gemacht
 6 sie ist dann ein halbes Jahr dort unten geblieben
 7 und weil wir in den Ferien ganz in der Nähe ein Haus, ein Häuschen haben
 8 sind wir in der Nähe von xy dieses Mädchen besuchen gegangen
 9 im Traum ist dann, sind meine Kollegen völlig
10 sobald wir in das Kloster hineingekommen sind
11 nicht mehr wichtig geworden, sind verschwunden
12 und nur
13 ich habe mich auch gesehen, und zwar gesehen als Klara, als jetzige Klara
14 und dann noch etwas Eigenartiges
15 das Kloster hat auch angefangen sich zu wandeln
16 und gegen Ende des Traumes ist es nicht mehr das Kloster gewesen
17 sondern es ist das Haus gewesen von uns, daheim in *(unverständlich)*
18 [T: Vom Elternhaus?]
19 ja
20 ich bin also zur Türe hereingekommen
21 und wie wie jeweils vor einem halben Jahr
22 oder manchmal geht es mir auch jetzt noch
23 einfach schaurig, ein gelähmtes Gefühl
24 man steht unten beim Eingang und ehm ist wie gelähmt
25 dann nachher steige ich die Treppe hinauf
26 und jetzt ist unsere Wohnsituation so
27 dass ich mein Schlafzimmer neben dem Elternschlafzimmer habe
28 es ist wie eine Galerie
29 wir schauen hinunter in die Stube
30 es ist
31 es sind immer so eineinhalb Stockwerke
32 und diese Galerie
33 das sind dann so Türen

34 die auf den Gang hinausgehen

35 die ist erweitert gewesen, erweitert wie ein, wie eben in dem Kloster

36 also wie wenn die einzelnen Klausen, hinausgehen auf den Gang, also nicht nur das Elternschlafzimmer und mein Schlafzimmer, sondern einfach eine Türe um die andere auf den Gang hinaus

37 die sind zu gewesen

38 und ich bin dann dort hinaufgekommen und habe in mir drin eine schaurige Lust gehabt, das ganze Interieur dieses Klosters

39 das sich jetzt aber immer mehr klar vermischt hat mit Mobiliar aus unserer Wohnung

40 einfach umzustellen und richtig Lust gehabt, so wie in der Trotzphase einen kleinen, kleine Streiche zu spielen, also einen Blumentopf auszuleeren oder die eine Einrichtung einfach an einen anderen Ort zu tragen, irrsinnige Lust gehabt, so wow

41 und dann habe ich auch angefangen

42 die Türen waren immer noch zu

43 und dann bin ich hinuntergestiegen

44 und in der Stube unten haben wir einen schweren roten Teppich

45 und den habe ich

46 mit wahnsinnig viel Kraftanstrengungen, wirklich das Letzte gegeben, habe ich den hinaufgeschleppt, in die Galerie hinauf

47 und dann bin ich plötzlich da gestanden mit einem Weinglas

48 und das habe ich aber nicht absichtlich ausgeleert auf den Teppich

49 und dann hat es einen Flecken gegeben

50 und ich habe, bin davon weggelaufen

51 und in dem Moment geht eine Türe auf

52 und eine Dame

53 und hat einen Zwilling

54 es sind zwei Damen

55 die ich auch kenne

56 ganz klar noch das Bild habe

57 das ist aus dem Bekanntenkreis von xy

58 es ist eine sehr strenge Frau

59 die sehr an Regeln festhält, fast ein Gouvernantentyp, also groß, schlank, ehm, einfach wie das Fräulein Rottenmayer aus dem Heidi von der Spyri

60 kommt heraus und sagt aber nichts, aber einfach ganz ein strenger Blick, vorwurfsvoller Blick und sieht natürlich

61 dass ich ja der Täter von diesem Fleck bin, von dieser Sauordnung

62 sagt aber nichts und sagt ihrem Doppel

63 sie soll diesen Fleck aufputzen

64 und ich habe Abstand in dem Moment vom Teppich, weiß in dem Moment nicht

65 und diese Szene ist mir am meisten geblieben, auch vom Gefühl her

66 soll ich jetzt zurückgehen und mich entschuldigen

67 und meine erste Reaktion ist auch ein paar Schritte zurück zum Teppich,
mich wollen entschuldigen gehen, auch helfen beim Flecken aufputzen
68 und schlussendlich bleibe ich stehen und und laufe
69 ich sage
70 ich habe ihn gemacht, den Flecken
71 ja
72 ich bin es gewesen
73 ich stehe dazu
74 aber nachher drehe ich mich wieder um, laufe die Galerie weiter, laufe
von ihrem vorwurfsvollen Blick weg
75 und es ist mir so gleich
76 und in dem Moment habe ich irrsinnig ein gutes Gefühl, so wie wow
77 ha
78 du bist dem nicht unterlegen
79 so ein richtiges, der Gegensatz von dem lähmenden Gefühl, das einfach
es wie ein Sprengen gewesen ist
80 und das ist mir irgendwie geblieben
81 der Traum geht dann auch weiter
82 dass die
83 ich komme dann immer mehr ins Fahrwasser
84 ich fange immer mehr an an, Streiche zu spielen und auch laut zu werden
und fange an, an Türen zu klopfen
85 und in dem Moment weiß ich plötzlich
86 dass diese besetzt sind, die einzelnen Klausen, von jungen Mädchen so
im Latenzalter, so etwa 10 bis 12
und ich rufe und sage
87 kommt heraus
88 kommt, Blödsinn machen
89 es ist lustig
90 und ich verspreche alles
91 und dann gehen wirklich so langsam und zaghaft diese Türen auf
92 und es sind alles Mädchen
93 die sind wirklich einfach gestopft voll, wie ein Bienenhaus, besetzt mit
Mädchen
94 die kommen aber nur bis an die Schwelle heran und kommen nicht heraus
95 und ich, ich probiere, sie auch fast herauszuziehen, und renne auf dieser
Galerie hin und her
96 in diesem Moment ist auch der Teppich verschwunden und und die anderen zwei Frauen auch
97 und diese Mädchen kommen wirklich nur bis an die Schwelle heran
98 und plötzlich hat es eines
99 wo wo ich im Lager auch einen engen Kontakt zu ihm gehabt habe
100 das ist ein so sehr ernsthaftes, feines
101 und das hält mich dann so, mit beiden Armen
102 es ist aber auf der anderen Seite der Schwelle und sagt

103 wir getrauen uns nicht
104 schau
105 wir haben es so gut hier
106 und wir getrauen uns einfach nicht
107 es ist noch nicht die Zeit
108 und in dem Moment ist so
109 ich mache
110 ist wieder das Gefühl da irgendwie von diesmal aber von Trauer, nicht
     von einer Lähmung, sondern wie
111 es ist irgendwie, es ist noch nicht Zeit und
112 ich gehe die Treppe hinunter, aus dem Haus hinaus
113 und in dem Moment ist es eindeutig das Elternhaus
114 es ist überhaupt, überhaupt nichts mehr mit, mit dem Kloster zu tun
115 und aus allen Fenstern
116 die zum Garten gehen
117 schauen diese Mädchen hinaus
118 so wirklich 10- bis 12-jährige, 13-jährige Mädchen schauen einfach
119 und ich gehe weg
120 dann nachher ist der Traum fertig
121 dann bin ich am Morgen erwacht

13.4 Eine »schaurige Lust«, den Laden aufzumischen

An historischer und heiliger Stätte, vor dem Eintritt in ein Kloster, beginnt der Traum, um dann zur elterlichen Wohnung zu werden. Schule und Klösterlichkeit, Ordnung und Strenge bilden im Traum die Kulisse. Die »Wahl« dieser Kulisse ist ausgesprochen interessant, gibt es doch vielsagende geistesgeschichtliche Bezüge zum Ritual des Fastens in Klöstern, zur »heiligen Anorexie« und dem Fasten als »Kloster im Kopf« (vgl. von Braun 1993). Diese Szenerie wird recht ausführlich und mit einigen Kommentaren, Einfällen und Erinnerungen gespickt, beschrieben und entfaltet, bis eine eigentliche Handlungsentwicklung einsetzt. Diese erste dramaturgische Passage mit Spannungsaufbau identifizieren wir als den Wunsch, der die Handlung ins Rollen bringt (S. 38 ff.). Es ist der Wunsch, das Kloster und damit gleichsam die elterliche Wohnung, umzustellen, die Ordnung aufzulösen, oder etwas freier formuliert: die »schaurige« Lust, den Laden mal tüchtig aufzumischen!

Wenn wir nun das Schicksal dieses Wunsches im Handlungsablauf und der Szenenabfolge beobachten, fällt auf, dass im Traum zuerst einige Handlungen in der Fantasie durchgespielt werden, auf einer mentalen Probebühne sozusagen (S. 38–40). Erst ab Segment 40 wird das Vorhaben in die Tat umgesetzt, wobei bemerkenswert ist, dass zu Beginn die lustvolle Rebellion noch ganz schön anstrengend ist. Es erfordert eine immense Kraftanstrengung, den schweren roten Teppich in die Galerie hinauf zu schleppen. Nach dieser ersten Aktion wird ein Weinglas verschüttet, allerdings wird betont, dass dies nicht absichtlich geschehen sei (S. 48), Rebellion wider Willen sozusagen. Diese zweite Aktion nun ruft eine erste Gegenbewegung auf den Plan. Der Flecken auf dem Teppich mobilisiert offenbar Angst, das Ich im Traum ergreift die Flucht, zumal zwei strenge, gouvernantenhafte Figuren gleich im Doppelpack auftauchen, die mit vorwurfsvollem Blick das Traum-Ich als Täterin identifizieren und stumm als Verursacherin dieser »Sauordnung« anklagen (S. 52 ff.). Interessant ist nun, dass die beiden strengen Figuren das aufmüpfige Traum-Ich nicht in die Flucht schlagen. Dieses kommt nämlich zurück, stellt sich den Ordnungshüterinnen und steht selbstbewusst zum begonnenen Umsturz der Ordnung. Die Erzählerin betont, dass dies ein besonders intensiver Moment gewesen sei, der sich ausgesprochen gut angefühlt habe (S. 76) – ein Moment des Triumphes der Rebellion über die Ordnungs- und Regelhüterinnen. Das in der Eingangsszene erwähnte Gefühl der Lähmung beim Betreten des Elternhauses (S. 23 f.), das sich nicht auf den Traum, sondern auf die äußere Realität bezieht, wird nun als Erlebnishintergrund wieder aufgenommen und dient explizit als Kontrasterfahrung zu diesem guten Gefühl im Traum (Lähmung vs. Sprengen, S. 79). Wenn der Traum jetzt fertig wäre, erschiene er als buchstäblich traumhafter Triumph des Wunsches, den Laden aufzumischen, darin erfolgreich zu sein und sich sogar noch gegen übermächtige Kontroll- und Strafinstanzen erfolgreich behauptet zu haben – ein astreiner narzisstischer Wunschtraum umgesetzter Größenfantasie. Der Traum geht aber noch weiter.

Nach diesem ersten Durchgang, in dem der Wunsch und sein Gegenpol etabliert wurden und ein erster Triumph der Lust über die strengen Ordnungshüterinnen errungen wurde, setzt ein zweiter Handlungsdurchgang ein. Der Wunsch wird noch gesteigert (S. 81 ff.), das Traum-Ich gibt nun richtig Gas, anstrengend ist nun gar nichts mehr, der schwere Teppich ist weg und auch die Rottenmeier-Zwillinge haben keinen Platz mehr in diesem wilden Treiben. Die subversive Traum-Klara steigert sich in einen spielerischen Rausch des Unfugmachens und wird zur Anstifterin jüngerer Mädchen. Die sollen herauskommen und mitmachen. Aber diese 10- bis 12-Jährigen sind zaghaft. Gleichzeitig nimmt die Rebellion des Traum-Ichs immer mehr kindliche Züge an. Als Reaktion auf diese Steigerung, der Lust am Aufmischen, entsteht erneut Angst (S. 103 ff.) und in deren Folge eine regressive Bewegung, die jedoch nicht die Ich-Figur betrifft. Es sind die Mädchen, die nicht aus ihren Zimmern herauskommen – sie trauen sich nicht, es sei noch zu früh für sie, und sie hätten es doch gut hier (S. 105).

Die Betonung der Gefühlsqualität am Ende des Traums ist bemerkenswert: Der vorherrschende Affektzustand ist nun die Trauer, nicht mehr die Lähmung (S. 110). Das Kloster wird nun vollends zur elterlichen Wohnung. Das Traum-Ich verlässt diese und lässt die jungen Mädchen zurück.

13.5 Traumdramaturgie zwischen Wunsch und Angst

Ausgehend von dem vorgestellten Ansatz, wonach ein den Traum verursachender Wunsch auf einen Antipoden, die Angst, trifft und damit eine Handlungsentwicklung im Traumgeschehen ermöglicht, lässt sich die Dramaturgie des Traums zwischen Wunsch und Angst folgendermaßen zusammenfassen:

Ausstattung der Szenerie: Aufbau einer klösterlichen Szenerie der Ordnung und Strenge, Kontrolle und Triebverzicht. Parallelisierung zur elterlichen Wohnung. Gefühl der Lähmung. Detaillierte Schilderung des Interieurs.

Erster Durchgang: Wunsch, den Laden aufzumischen. Lust, vorerst auf der mentalen Probebühne das Mobiliar umzustellen. Umsetzen der Fantasie durch Schleppen des schweren roten Teppichs. Unabsichtliches Verschütten eines Weinglases, Fleck. Mobilisierung von Angst in Gestalt von Kontroll- und Strafinstanzen im Doppel. Schwellensituation: Regression oder Progression? Selbstbewusstes Geständnis und Verantwortungsübernahme, Gegensatz zum Gefühl der Lähmung. Triumph des Wunsches über die Angst.

Zweiter Durchgang: Intensivierung des angefangenen Treibens. Verschwinden der kontrollierenden und urteilenden Objekte. Einführung der kleinen Mädchen als neue Objekte und Versuch, diese anzustiften. Erneutes Auftreten der Angst, delegiert an die kleinen Mädchen. Aufsplitten der zwei Pole auf zwei verschiedene Figuren: der progressiv rebellische Wunsch beim Traum-Ich, die regressive Angst bei den Mädchen. Indirekte Reetablierung des kontroll- und tabumächtigen Objekts.

Schluss: Rückzug und Auszug; Verlassen der Szenerie des Klosters/Elternhauses und Zurücklassen der kleinen Mädchen.

13.6 »Intrasubjektives Rendezvous«

Wir haben uns bislang auf der Ebene der Handlungsentwicklung des manifesten Traums, also sozusagen in der Binnenwelt des Traums, bewegt. Dies ist aber nur eine Ebene. Sobald ein Traum erzählt wird, kommt eine zweite Ebene hinzu, nämlich jene des Erzählvorgangs. Wir unterscheiden also zwischen erzähltem Vorgang und Erzählvorgang, und das Interessante ist nun, dass bei diesen beiden Vorgängen zwei unterschiedliche Subjekte involviert sind. Wir hatten bei der Darstellung der Handlungsentwicklung an mehreren Stellen vom

»Traum-Ich« oder der »Ich-Figur« gesprochen. Diese ist zu unterscheiden von der Erzählerin Klara, die in der aktuellen Beratungssituation der Therapeutin ihren Traum erzählt und sich dadurch auf ganz bestimmte Art und Weise zu diesem Traum positioniert. Unsere folgende Interpretation stützt sich auf diese Unterscheidung von Traum-Ich und erzählendem Ich.

Die Traum-Erzählerin wendet sich als wissende Kommentatorin an ihr Gegenüber, während die Ich-Figur des Traums sich naiv durch die Szenerie bewegt. Das hat eine bemerkenswerte Konsequenz: Sie ist zugleich »Wissende, oben« und »nicht wissendes kleines Mädchen«. Das Verhältnis von Erzählerin, Ich-Figur und Hörer im Traumbericht erweist sich als Beziehungsarrangement, in dem es die oben positionierte, wissende Sprecherin gibt, welche die Hörerin zum einen einlädt, identifikatorisch an diesem Wissen und der erhabenen Positionierung zu partizipieren, zum andern, sich gemeinsam mit der Erzählerin dem nicht wissenden erzählten Ich zuzuwenden und damit der eigenen Person. Diese Weise gewichtigen Sprechens stand in einem auffälligen Kontrast zu Klaras überzarter, kindlicher und zerbrechlicher Erscheinung. Sie sprach langsam und betont, verlieh dem Gesagten auch durch ernste Miene, weit geöffnete Augen, hochgezogene Brauen Nachdruck, blickte das Gegenüber eher selten an und versuchte es durch symbolträchtige Bilder für ihre Sichtweise einzunehmen. Sie bemühte sich, die Gespräche zu dominieren, und zwar durch Originalität, Gewichtigkeit und Bewegtheit ihrer Redebeiträge. Der Beraterin wurde, wie die Ratsuchende einmal explizit formulierte, die Rolle der »Stichwortgeberin« zugewiesen, auch im Rahmen der ausführlichen Darstellung ihres außergewöhnlich langen Traums. Durch dieses spezifische Kommunikationsangebot legte Klara ihrer Zuhörerin nahe, den Traum weniger zu explorieren und sich damit kritisch auseinanderzusetzen, als vielmehr ihre ganz spezifische Sichtweise in Bezug auf die Ich-Figur im Traum zu bestätigen.

Die Dynamik in diesem Traum erscheint wie die paradigmatische Veranschaulichung eines spezifisch adoleszenten Hin- und Hergerissenseins zwischen progressiven Autonomieimpulsen und regressiven Versorgungswünschen, letztere allerdings delegiert an andere »kleinere« Figuren. Klara befindet sich zum Zeitpunkt der Abklärungsgespräche in einer Trennungs- und Ablösungskrise von ihrem Elternhaus, die sie zu meistern versucht. Sie scheint sich verzweifelt sagen zu wollen: Ich möchte zeigen, dass ich allein zurechtkomme, erfolgreich und tüchtig bin und auch in der Liebe glücklich sein kann, – und gleichzeitig merke ich, wie ich immer wieder an Zuhause denken muss. Die zu Beginn geschilderte Lähmung ist ein ausgesprochen akkurates Ergebnis dieser Ambivalenz, bei der gleichzeitig ein Fuß auf das Gaspedal, der andere auf die Bremse drückt. Nichts geht mehr, es herrscht absoluter Stillstand oder eben Lähmung bei gleichzeitig sehr hohem Energieaufwand und Verschleißgefühl.

Entscheidend ist, dass diese beiden Pole nicht gleichberechtigt nebeneinander präsentiert werden. Klara stellt sich selber in und mit ihrem Traum auf einseitige Art und Weise dar, eben so, wie sie gesehen werden möchte und sich selber gerne sehen würde. Es geht der Erzählerin darum, das erzählte Ich als aufmüpfige Anstifterin darzustellen, die sich nichts sagen lässt und dabei Lust entwickelt. Dieses Vergnügen, das sie beim wilden Hantieren im elterlichen Wohnzimmer erlebte, wird während der Schilderung des Traums wieder lebendig. Nicht ohne Befriedigung konstatiert sie, dass ihr Traum-Ich kein Schuldgefühl erlebte und sich ohne Gewissensbisse der Bestrafung entzog. Schließlich versucht sie mit der Geschichte in der Beratungssituation dem Gegenüber zu imponieren. Mit anderen Worten: Die Erzählerin Klara stilisiert ihren Traum als ein Heldenepos, in dem sie als jugendliche Rebellin die Hauptrolle spielt, die sich gegen verkrustete und triebfeindliche Ordnungen auflehnt.

13.7 Die »ewige Tochter«

Diese auffallende Einseitigkeit ermöglicht es uns, etwas besser zu verstehen, welcher Art die Schwierigkeiten Klaras sein könnten, insbesondere hinsichtlich ihrer anorektischen Symptomatik. Denn: Was unter den Teppich gekehrt wird, ist ein Moment regressiver Versorgung, der im Traum der rebellischen Heldin keinen Platz hat. Der Traum zeigt diese andere Seite, die von der Träumerin an die kleinen Mädchen delegiert wird und den sie dadurch erst einmal losgeworden ist. Es ist der kindliche Teil, der zuhause bleiben will, der es im elterlichen Versorgungssystem gut hat und nicht hinaus in die Welt will. Die Verleugnung dieser Versorgungswünsche führt offenbar in die anorektische Symptomatik. Der Hunger wird buchstäblich abgestellt. Klara ist sich zum Rätsel geworden, weil sie nicht weiß, dass ihre bewussten Anstrengungen von einer mächtigen unbewussten Gegenbewegung sabotiert und infrage gestellt werden. Denn es gibt eine latente Tendenz, die weibliche Körperlichkeit und das weibliche Erwachsensein zu vermeiden und im Schutz einer mächtigen – fiktiven und idealen – mütterlichen Autorität »ewige Tochter« zu bleiben (Boothe et al. 1993). Unter dieser Bezeichnung verstehen wir einen pathologischen Konfliktlösungsversuch innerhalb einer adoleszenten Trennungs- und Ablösungskrise. Dabei geht es nicht nur um die offensichtliche Thematik im Bereich von Autarkie vs. Versorgung (OPD 2006), sondern auch um das Vermeiden genitaler Sexualität und ein Rückgängigmachen der Möglichkeit, schwanger zu werden. Dieser fantasierte Status des »ewigen Mädchens« ermöglicht es, die Bindung an die Primärbeziehung nicht aufgeben zu müssen, sondern diese pendelartig zwischen Vater und Mutter aufrechterhalten zu können. Die Fixierung an das anorektische Symptom gewährt die narzisstische Befriedigung, in der Fantasie für beide Elternteile absolut wichtigstes Objekt zu sein und zu bleiben. Diese kindlich-narzisstische Befriedigungsfantasie stellt eine so starke Gratifikation dar, dass jede Veränderung, insbesondere hin zur gelebten weiblichen Sexualität, eine entscheidende Verlustgefahr mit sich bringen würde. Die

Fantasie von der »ewigen Tochter«, dem Vater und Mutter erlegen und ergeben sind, scheint narzisstische und ödipale Wünsche gleichzeitig zu erfüllen.

Einerseits ist offenkundig: Mit dieser Präsentation der Traumschilderung kommt ein Selbstbild zum Ausdruck, das einen wichtigen Teil der eigenen Konfliktdynamik verleugnet und zu einer ernsthaften Erkrankung führt. Anderseits entsteht durch das Aufsplitten und die spezifische Rollenverteilung von Konfliktpolen eine neue Sicht auf die intrapsychische Dynamik. Bollas (1999) versteht die Traumerfahrung als »ironische Objektbeziehung«, indem der Stil der Beziehung deutlich wird, »die das Subjekt (als Träumer) zu sich selbst als einem Objekt (dem Geträumten) unterhält« (S. 245). Die Hauptleistung des Traums sei somit die Ermöglichung eines »intrasubjektiven Rendezvous«. Das Ich des Träumers geht mit dem Subjekt auf ganz bestimmte Weise um, dies sagt einiges über das Verhältnis der Person zu sich selbst aus. Etwas weitergehend formuliert: Der Traum ermöglicht eine Darstellung und Verdeutlichung intrapsychischer Konfliktpole in Gestalt interpersoneller Beziehungskonfigurationen.

Diese Art der träumenden Darstellung der mutmaßlich zentralen Konfliktdynamik scheint Klara etwas zu ermöglichen, was zuvor vermutlich komplett im Verborgenen seine Wirkung entfaltet hat. Es findet ja während der Schilderung dieses Traums ein Wandel statt in der Gefühlsqualität, und zwar von der Lähmung zur Trauer. Dank dem Aufsplitten der beiden Konfliktpole auf verschiedene Figuren wird offenbar eine Distanz und Positionierung zum Traumgeschehen möglich und somit ein Aufbrechen der lähmenden Ambivalenz. Die Externalisierung eines Selbstanteils, den wir in der Freudschen Terminologie als einen Mechanismus der Traumarbeit, genauer der Verschiebung verstehen, eröffnet eine Beziehung zu der Figurengruppe der kleinen Mädchen, von denen eines hervortritt, zu dem dann ein ganz besonders intensives Gefühl entsteht. Diese Mädchen verkörpern die »ewige Tochter« sowohl hinsichtlich der gut erkennbaren Versorgungswünsche als auch in Bezug auf die ödipal-narzisstische Gratifikation, denn »gut« hat man es scheinbar auf jeden Fall, wenn man bei den Eltern bleibt (S. 105). Der Traum eröffnet diesen Möglichkeitsraum, die eigene Dynamik zu erleben im gefühlten Zustand der Lähmung und Ambivalenz. Durch diese Art der Interaktion zwischen dem Traum-Ich und den Mädchen und dem damit verbundenen Gefühl der Trauer bei der Erzählerin, entsteht etwas Neues. Das Traumgeschehen erweist sich als äußerst fruchtbare Selbstdarstellung, um mit der magersüchtigen Patientin Klara genau an diesem von ihr verleugneten Teil zu arbeiten. Die intensiven Gefühle zu diesem Mädchen als einem nicht berücksichtigten Teil ihrer selbst lässt aufhorchen und eröffnet einen »potential space«, um sich mit dem delegierten Teil »der ewigen Tochter« auseinanderzusetzen.

Den Traum der Rebellin, die Unordnung stiftet in den heiligen Hallen der Familie, sehen wir als eine Erzählung, die eine Hoffnungsperspektive eröffnet. Klara teilt sie in aller Ausführlichkeit mit, um diese Hoffnung mit der Therapeutin zu teilen. Sie ahnte, dass einiges in der Familie – wie im Traum angedeutet – unter den Teppich gekehrt wurde. Sie erfuhr während der Abklärungsphase von der Bulimie ihrer Mutter. Klara war seit Langem bewusst, dass der

Vater übergewichtig war und die Familie als Hobbykoch allzu reichlich bekochte und versorgte. Nun wurde dies erstmals in der Familie zum Thema. Die Mutter erklärte, dass sie um des Friedens willen und, um den Vater nicht zu kränken, die von ihm gekochten Mahlzeiten aß; durch selbst herbeigeführtes Erbrechen das Gegessene aber wieder loswurde. Es war Klara gelungen, dieses offene Gespräch zu initiieren und die Familie an einem Tisch zusammenzubringen. Ihr Vorschlag, eine Familientherapie zu machen, wurde angenommen. So hatte sie die scheinbar heile Familie aus »klösterlicher« Ruhe gebracht, für produktive Unordnung gesorgt und lebendigere und realere Beziehungen ermöglicht, in der sie selbst als initiative und verantwortungsbereite Gesprächspartnerin auf gleicher Ebene Ernst genommen wurde. Was die Erschließung des Traums als Hoffnungsperspektive in Aussicht gestellt hatte, das konnte – in dieser recht unmittelbaren Art auch überraschend – im Handeln initiiert werden: ein erfolgreiches Rebellieren gegen ein zudeckendes familiäres Kontaktmuster, das nachhaltig genug war, familiäre Geheimnisse aufzudecken und Idealisierungstendenzen zurücknehmen zu können.

Literatur

Arbeitskreis OPD (Hrsg.) (2006) Operationalisierte Psychodynamische Diagnostik OPD-2. Das Manual für Diagnostik und Therapieplanung. Bern: Huber.

Bollas C (1987) Figur im Stück des Anderen sein: Träume. In: Deserno H (1999) Das Jahrhundert der Traumdeutung: Perspektiven psychoanalytischer Traumforschung. Stuttgart: Klett-Cotta.

Boothe B (2009) Die Traummitteilung. Von der Erinnerungscollage zur narrativen Traumanalyse. Psychotherapie im Dialog 10 (2):137–143.

Boothe B (2004) Die Fallgeschichte als Traumnovelle: Eine weibliche Erzählung vom Erziehen. Jahrbuch für Psychoanalytische Pädagogik 14:76–98.

Boothe B, Becker-Fischer M, Fischer G (1993) Die »ewige Tochter«: Ein neuer Ansatz zur Konfliktpathologie der magersüchtigen Frau. In: Seidler GH (Hrsg.) Magersucht. Öffentliches Geheimnis. Göttingen: Vandenhoeck & Ruprecht. S. 87–133.

Freud S (1900) Die Traumdeutung. Gesammelte Werke Bd. 2/3. Frankfurt a. M.: Fischer.

Mathys H (2010) Wozu werden Träume erzählt? Interaktive und kommunikative Funktionen von Traummitteilungen in der psychoanalytischen Therapie. Gießen: Psychosozial.

Mathys H (2006) »Ich hab heut Nacht so einen herrlichen Mist geträumt.« – Eine erzählanalytische Untersuchung von Traumberichten. In: Wiegand MH, von Spreti V, Förstl H (Hrsg.) Schlaf & Traum. Neurobiologie, Psychologie, Therapie. Stuttgart: Schattauer. S. 141–158.

Solms M, Turnbull O (2002) The brain and the inner world. An introduction to the neuroscience of subjective experience. London: Karnac.

Solms M (2004) Freud returns. Scientific American 290:82–88.

Von Braun, C (1993) Von der »virgo fortis« zur modernen Anorexie: Geistesgeschichtliche Hintergründe der modernen Essstörungen. In: Seidler GH (Hrsg.) Magersucht. Öffentliches Geheimnis. Göttingen: Vandenhoeck & Ruprecht. S. 87–133.

Verzeichnis der Autoren und Autorinnen

Afflerbach, *Till*, Dr. med.
Ausbildung in psychodynamischer Psychotherapie am Sigmund-Freud-Institut-Zürich, Ärztlicher Leiter des Externen Psychiatrischen Dienstes Frauenfeld
Bahnhofstrasse 69, CH-8500 Frauenfeld
till.afflerbach@stgag.ch

Boothe, *Brigitte*, Prof. Dr. Dipl. Psych.
Fachpsychologin für Psychotherapie FSP, Psychoanalytikerin (DPG), Ordinaria für Klinische Psychologie, Abteilung für Klinische Psychologie, Psychotherapie und Psychoanalyse des Instituts für Psychologie der Universität Zürich
Binzmühlestrasse 14/16, CH-8050 Zürich
b.boothe@psychologie.uzh.ch

Dammann, *Gerhard*, Dr. med. Dipl.-Psych., Dipl.-Soz., MBA
Facharzt für Psychiatrie und Psychotherapie, Facharzt für Psychosomatische Medizin, Suchtmedizin, Psychoanalytiker (DPV, IPV), Ärztlicher Direktor, Psychiatrische Dienste Thurgau,
Postfach 154, CH-8596 Münsterlingen
gerhard.dammann@stgag.ch

Engeli, *Jörg*, Pflegefachmann HF
Stationsleitung Pflege, Station für Adoleszenzpsychiatrie und -psychotherapie, Psychiatrische Klinik Münsterlingen
Postfach 154, CH-8596 Münsterlingen
jörg.engeli@stgag.ch

Foelsch, *Pamela A*, PhD
NYS Licensed Psychologist, Clinical Assistant Professor of Psychology in Psychiatry, Weill Medical College of Cornell University, Adjunct Assistant Professor, Smith College School for Social Work, New York,
600 Mamaroneck Ave Suite 400, Harrison, NY 10528
DrFoelsch@profpsych.com

Grimmer, *Bernhard*, Dr. phil., Master of Advanced Studies in Psychoanalytic Psychotherapy
Psychologischer Psychotherapeut, Therapeutischer Leiter der Station für Adoleszentenpsychiatrie und -Psychotherapie, Psychiatrische Klinik Münsterlingen

211

Postfach 154, CH-8596 Münsterlingen
bernhard.grimmer@stgag.ch

King, Vera, Prof. Dr.
Soziologin, Professorin im Fachbereich Erziehungswissenschaft 1 der Universität Hamburg mit Schwerpunkt Entwicklungs- und Sozialisationsforschung, Fakultät für Erziehungswissenschaft, Psychologie und Bewegungswissenschaft Fachbereich I
Von-Melle-Park 8, D-20146 Hamburg
king@erzwiss.uni-hamburg.de

Liesner, Angela, Dipl. Psych., Dipl. Soz. Päd.
Fallführende Psychologin, Station für Adoleszenzpsychiatrie und -psychotherapie, Psychiatrische Klinik Münsterlingen
Postfach 154, CH-8596 Münsterlingen
angela.liesner@stgag.ch

Mathys, Hanspeter, Dr. phil.
Fachpsychologe für Psychotherapie FSP, Psychoanalytiker PSZ, Oberassistent an der Abteilung für Klinische Psychologie, Psychotherapie und Psychoanalyse des Psychologischen Instituts der Universität Zürich
Binzmühlestrasse 14/16, CH-8050 Zürich
hp.mathys@psychologie.uzh.ch

Rhiner, Bruno, Dr. med.
Facharzt für Kinder- und Jugendpsychiatrie und -psychotherapie, Chefarzt Kinder- und Jugendpsychiatrischer Dienst Thurgau
Schützenstrasse 15, CH-8570 Weinfelden
bruno.rhiner@stgag.ch

Salge, Holger, Dr. med.
Facharzt für Innere Medizin, Facharzt für Psychosomatische Medizin, Psychotherapie, Psychoanalyse (DGPT, DPG/IPA), Leitender Arzt an der Sonnenberg Klinik Stuttgart Bereich II, Psychotherapie Spätadoleszenter und junger Erwachsener, Sonnenberg Klinik GmbH
Christian-Belser-Str. 79, D-70597 Stuttgart
Holger.Salge@Sonnenbergklinik.de.

Sammet, Isa, Priv.-Doz. Dr. med. Dipl.-Psych.
Fachärztin für Psychiatrie und Psychotherapie, Fachärztin für Psychosomatische Medizin, Leitende Ärztin, Bereich Psychotherapie, Psychiatrische Klinik Münsterlingen
Postfach 154, CH-8596 Münsterlingen
isa.sammet@stgag.ch

Seiffge-Krenke, Inge, Prof. Dr. Dipl. Psych.
Psychologische Psychotherapeutin, Psychoanalytikerin (DPV), Leiterin der Abteilung für Entwicklungspsychologie und Pädagogische Psychologie des Instituts für Psychologie, Johannes Gutenberg-Universität Mainz
Wallstraße 3, D-55099 Mainz
seiffge-krenke@uni-mainz.de

Schmeck, Klaus, Prof. Dr. med. Dipl. Psych.
Facharzt für Kinder- und Jugendpsychiatrie und -psychotherapie, Chefarzt der Kinder- und Jugendpsychiatrischen Klinik der UPK und Ordinarius für Kinder- und Jugendpsychiatrie an der Universität Basel, Universitäre Psychiatrische Kliniken
Wilhelm Klein-Strasse 27, CH-4012 Basel
Klaus.Schmeck@upkbs.ch

Schlüter-Müller, Susanne, Prof. Dr. med.
Fachärztin für Kinder- und Jugendpsychiatrie und -psychotherapie, Dozentin an der Fachhochschule Nordwestschweiz, Praxis in Frankfurt am Main
Leipziger Str. 4, D-60487 Frankfurt am Main
schluetermueller@yahoo.de

Streeck-Fischer, Annette, Prof. Dr. med.
Fachärztin für Kinder- und Jugendpsychiatrie, Fachärztin für Psychotherapeutische Medizin, Psychoanalytikerin (DPG, DGPT), Dozentin an der International Psychoanalytic University Berlin, Chefärztin der Abteilung Psychiatrie und Psychotherapie von Kindern und Jugendlichen des Akademischen Lehrkrankenhauses Asklepios Fachklinikum Tiefenbrunn bei Göttingen, D-37124 Rosdorf.
a.streeck@asklepios.com

Wölfling, Klaus, Dr. phil. Dipl. Psych.
Psychologische Leitung der Ambulanz für Spielsucht an der Klinik und Poliklinik für Psychosomatische Medizin und Psychotherapie, Universitätsmedizin der Johannes Gutenberg-Universität Mainz
Untere Zahlbacher Str. 8, D-55131 Mainz
woelfling@uni-mainz.de

Stichwortverzeichnis

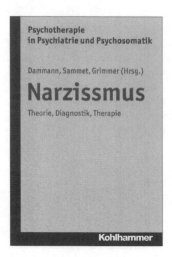

2012. 200 Seiten. Kart.
€ 29,90
ISBN 978-3-17-022132-1
Psychotherapie
in Psychiatrie und Psychosomatik

Gerhard Dammann/Isa Sammet/Bernhard Grimmer (Hrsg.)

Narzissmus

Theorie, Diagnostik, Therapie

Dieses praxisorientierte Buch versammelt Beiträge renommierter Autoren wie bspw. Stephan Doering, Harald Gündel und Otto Kernberg zur Diagnostik und Therapie narzisstischer Störungsbilder und bietet fundierte Einsichten in das komplexe klinische Konzept „Narzissmus". Dabei wird sowohl auf psychodynamische Verstehenszugänge wie auch auf die Weiterentwicklung der kognitiven Therapie in Form der Schematherapie eingegangen. Beiträge u.a. zum Zusammenhang von Narzissmus und Körper, Narzissmus und Macht, Narzissmus und Adoleszenz als besonders vulnerable Phase sowie Narzissmus und Paarbeziehung runden das Buch ab.

Die Herausgeber:
Dr. Gerhard Dammann, PD Dr. **Isa Sammet** und **Dr. Bernhard Grimmer** sind in leitender Funktion als Fachärzte bzw. Fachpsychologen in der Psychiatrischen Klinik Münsterlingen am Bodensee tätig**.**

▶ **www.kohlhammer.de**

W. Kohlhammer GmbH · 70549 Stuttgart
Tel. 0711/7863 - 7280 · Fax 0711/7863 - 8430

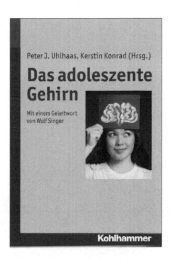

Peter J. Uhlhaas, Kerstin Konrad (Hrsg.)

Das adoleszente Gehirn

Mit einem Geleitwort
von Wolf Singer

Kohlhammer

2011. 310 Seiten mit 25 Abb.
und 9 Tab. Kart.
€ 49,90
ISBN 978-3-17-021013-4

Peter J. Uhlhaas/Kerstin Konrad (Hrsg.)

Das adoleszente Gehirn

Die Phase der Adoleszenz ist mit tief greifenden körperlichen, psychologischen und sozialen Veränderungen verbunden. Der Band bietet einen interdisziplinären Überblick aktueller Forschungsbefunde aus Neurowissenschaft, Psychologie und Psychiatrie, der dazu beiträgt, diese Lebensphase besser zu verstehen. Behandelt werden psychologische, anatomische und hormonelle Veränderungen, die Entwicklung zentraler Neurotransmittersysteme sowie der Zusammenhang von Biologie und Psychologie und die Entwicklung psychiatrischer Störungen.

Die Herausgeber:
PD Dr. Peter J. Uhlhaas ist Psychologe und wissenschaftlicher Mitarbeiter am Max-Planck-Institut für Hirnforschung in Frankfurt/M. Er leitet dort die Arbeitsgruppe Entwicklung und Neuropsychiatrie.
Prof. Dr. Kerstin Konrad leitet das Lehr- und Forschungsgebiet „Klinische Neuropsychologie des Kindes- und Jugendalters" an der Klinik für Psychiatrie, Psychosomatik und Psychotherapie des Kindes- und Jugendalters des Universitätsklinikums der RWTH Aachen.

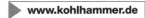 **www.kohlhammer.de**

W. Kohlhammer GmbH · 70549 Stuttgart
Tel. 0711/7863 - 7280 · Fax 0711/7863 - 8430

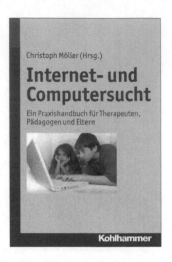

2012. 282 Seiten mit 23 Abb.
Kart. € 32,–
ISBN 978-3-17-021874-1

Christoph Möller (Hrsg.)

Internet- und Computersucht

Ein Praxishandbuch für Therapeuten, Pädagogen und Eltern

Pathologischer Mediengebrauch, Internet- und Computersucht bei Kindern, Jugendlichen und Familien stellen für Therapeuten, Pädagogen und Eltern ein gleichermaßen aktuelles wie schwer zu fassendes Thema dar. In diesem praxisorientierten, interdisziplinär angelegten Band befassen sich ausgewiesene Expertinnen und Experten aus Wissenschaft und Praxis mit den soziologischen, psychologischen und entwicklungspsychiatrischen Aspekten der Internet- und Computersucht. Typische Fallbeispiele ergänzen die Darstellung. Die aktuellen Beratungs-, Behandlungs- und Präventionsmöglichkeiten sowie die Perspektive betroffener Eltern runden das Werk ab.

„Christoph Möller und seine interdisziplinäre Autorengruppe legen das aktuelle deutschsprachige Standardwerk vor."

Dr. Oliver Bilke-Hentsch, Ärztlicher Leiter des Schweizer Instituts für Suchtfragen und Abhängigkeitserkrankungen

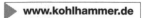 **www.kohlhammer.de**

W. Kohlhammer GmbH · 70549 Stuttgart
Tel. 0711/7863 - 7280 · Fax 0711/7863 - 8430